CLINICAL QUESTION

女性内分泌
クリニカルクエスチョン90

| 編集 |
百枝幹雄
聖路加国際大学聖路加国際病院女性総合診療部

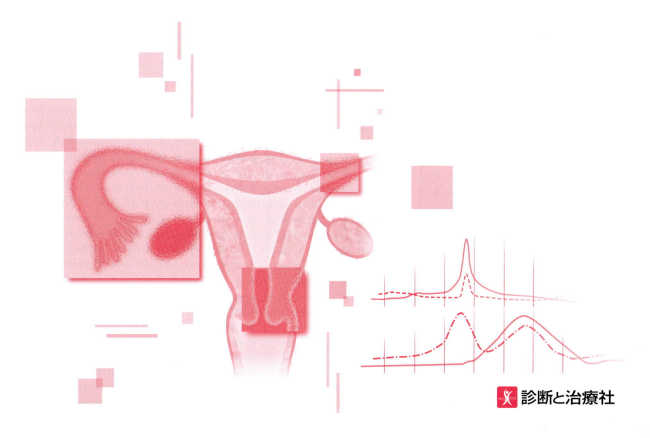

診断と治療社

序

　様々な生理機能の中で内分泌系ほど性差の著しい機能はないでしょう．もちろん，内分泌系の多くは男女に共通するものですが，生殖あるいはそれにかかわる臓器においては大きな相違があります．そのうちの女性特有の内分泌疾患を扱う産婦人科医にとって，生殖，周産期，腫瘍，女性医学の4領域のすべてにおいて，内分泌学の知識，診療技術は必須です．そこで，前書「基礎からわかる女性内分泌」では，女性内分泌について基礎から臨床まで系統的にまとめました．本書はその系統的な基礎知識を実践的に発展させるべく，女性内分泌に関して臨床の場でよく問題になるポイントや，治療方針を考える基盤となる知識を中心に，Q&A方式でまとめました．「基礎からわかる女性内分泌」とは，ちょうど教科書と問題集のような関係ともいえるでしょう．

　本書のクエスチョンは必ずしも網羅的ではなく，各疾患の疫学や診断よりも治療や治療の背景にある病態が中心です．また，臨床現場で女性を診療しているすべての医師を対象としていますので，アンサーはできるだけ実践的なものとしました．そのあとに続く解説で，アンサーの背景やエビデンスを詳述していますので，Q&Aを中心に関連する広い知識を獲得できるようになっています．

　本書の使い方として，日常診療において疑問が生じた時点で関連する項目を参照していただくこともできますし，最初から順に，あるいは興味のある項目を順不同に読んでいただくこともできます．しかし，せっかくのQ&A形式ですから，アンサーを見る前にご自身のアンサーを考えた上でアンサーと解説を読まれることをお勧めします．それにより，理解がより深いものになると思います．

　その際，読者のアンサーと本書の執筆者のアンサーが異なる場合もあるでしょう．臨床医学において，特に本書のように実践的な内容については，アンサーが一つではなく，また時代とともに変わっていくことは当然のことです．しかし，本書では，それぞれの項目に造詣の深い内分泌の専門家が，最新の情報，エビデンス，ガイドラインに基づいて解説しています．将来，新たなクエスチョンも現れ，アンサーの改訂も必要になると思いますが，少なくとも現時点では，皆様が安心して臨床に生かしていただける内容であると確信しています．

　2017年4月

聖路加国際大学聖路加国際病院女性総合診療部

百枝　幹雄

CONTENTS

序 ・・ iii

執筆者一覧 ・・・ viii

略語一覧 ・・・ x

Chapter 1　思春期

Q1	思春期発来のメカニズムは？ ・・・・・・・・・・・・・・・・・・・・・・・・・・・	2
Q2	早発思春期の治療は必要か？ ・・・・・・・・・・・・・・・・・・・・・・・・・・・	4
Q3	遅発思春期の治療は必要か？ ・・・・・・・・・・・・・・・・・・・・・・・・・・・	8

Chapter 2　原発性無月経

Q4	原発性無月経となる視床下部，下垂体の異常にはどのような疾患がある？ ・・・・・・・	11
Q5	真性半陰陽や仮性半陰陽の社会的性別はどのように決定する？ ・・・・・・・・・・・	16
Q6	副腎性器症候群は何歳からどのように治療する？ ・・・・・・・・・・・・・・・・	18
Q7	精巣性女性化症候群の性腺摘出は必要か？ ・・・・・・・・・・・・・・・・・・・	20
Q8	Turner 症候群のホルモン補充方法は何歳からどのように行う？ ・・・・・・・・・	22
Q9	純型性腺形成異常症の性腺摘出は必要か？ ・・・・・・・・・・・・・・・・・・・	24

Chapter 3　続発性無月経

Q10	続発性無月経に対するホルモン検査の手順と解釈は？ ・・・・・・・・・・・・・・	26
Q11	挙児希望のない中枢性無月経どのように治療する？ ・・・・・・・・・・・・・・・	28
Q12	体重減少性無月経の治療での留意点は？ ・・・・・・・・・・・・・・・・・・・・	31
Q13	神経性食欲不振症（神経性やせ症）は何科で診療すべきか？ ・・・・・・・・・・・	32
Q14	女性アスリートの 3 主徴とは？ ・・・・・・・・・・・・・・・・・・・・・・・・	34
Q15	Sheehan 症候群はどのように治療する？ ・・・・・・・・・・・・・・・・・・・	36
Q16	Chiari-Frommel 症候群や Argonz-del Castillo 症候群はどのように治療する？ ・・・・・・・・	37
Q17	Forbes-Albright 症候群に手術は必要か？ ・・・・・・・・・・・・・・・・・・・	40
Q18	高プロラクチン血症をきたす薬剤にはどのようなものがある？ ・・・・・・・・・・	42
Q19	甲状腺機能異常ではなぜ月経異常をきたすのか？ ・・・・・・・・・・・・・・・・	44

Chapter 4　PCOS

Q20	PCOS と耐糖能異常の関係は？ ・・・・・・・・・・・・・・・・・・・・・・・・	46
Q21	挙児希望のない PCOS はどのように治療する？ ・・・・・・・・・・・・・・・・	49
Q22	挙児希望のある PCOS はどのように治療する？ ・・・・・・・・・・・・・・・・	52
Q23	なぜ LOD は PCOS に効くのか？ ・・・・・・・・・・・・・・・・・・・・・・・	55
Q24	PCOS のもつ健康リスクは？ ・・・・・・・・・・・・・・・・・・・・・・・・・	58

Chapter 5 　排卵障害

Q25 挙児希望のない希発月経はどのように治療する？ ・・・・・・・・・・・・・・・・・・・・・・・・・・・・・・ 60
Q26 卵巣予備能評価における血中 FSH や血中 AMH の測定の意義と限界は？・・・・・・・・・・・ 62
Q27 排卵予知としての尿中 LH 測定を行う際の効果的な方法とは？ ・・・・・・・・・・・・・・・・・・ 65
Q28 クロミフェンによる妊娠率を高めるには？ ・・・・・・・・・・・・・・・・・・・・・・・・・・・・・・・・・・・ 67
Q29 排卵のある不妊患者にゴナドトロピン療法は有効か？ ・・・・・・・・・・・・・・・・・・・・・・・・・ 70
Q30 hMG とリコンビナント FSH はどのように使い分ける？・・・・・・・・・・・・・・・・・・・・・・・ 72
Q31 OHSS を防ぐ排卵誘発法は？ ・・・ 74
Q32 ART における調節卵巣刺激法はどう使い分ける？・・・・・・・・・・・・・・・・・・・・・・・・・・・ 76
Q33 ART における低卵巣刺激はどのように行う？・・・・・・・・・・・・・・・・・・・・・・・・・・・・・・ 80

Chapter 6 　黄体機能不全

Q34 挙児希望のない頻発月経はどのように治療する？ ・・・・・・・・・・・・・・・・・・・・・・・・・・・・ 82
Q35 一般不妊治療における黄体機能不全の治療法は？ ・・・・・・・・・・・・・・・・・・・・・・・・・・・・ 84
Q36 生殖補助医療における効果的な黄体補充療法は？ ・・・・・・・・・・・・・・・・・・・・・・・・・・・・ 87

Chapter 7 　早発卵巣不全

Q37 卵巣機能に影響する抗がん剤はどのようなものがある？ ・・・・・・・・・・・・・・・・・・・・・・ 90
Q38 POI に対する排卵誘発法を成功させるには？ ・・・・・・・・・・・・・・・・・・・・・・・・・・・・・・ 92
Q39 POI に対するホルモン補充療法はどのように行う？ ・・・・・・・・・・・・・・・・・・・・・・・・ 94

Chapter 8 　異常子宮出血

Q40 異常子宮出血（AUB）の FIGO 分類とは？ ・・・・・・・・・・・・・・・・・・・・・・・・・・・・・・・ 96
Q41 思春期の機能性異常子宮出血はどのように治療する？ ・・・・・・・・・・・・・・・・・・・・・・・・ 98
Q42 更年期の機能性異常子宮出血はどのように治療する？ ・・・・・・・・・・・・・・・・・・・・・・・・ 100

Chapter 9 　月経随伴症状

Q43 月経前症候群にはホルモン療法が有効か？ ・・・・・・・・・・・・・・・・・・・・・・・・・・・・・・・・・ 102
Q44 月経関連片頭痛はどのように治療する？ ・・・・・・・・・・・・・・・・・・・・・・・・・・・・・・・・・・・ 106
Q45 挙児希望のない機能性月経困難症はどのように治療する？ ・・・・・・・・・・・・・・・・・・・ 109
Q46 挙児希望のある機能性月経困難症はどのように治療する？ ・・・・・・・・・・・・・・・・・・・ 112
Q47 月経移動の方法と留意点は？ ・・・ 113

Chapter 10 　子宮内膜症

Q48 現時点ではまだ挙児希望のない子宮内膜症の治療は手術か薬物療法か？ ・・・・・・・・・・ 114

CONTENTS

Q49 挙児希望のある卵巣チョコレート嚢胞は手術すべきか？ ･････････････････････ 116

Q50 痛みのある深部子宮内膜症の治療は手術か薬物療法か？ ･･･････････････････ 118

Q51 稀少部位子宮内膜症の治療は手術か薬物療法か？ ･････････････････････････ 120

Chapter 11　子宮筋腫・子宮腺筋症

Q52 現時点ではまだ挙児希望のない子宮筋腫はどのように治療する？ ･･･････････ 122

Q53 挙児希望のある子宮筋腫ではどのような場合に手術する？ ･････････････････ 124

Q54 現時点ではまだ挙児希望のない子宮腺筋症はどのように治療する？ ･････････ 125

Q55 挙児希望のある子宮腺筋症ではどのような場合に手術する？ ･･･････････････ 126

Chapter 12　妊娠・分娩・産褥

Q56 流産予防にプロゲスチンや hCG は有効か？ ･･････････････････････････････ 127

Q57 早産予防にプロゲステロンは有効か？ ･･･････････････････････････････････ 129

Q58 オキシトシンによる分娩誘発・促進のコツは？ ･･･････････････････････････ 132

Q59 産褥の乳汁分泌抑制はどのように行う？ ･････････････････････････････････ 134

Chapter 13　避妊

Q60 OC の使い分けは？ ･･･ 136

Q61 OC を勧めるコツと，服用を継続させるコツとは？ ････････････････････････ 140

Q62 緊急避妊薬の使い方は？ ･･･ 144

Q63 まだ日本に導入されていない避妊法にはどのようなものがある？ ･･･････････ 148

Chapter 14　更年期障害

Q64 更年期障害に対する HRT の使い分けは？ ･･･････････････････････････････ 152

Q65 HRT 以外の更年期障害の治療法は？ ･･･････････････････････････････････ 157

Q66 HRT の禁忌・慎重投与は？ ･･･ 160

Q67 HRT は何歳まで続けてよいか？ ･･･ 161

Chapter 15　閉経後のヘルスケア

Q68 閉経後の骨粗鬆症の予防に HRT は有効か？ ･･･････････････････････････････ 162

Q69 閉経後の脂質異常症の予防に HRT は有効か？ ･･･････････････････････････････ 165

Q70 閉経後の心血管疾患の予防に HRT は有効か？ ･･･････････････････････････････ 168

Q71 閉経後の糖尿病の予防に HRT は有効か？ ･･･････････････････････････････････ 172

Q72 アルツハイマー病の予防に HRT は有効か？ ･･･････････････････････････････ 175

Q73 尿失禁に HRT は有効か？ ･･･ 179

Q74 萎縮性腟炎はどのように治療する？ ･････････････････････････････････････ 182

Chapter 16 子宮内膜増殖症・子宮内膜癌

Q75 子宮内膜増殖症のホルモン療法の方法は？ ……………………………………… 186

Q76 子宮内膜癌の発生や進行にエストロゲンはどうかかわる？ ……………………… 188

Q77 妊孕性温存希望の子宮内膜異型増殖症・子宮体癌のホルモン療法の方法は？ ……… 191

Chapter 17 乳癌

Q78 乳癌のホルモン療法の使い分けは？ ……………………………………………… 193

Q79 タモキシフェンの子宮内膜に対する副作用とその対策は？ ……………………… 196

Q80 *BRCA1* または *BRCA2* 遺伝子変異保持者女性に対するリスク低減卵管卵巣摘出術（RRSO）の効果は？ ……………………………………………………………………… 199

Chapter 18 ホルモン製剤

Q81 エストロゲン製剤の種類や投与経路の違いは？ ………………………………… 201

Q82 プロゲスチンの世代による違いは？ ……………………………………………… 204

Q83 OC・LEP による動静脈血栓塞栓症の対策は？ ………………………………… 207

Q84 OC・LEP は何歳から服用開始し，何歳まで服用可能か？ …………………… 209

Q85 プロゲスチン療法に伴う異常子宮出血の対策は？ ……………………………… 211

Q86 LNG-IUS 装着のコツは？ ………………………………………………………… 214

Q87 GnRH アゴニスト療法に伴う低エストロゲン症状の対策は？ ………………… 218

Q88 SERM が有効な疾患は？ ………………………………………………………… 220

Q89 SPRM が有効な疾患は？ ………………………………………………………… 223

Q90 アロマターゼ阻害薬が有効な疾患，病態は？現在開発中の適応も含めて教えてください
…………………………………………………………………………………………… 226

索引…………………………………………………………………………………………… 228

執筆者一覧

■編　集

百枝　幹雄　聖路加国際大学聖路加国際病院副院長　女性総合診療部部長

■執　筆（執筆順）

綾部　琢哉　帝京大学医学部産婦人科

髙井　　泰　埼玉医科大学総合医療センター産婦人科

岡垣　竜吾　埼玉医科大学産婦人科

河野　康志　大分大学医学部産科婦人科

楢原　久司　大分大学医学部産科婦人科

岩瀬　　明　名古屋大学医学部附属病院総合周産期母子医療センター

大須賀智子　名古屋大学医学部附属病院総合周産期母子医療センター

辰巳　賢一　梅ヶ丘産婦人科

内田　崇史　梅ヶ丘産婦人科

柴原　浩章　兵庫医科大学産科婦人科

浅田　裕美　山口大学医学部産科婦人科

杉野　法広　山口大学医学部産科婦人科

河村　和弘　聖マリアンナ医科大学産婦人科

河村　七美　聖マリアンナ医科大学産婦人科

金谷真由子　東京大学医学部附属病院女性診療科・産科

甲賀かをり　東京大学医学部附属病院女性診療科・産科

武田　　卓　近畿大学東洋医学研究所

谷口　文紀　鳥取大学医学部生殖機能医学

原田　　省　鳥取大学医学部生殖機能医学

北島　道夫　長崎大学医学部産婦人科

増﨑　英明　長崎大学医学部産婦人科

廣田　　泰　東京大学医学部附属病院女性診療科・産科

黒田　恵司　順天堂大学医学部産婦人科

牧野真太郎　順天堂大学医学部産婦人科

竹田　　純　順天堂大学医学部産婦人科

竹田　　省　順天堂大学医学部産婦人科

平井　千裕　順天堂大学医学部産婦人科

北村　邦夫　日本家族計画協会

髙松　　潔　東京歯科大学市川総合病院産婦人科

若槻　明彦　愛知医科大学産婦人科

寺内　公一　東京医科歯科大学大学院医歯学総合研究科女性健康医学

森　　繭代　東京大学医学部付属病院女性外科

有本　貴英　東京大学医学部付属病院女性外科

織田　克利	東京大学大学院医学系研究科産婦人科学
曾根　献文	東京大学医学部産婦人科
平沢　　晃	慶應義塾大学医学部産婦人科
青木　大輔	慶應義塾大学医学部産婦人科
北脇　　城	京都府立医科大学大学院医学研究科女性生涯医科学
岩佐　弘一	京都府立医科大学大学院医学研究科女性生涯医科学
太田　郁子	倉敷平成病院婦人科
秋野　なな	東京大学医学部附属病院女性診療科・産科
平池　　修	東京大学医学部附属病院女性診療科・産科
谷川　道洋	東京大学医学部附属病院女性外科
平野　茉来	東京大学医学部附属病院女性診療科・産科
宮本雄一郎	埼玉県立がんセンター

略語一覧

【ホルモン・薬剤】

略語	欧文	和文
17OHP	17α-hydroxyprogesterone	17α-ヒドロキシプロゲステロン
17OHPC	17α-hydroxyprogesterone caproate	17α-ヒドロキシプロゲステロンカプロン酸エステル
17β-E$_2$	17β-estradiol	17β-エストラジオール
ACTH	adrenocorticotropic hormone	副腎皮質刺激ホルモン
AMH	anti-müllerian hormone	抗ミュラー管ホルモン
BZA	bazedoxifene	バゼドキシフェン
CC	clomiphene citrate	クロミフェンクエン酸塩
CEE	conjugated equine estrogens	結合型エストロゲン
CMA	chlormadinone acetate	酢酸クロルマジノン
DMPA	depo medroxyprogesterone acetate	デポメドロキシプロゲステロン酢酸エステル
DNG	dienogest	ジエノゲスト
DRSP	drospirenone	ドロスピレノン
DSG	desogestrel	デソゲストレル
DYD	dydrogesterone	ジドロゲステロン
E	estrogen	エストロゲン
E$_1$	estrone	エストロン
E$_2$	estradiol	エストラジオール
E$_3$	estriol	エストリオール
ECP	emergency contraceptive pills	緊急避妊薬
EE	ethinylestradiol	エチニルエストラジオール
FSH	follicle stimulating hormone	卵胞刺激ホルモン
FSH-HP	FSH-highly purified	高純度 FSH 製剤
FT$_3$	free triiodothyronine	遊離トリヨードサイロニン
FT$_4$	free thyroxine	遊離サイロキシン
GH	growth hormone	成長ホルモン
Gn	gonadotropin	ゴナドトロピン
GnRH	gonadotropin releasing hormone	ゴナドトロピン放出ホルモン
hCG	human chorionic gonadotropin	ヒト絨毛性ゴナドトロピン
hMG	human menopausal gonadotropin	ヒト閉経期尿性ゴナドトロピン
hPL	human placental lactogen	ヒト胎盤性ラクトーゲン
LEP	low dose estrogen progestin	低用量エストロゲン・プロゲスチン配合薬
LH	luteinizing hormone	黄体化ホルモン
LNG	levonorgestrel	レボノルゲストレル
LNG-IUS	levonorgestrel-releasing intrauterine system	レボノルゲストレル放出子宮内システム
MA	megestrol acetate	酢酸メゲストロール

略語	欧文	和文
ME	mestranol	メストラノール
MFP	mifepristone	ミフェプリストン
MPA	medroxyprogesterone acetate	メドロキシプロゲステロン酢酸エステル
NET	norethisterone	ノルエチステロン
NSAIDs	non-steroidal anti-inflammatory drugs	非ステロイド系消炎鎮痛薬
OC	oral contraceptive	経口避妊薬
P4	progesterone	プロゲステロン
PRL	prolactin	プロラクチン
rFSH	recombinant follicle stimulating hormone	リコンビナント FSH
RLX	raloxifene	ラロキシフェン
SERM	selective estrogen receptor modulator	選択的エストロゲン受容体修飾薬
SNRI	serotonin noradrenaline reuptake inhibitor	セロトニン・ノルアドレナリン再取り込み阻害薬
SPRM	selective progesterone receptor modulator	選択的プロゲステロン受容体調節薬
SSRI	selective serotonin reuptake inhibitor	選択的セロトニン再取り込み阻害薬
T	testosterone	テストステロン
T_3	triiodothyronine	トリヨードサイロニン
T_4	thyroxine	サイロキシン
TAM	tamoxifen	タモキシフェン
TRH	thyrotropin releasing hormone	甲状腺刺激ホルモン放出ホルモン
TSH	thyroid stimulating hormone	甲状腺刺激ホルモン
uFSH	urinary follicle stimulating hormone	尿由来 FSH
uhMG	urinary human menopausal gonadotropin	尿由来 hMG
UPA	ulipristal acetate	ウリプリスタル酢酸エステル

【検査・治療】

略語	欧文	和文
AFC	antral follicle count	胞状卵胞数計測
AIH	artificial insemination with husband's semen	配偶者間人工授精
ART	assisted reproductive technology	生殖補助医療
BMD	bone mineral density	骨密度
COS	controlled ovarian stimulation	調節卵巣刺激法
CVR	contraceptive vaginal ring	腟リング
DEXA	dual-energy X-ray absorptiometry	骨密度検査
EA	endometrial ablation	子宮内膜アブレーション手術
EPT	estorogen-progestogen therapy	エストロゲン・黄体ホルモン療法
ET	estrogen therapy	エストロゲン単独投与
FI	fasting insulin	空腹時インスリン
FPG	fasting plasma glucose	空腹時血糖値
HOMA-IR	homeostasis model assessment as an index of insulin resistance	インスリン抵抗性指数
HRT	hormone replacement therapy	ホルモン補充療法

略語一覧

略語	欧文	和文
HSG	hysterosalpingography	子宮卵管造影法
IUD	intrauterine device	子宮内避妊具
IUI	intrauterine insemination	子宮内人工授精
IVA	*in vitro* activation	卵胞活性化療法
IVF	*in vitro* fertilization	体外受精
IVF-ET	*in vitro* fertilization embryo transfer	体外受精胚移植
LAC	long acting contraception	長期間避妊法
LOD	laparoscopic ovarian drilling	腹腔鏡下卵巣多孔術
MEA	microwave endometrial ablation	マイクロ波子宮内膜アブレーション
MHT	menopausal hormone therapy	閉経期ホルモン療法
MOS	mild ovarian stimulation	低卵巣刺激法
PAT	postoperative adjuvant treatment	術後補助療法またはアジュバント療法
PBM	peak bone mass	最大骨量
RRS	risk reducing salpingectomy	リスク低減卵管摘出術
RRSO	risk reducing salpingo-oophorectomy	リスク低減卵巣卵管摘出術
UAE	uterine artery embolization	子宮動脈塞栓術
UPSI	unprotected sexual intercourse	避妊措置に失敗した/避妊措置を講じなかった性交

【疾患・症候】

略語	欧文	和文
21-OHD	21-hydroxylase deficiency	21-水酸化酵素欠損症
AD	Alzheimer's disease	アルツハイマー病
AGS	adrenogenital syndrome	副腎性器症候群
AIS	androgen insensitivity syndrome	アンドロゲン不応症
AN	anorexia nervosa	神経性食欲不振症
ATE	arterial thromboembolism	動脈血栓塞栓症
AUB	abnormal uterine bleeding	異常子宮出血
CAH	congenital adrenal hyperplasia	先天性副腎皮質過形成
CAIS	complete androgen insensitivity syndrome	完全型アンドロゲン不応症
CGD	complete（pure）gonadal dysgenesis	完全型（純型）性腺形成異常症（Swyer 症候群）
CHD	coronary heart disease	冠動脈疾患
CVD	cardiovascular disease	心血管疾患
DIE	deep infiltrating endometriosis	深部子宮内膜症
DSD	disorders of sex development	性分化疾患
FAT	female athlete triad	女性アスリートの 3 主徴
FLUTS	female lower urinary tract syndrome	女性の下部尿路症状
GSM	genitourinary syndrome of menopause	閉経関連性器尿路症候群
HBOC	hereditary breast and ovarian cancer syndrome	遺伝性乳癌卵巣癌症候群
HNPCC	hereditary non-polyposis colorectal cancer	遺伝性非ポリポーシス大腸癌
IBD	inflammatory bowel disease	炎症性腸疾患

略語	欧文	和文
IGD	isolated GnRH deficiency	GnRH 単独欠損症
LCH	langerhans cell histiocytosis	ランゲルハンス細胞組織球症
MEN1	multiple endocrine neoplasia type 1	多発性内分泌腺腫症 1 型
MRD	minimum residual disease	卵巣組織内にがん細胞が存在する場合
MUI	mixed urinary incontinence	混合性尿失禁
OAB	overactive bladder	過活動膀胱
OHSS	ovarian hyperstimulation syndrome	卵巣過剰刺激症候群
PAIS	partial androgen insensitivity syndrome	部分型アンドロゲン不応症
PCOS	polycystic ovary syndrome	多囊胞性卵巣症候群
PGD	partial gonadal dysgenesis	部分型性腺形成異常症
PMDD	premenstrual dysphoric disorder	月経前気分不快障害
PMS	premenstrual syndrome	月経前症候群
POI	primary ovarian insufficiency	早発卵巣不全
SUI	stress urinary incontinence	腹圧性尿失禁
SW	salt wasting form	(21-OHD の)塩喪失型
TS	Turner syndrome	Turner 症候群
UI	urinary incontinence	尿失禁
UUI	urge urinary incontinence	切迫性尿失禁
VTE	venous thromboembolism	静脈血栓塞栓症

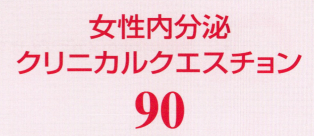

Chapter 1	思春期	
Chapter 2	原発性無月経	
Chapter 3	続発性無月経	
Chapter 4	PCOS	
Chapter 5	排卵障害	
Chapter 6	黄体機能不全	
Chapter 7	早発卵巣不全	
Chapter 8	異常子宮出血	
Chapter 9	月経随伴症状	
Chapter 10	子宮内膜症	
Chapter 11	子宮筋腫・子宮腺筋症	
Chapter 12	妊娠・分娩・産褥	
Chapter 13	避妊	
Chapter 14	更年期障害	
Chapter 15	閉経後のヘルスケア	
Chapter 16	子宮内膜増殖症・子宮内膜癌	
Chapter 17	乳癌	
Chapter 18	ホルモン製剤	

Chapter 1 思春期

思春期発来のメカニズムは？

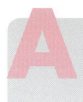
GnRH分泌は，乳幼児期に活発で，その後は不活発となる．その分泌がパルス状に再活発化すると下垂体からのゴナドトロピン分泌が増え，卵胞が発育し，卵胞からのエストロゲン分泌が始まって思春期を迎える．思春期発来のメカニズムとはこのGnRH分泌の再活発化が起こる機序，と考えられる．

思春期発来の生理

思春期とは第2次性徴の出現に始まり，初経を経て第2次性徴が完了し，月経周期がほぼ順調になるまでの期間をいう．わが国では8～9歳ころから17～18歳ころまでとされる．第2次性徴だけを狭義に捉えると，8～9歳ころから発現し始め3～4年以内に完了する．この時期を終えることにより生殖能力を獲得する．

乳房発育(thelarche)は卵巣からのエストロゲン分泌の増加(gonadarche)を意味する．通常9～11歳で発育を開始し，女子ではそのころからすでに身長増加のスパートが開始している．恥毛の発育(pubarche)は卵巣由来のエストロゲンと，卵巣・副腎由来のアンドロゲンとの相乗作用による．副腎性アンドロゲンの産生(adrenarche)は6～8歳ころから増加し，恥毛はこれより数年遅れて発育を始める．性腺ステロイドの産生増加により成長ホルモンの夜間分泌が増加し，IGF-Iなどの種々の介在因子を経て骨格が成長する．乳房発育，恥毛発育，発育スパートに続き，日本人では平均12～13歳で初経(menarche)を迎える．

出生時には両側卵巣におよそ200万個の原始卵胞をもっており，その卵胞が何らかの機構により少しずつリクルートされ，一次卵胞まで発育する．この過程は出生直後にはすでに始まり，ゴナドトロピンに依存せず継続的に起こり，かつ同時に複数個の卵胞が発育する．ゴナドトロピン分泌が不十分なうちは一次卵胞までしか発育せず，エストロゲン産生をみないうちに卵胞は閉鎖する．何らかの理由でゴナドトロピン分泌が増量すると，卵胞は閉鎖を免れて発育を続けエストロゲンを産生する．すなわち，卵胞はいつでも準備されており，刺激があれば発育しうるのであり，卵胞発育が一時的でなくある程度連続して起こればエストロゲン分泌も続く．その結果，第2次性徴が始まり思春期が開始したとみなされる．

思春期発来の機序

ゴナドトロピン放出ホルモン(gonadotropin releasing hormone：GnRH)分泌は，乳幼児期に活発で，その後は不活発となる．その分泌がパルス状に再活発化すると下垂体からのゴナドトロピン分泌が増え，上記のエストロゲン分泌が始まって思春期を迎える．したがって，思春期発来のメカニズムとはこのGnRH分泌の再活発化が起こる機序，と考えられる．

近年，ゴナドトロピン単独欠損症家系の検討から，GnRHニューロンに存在するG蛋白共役型受容体GPR54(現在はkisspeptin receptor：KISS1Rとよばれる)が見出され，その内因性リガンドはkisspeptin(KISS1)とよばれている．このkisspeptinは，kisspeptinニューロンにおいてKiSS-1遺伝子の産物から酵素による切断を経て産生される．思春期に視床下部神経

細胞でKiSS-1 mRNAの発現が亢進し，増加したkisspeptinがKISS1Rとの結合を介してGnRHのパルス状分泌を促進する結果，ゴナドトロピン分泌が亢進して思春期が発来すると推測されている[1]．思春期はGnRHニューロンがkisspeptinに対する反応性を獲得することにより発来するとの報告がある[2]．Kisspeptinニューロンはエストロゲンα受容体を発現しており，GnRH分泌におけるエストロゲンfeedbackはkisspeptinニューロンを介するものと考えられている．卵胞発育の途中まではエストロゲンによる負のfeedbackがかかりゴナドトロピン分泌は抑制されているが（図1）[3]，卵胞が成熟してエストロゲン分泌が高まると正のfeedbackに切り替わりLHサージが起こって（図2）[3]排卵に向かう．この正負のfeedback転換も，中枢における担当部位の違いで説明されている．Kisspeptinニューロンにはプロラクチン受容体も発現しており，高プロラクチン血症による排卵障害もkisspeptinを介している可能性が示唆されている．

● **Kisspeptinを取り巻く因子**

近年，kisspeptinニューロンに存在するneurokinin B，dynorphin Aがkisspeptinと協同的にGnRHニューロンに作用し，GnRHパルス産生を調節しているとの報告がなされ[4]，GnRHニューロンに対する様々な神経性・体液性入力の変化，さらにそれらに対するGnRHニューロンの反応性の変化が思春期発来に関与する，という考え方も提唱されている．インスリン抵抗性が思春期発来に関与するとの報告や，makorin RING finger protein 3（MKRN3）遺伝子が中枢性早発思春期の発症に関与するという報告もみられる[5]．しかしながらこれらはいずれも思春期前後にみられる現象を記述しているにすぎず，その変化が起こる機序そのものについては明らかでない．

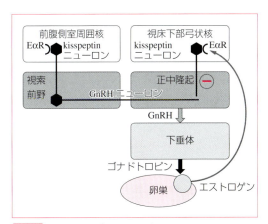

図1 エストロゲンによる負のfeedback
〔綾部琢哉：基礎からわかる女性内分泌．診断と治療社，2016；p128より引用〕

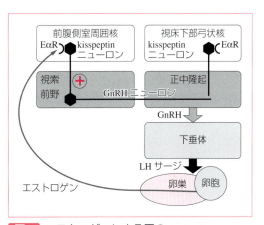

図2 エストロゲンによる正のfeedback
〔綾部琢哉：基礎からわかる女性内分泌．診断と治療社，2016；p128より引用〕

文献

1) Shahab M, et al：Proc Natl Acad Sci USA 2005；102：2129-2134.
2) Lippincott MF, et al：J Clin Endocrinol Metab 2016；101：3061-3069.
3) 綾部琢哉：基礎からわかる女性内分泌．診断と治療社，2016；p128.
4) Wakabayashi Y, et al：J Neurosci 2010；30：3124-3132.
5) Abreu AP, et al：N Engl J Med 2013；368：2467-2475.

（綾部琢哉）

早発思春期の治療は必要か？

思春期発来が早くなった原因があれば，その原疾患の治療が必要である．初経年齢が早いと最終身長が低くなるばかりでなく，成人後の心血管疾患や代謝性疾患のリスクが高くなるとの報告もある．治療による予防効果の有無は未定だが，注意は必要である．

● 早発思春期の臨床的問題点

早発思春期が臨床的に問題となる理由を**表1**[1)]に示した．

早発思春期をきたす原疾患（**表2**）[2)]が潜伏している可能性があり，可能であれば原疾患そのものを治療する必要がある．

表1 早発思春期の臨床的意義

1. 潜在する病変の発現症状である可能性があり，精査が必要
2. 本人に心理的，社会的問題を引き起こす可能性がある
3. 早期には急激な身長増加をみるが，骨年齢が促進され，骨端線も早期に閉鎖して，最終的には低身長におわる
4. 将来，心血管障害，2型糖尿病，乳癌などの発症リスクが高くなる可能性

〔綾部琢哉：産と婦 2013；80 suppl：176-181 より引用〕

表2 早発思春期の分類

1. 中枢性（真性）： 視床下部 GnRH 分泌 早期活性化 GnRH ↑ LH ↑ FSH ↑	1) 特発性　　GnRH 分泌亢進 2) 器質性　　腫瘍（過誤腫，神経膠腫） 　　　　　　炎症 　　　　　　外傷 　　　　　　水頭症 　　　　　　放射線照射後
2. 末梢性（仮性）： GnRH 分泌を伴わない	1) ホルモン産生疾患　　LH ↓ FSH ↓ 　　卵巣腫瘍，卵胞嚢胞 　　エストロゲン産生腫瘍 　　自律性反復性卵胞嚢胞 　　副腎腫瘍 　　McCune-Albright 症候群 　　hCG 産生腫瘍 2) 原発性甲状腺機能低下症　　LH ↑ FSH ↑ 3) 医原性，外因性：食品，薬剤，化粧品　　LH ↓ FSH ↓
3. 異性性早発思春期	1) 男性化卵巣腫瘍　arrhenoblastoma など 2) 男性化副腎腫瘍 3) 先天性副腎皮質過形成
4. 亜型	1) 早発乳房発育 2) 早発副腎皮質第2次性徴 3) 早発初経

〔綾部琢哉：臨婦産 2009；63：1019-1025 より引用〕

原疾患を伴わない場合でも，本人が周囲との違いを嫌がる心理的な問題や，いじめ・性犯罪などの社会的な問題が起こらないよう，改善を図る必要がある．

また，早期には性腺ステロイドの産生増加により成長ホルモンの夜間分泌が増加し，IGF-Iなどの種々の介在因子を経て骨格が成長するため，周囲に比べて早く身長が伸び始めるが，やがて骨端線の閉鎖も早期にきたすため，最終身長はむしろ低めになる．最終身長を正常化することが治療の目的の1つとなる．

さらに近年，初経年齢が早いと，高血圧・肥満・脂質代謝異常・心血管障害イベント・2型糖尿病・乳癌などの発症リスクが高いとの報告が散見されるようになった．多嚢胞性卵巣症候群（polycystic ovary syndrome：PCOS）との関連も報告され始めており，病態生理の理解も含めて今後注意していく必要があろう．

●早発思春期と心血管系疾患・代謝性疾患

低出生体重児で8歳未満に恥毛発育を示した少女を2群に分け，一方の群にはメトホルミンを8〜12歳まで4年間，1日1回内服投与（425 mgを2年間，続けて850 mgを2年間）したところ，何も投与しなかった群よりも初経が遅れ，初経後の身長が高くなり，体脂肪や肝脂肪が減り，PCOSの発症率が低下したとする報告がある（図1）[3]．インスリン抵抗性を示す高インスリン血症が病態に関与していると推察されている．

初経年齢と成人後の腹囲（80 cm以上），高血圧，BMI 30 kg/m^2，高脂血症，糖尿病などの心血管障害の危険因子発生率をみた報告（図2a），初経年齢と成人後の心血管系イベントと死亡率，心血管障害による全死亡率，冠血管障害イベント，がん死亡率（図2b）をみた報告[4]があり，月経発来と心血管系疾患・代謝性疾患との関連が示されている．初経年齢別にみた2型糖尿病の相対リスクの報告（図3）[5]でも，同様の傾向が示されている．

これらの報告からは，早発思春期と成人後の疾患との関連が想定されるが，早発思春期の治療によりこれらの成人後の疾患を予防できるかどうかは今後の検討を待ちたい．

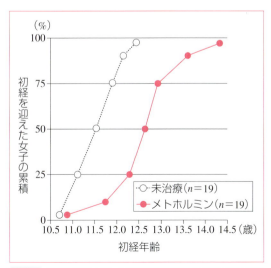

図1 初経を迎えた女子の累積が同率になる年齢がメトホルミン内服により遅延する

〔Ibáñez L, et al：Fertil Steril 2011；95：727-730 より引用〕

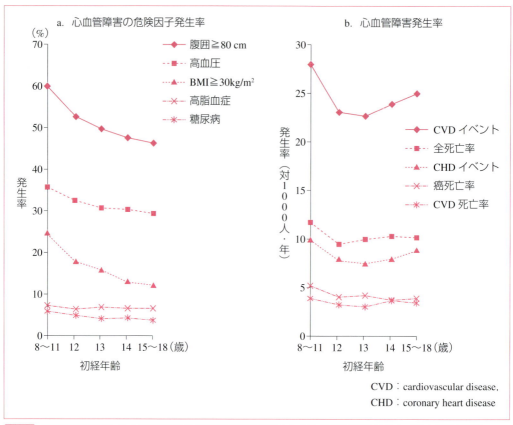

図2 初経年齢別にみた心血管障害の危険因子発生率(a)と心血管障害発生率(b)(前方視的研究)
〔Lakshman R, et al：J Clin Endocrinol Metab 2009；94：4953-4960 より引用〕

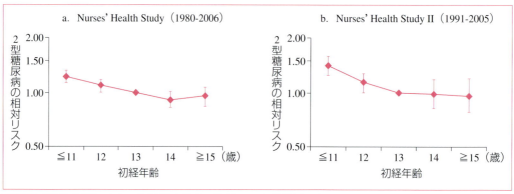

図3 初経年齢別にみた2型糖尿病発症の相対リスク(対数表示)
〔He C, et al：Am J Epidemiol 2010；171：334-344 より引用〕

●早発思春期の治療

①中枢性・特発性の場合は GnRH アナログが使用される.

【処方例1】GnRH アゴニスト皮下注
●下記のいずれかを用いる
・リュープリン®注(1.88 mg, 3.75 mg) 1回 30 μg/kg　4週に1回　皮下注　症状に応じて180 μg/kg まで増量可
・スプレキュア®MP注(1.8 mg) 1回1筒　4週に1回　皮下注

【処方例2】GnRH アゴニスト点鼻薬
・スプレキュア®点鼻液(0.15%) 1回 300 μg　両側鼻腔に各1噴霧(計 300 μg)　1日3〜6回(計 900 μg)　効果不十分のときは皮下注法に切り替える

---

②末梢性・GnRH 非依存性の場合,ジドロゲステロンなどのプロゲスチン製剤により性器出血への対応が試みられる.持続投与で子宮内膜が菲薄化し出血しなくなるが,出血が長引く場合には休薬して一度消退出血を起こす.エストロゲンによる骨端線閉鎖は抑制できない.

【処方例3】プロゲスチン製剤
・デュファストン®錠(5 mg) 1回1〜3錠　1日1〜3回

文献

1)　綾部琢哉:産と婦 2013;80 suppl:176-181.
2)　綾部琢哉:臨婦産 2009;63:1019-1025.
3)　Ibáñez L,　et al:Fertil Steril 2011;95:727-730.
4)　Lakshman R,　et al:J Clin Endocrinol Metab 2009;94:4953-4960.
5)　He C,　et al:Am J Epidemiol 2010;171:334-344.

（綾部琢哉）

遅発思春期の治療は必要か？

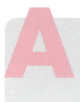

遅発思春期と原発性無月経との鑑別は困難であり，あとから振り返って，月経が発来して正常な発育経過をたどったときに初めて遅発月経といえるのである．結果論として原発性無月経ではなく遅発思春期であったとしても，エストロゲンが必要な時期に欠乏することにより全身への影響が起こりうるので，その時期に至適濃度のエストロゲンを補充する必要がある．

●遅発思春期の概要

明確な定義はないが，乳房発育が11歳まで，恥毛発育が13歳まで，初経が14歳までにみられないものを遅発思春期とする．日本産科婦人科学会の定義では15歳以上で初経の発来したものを遅発月経，18歳になっても初経が起こらないものを原発性無月経としているが，年齢についてはいずれ変更予定とのことである．

生理的な範囲内で思春期の発来が遅れている体質的なものが10～20%あり，それらは正常な思春期発達の過程をとり，ゴナドトロピンレベルも正常範囲内やや低め程度である．多くは正常な成人身長に達するので治療の対象とせず経過観察でよい．

問題は，あとから振り返り，月経が発来して正常な発育経過をたどったときに初めて遅発月経といえるのであり，現に今，15歳になってもまだ月経が発来しない女子を目の前にしたとき，このまま無月経が続く可能性を否定できないことである．

思春期発来の約2年前から出現するとされる夜間入眠後のLHのパルス状分泌が原発性無月経では認められないというが，一般的には困難な検査であり，いまだに遅発思春期と原発性無月経との鑑別は困難である[1]．

原発性無月経をきたしうる疾患の検査(脳の画像検査，子宮と卵巣の画像検査，ゴナドトロピンや甲状腺ホルモン検査など)を行い，否定されれば，遅発月経の可能性を考える，というのが現実的な対応であろう．

米国生殖医学会による，月経未発来の女子にいつ検査などの介入を始めるか，という提案を**表1**に紹介した[2]．人種による成熟度の相違はあるが目安の1つにはなるであろう．

●遅発思春期治療の目的

遅発思春期をきたす背景疾患が診断された場合には，その治療が必要である．

しかしながら遅発思春期治療の主たる目的は，エストロゲンが必要な時期にエストロゲンが欠乏することによる，全身への影響の回避である(**表2**)[3]．第2次性徴の発現と維持は外

表1 月経未発来の女子に検査・評価を開始するタイミングの1例

① 第2次性徴が正常にみられても15歳になるまで月経が発来しない場合
② 乳房発育が10歳未満でみられたときは，そこから5年以内に月経が発来しない場合
③ 13歳までに乳房発育がみられない場合

〔Practice Committee of American Society for Reproductive Medicine：Fertil Steril 2008；90：S219-225 より引用・抜粋〕

表2 遅発思春期治療の目的	
本人の生存・生活の質の維持・改善	背景疾患があればその治療：下垂体腫瘍，副腎，甲状腺 第2次性徴の発現と維持 骨粗鬆症・動脈硬化の予防 糖代謝異常・脂質代謝異常の予防 子宮内膜癌の予防
将来の妊孕能の温存	子宮発育促進

〔綾部琢哉：産と婦 2016；83 suppl：261-264 より引用〕

見上の問題であるが，骨や動脈への影響，代謝異常への影響など，内面的な部分も考慮する必要がある．また無月経であることへの精神的な不安に対する対応という側面への配慮も必要である．

エストロゲン分泌はあるが無排卵でプロゲステロンの分泌を伴わない場合，エストロゲンのレベルによっては破綻出血をきたさず無月経のままとなるが，子宮内膜癌のリスクが生じうる．周期的なプロゲスチンの補充により消退出血を起こしておく必要がある．

● 治療開始のタイミング

エストロゲン欠乏例では，エストロゲン補充開始時期が遅すぎると骨塩量低下が非可逆的なレベルでみられる可能性もあり，その補充開始時期や量に関する検討が必要である．遅発思春期女性の身長は予測される身長よりも4cmほど高かったとの報告もあり，エストロゲンによる骨端線の閉鎖も考慮する必要がある．正常な時期に初経を迎えた女性では，おおよそ15歳で骨端線が閉鎖し，内因性のエストロゲン作用が強いので外因性に少量のエストロゲンを補充しても最終身長には影響しないとされているが，思春期発来時期に異常をきたしている場合は別に考える必要があろう．Turner症候群では成長ホルモンにより身長を確保したのち，エストロゲンを投与する．現在は，診断が早くつけば成長ホルモン投与も早期から開始し，12歳以降，遅くとも15歳までに，身長が140cmに達した時点で少量からエストロゲン投与を開始している．

子宮に関しては重量の報告があり[4]，出生直後から生後1か月までは平均1.88g，その後母体のエストロゲンの影響がなくなるため一時減少して，2～12か月では1.36g，1～5年では1.86g，6～10年では2.35g，11～15年では6.58g，16～20年で23gと，10歳以降で，ある年齢の期間にだけ急速に増大するようである[5]．その時期に至適濃度のエストロゲンが必要だと考えれば，（あとから振り返ってみれば原発性無月経ではなく）遅発思春期であったとしても，16歳を過ぎても無月経だった場合にはエストロゲンを補充する必要があることになる．一度発育した子宮は，その後再び無月経をきたして萎縮したとしても，その時点でエストロゲンの分泌ないし補充があれば，元の大きさにまで回復しうるようである．

● 遅発思春期の治療

①内因性エストロゲン分泌がある程度保たれている場合はプロゲスチン製剤のみで消退出血を起こすことができる．逆に，消退出血の有無で内因性エストロゲンレベルを推測することができる．黄体期の長さが14日間であることを鑑み10～12日間の内服としている．内服後2～3日で出血する．子宮内膜癌の予防目的としても10日間以上の投与が必要とされている．

【処方例1】プロゲスチン製剤
・デュファストン®錠(5mg) 1回1～3錠 1日1～3回 10～12日間

② Kaufmann 療法：21 日間内服後 7 日間休薬するので 28 日周期になる．貼付薬は 2 日で貼り替えなので最後の 1 枚を剥がさなければ 22 日間使用になる．エストラーナ®テープは小児用として 0.09 mg/0.18 mg/0.36 mg の製剤が用意されている．出血の様子に応じてエストロゲンとプロゲスチンの量を調整する．

【処方例 2】エストロゲン・プロゲスチン製剤
①ジュリナ®錠(0.5 mg)　1 回 1～2 錠　1 日 1～2 回　21 日間
　あるいは
　エストラーナ®テープ(0.72 mg)　1 回 1 枚　貼付　2 日毎　21～22 日間
　いずれかを 10 日間使用したのち，下記を 11 日目から併用
②デュファストン®錠(5 mg)　1 回 1～3 錠　1 日 1～3 回　10～12 日間
　7 日間休薬したのち，ジュリナ®錠あるいはエストラーナ®テープを再開

【処方例 3】エストロゲン−エストロゲン・プロゲスチン配合薬
①ジュリナ®錠(0.5 mg)　1 回 1～2 錠　1 日 1～2 回　10 日間
　あるいは
　エストラーナ®テープ(0.72 mg)　1 回 1 枚　貼付　2 日毎　10 日間
　いずれかを使用したのち，下記を 11 日目から開始
②プラノバール®配合錠　1 回 1 錠　1 日 1 回　11 日間
　7 日間休薬したのち，ジュリナ®錠あるいはエストラーナ®テープを再開

---

③遅発思春期に対する根本的治療として，kisspeptin アゴニストが使用可能な段階にきている[6]．

文献

1) Wei C, et al：Arch Dis Child 2016；101：481-488.
2) Practice Committee of American Society for Reproductive Medicine：Fertil Steril 2008；90：S219-225.
3) 綾部琢哉：産と婦 2016；83 suppl：261-264.
4) 大久保智治：産と婦 2008；75suppl：206-209.
5) Nakamura T, et al：Endocr J 2015；62：965-970.
6) George JT, et al：Clin Endocrinol（Oxf）2013；79：100-104.

（綾部琢哉）

Q4 原発性無月経となる視床下部，下垂体の異常にはどのような疾患がある？

様々な全身性疾患を伴うこともあるため，詳細な検査・管理が必要となる．

日本産科婦人科学会（日産婦）が定めた定義では，18歳になっても初経が起こらないものを原発(性)無月経としている．一方，海外では原発性無月経の基準を16歳前後に設定していることが多く，日本小児内分泌学会で15歳ころまでの介入を推奨している．このため，日産婦でも用語の改訂や介入基準に関する議論が進められている．

表1に原発性無月経をきたす視床下部や下垂体の異常を示す[1]．泌尿生殖器系の奇形や

表1 原発性無月経をきたす視床下部，下垂体の異常

視床下部の異常	1. 体質性（特発性）遅発月経 2. 機能性視床下部機能障害 　a 全身状態不良による 　　成長ホルモン欠損症，原発性甲状腺機能低下症，喘息，セリアック病，炎症性腸疾患，慢性腎不全，嚢胞性線維症など 　b 低栄養状態による 　　体重減少性無月経，神経性食欲不振症，飢餓など 3. GnRH単独欠損症（IGD） 　a 嗅覚障害を伴うもの（Kallmann症候群） 　b 嗅覚障害を伴わないもの 　　特発性低ゴナドトロピン性性腺機能低下症を含む 4. 遺伝性疾患に伴うもの 　a Prader-Labhart-Willi症候群 　b Laurence-Moon-Bardet-Biedl症候群（Bardet-Biedl症候群） 　c 中隔視神経形成異常症（septo-optic dysplasia） 　d CHARGE症候群 　e Gordon Holmes症候群 5. 視床下部領域の腫瘍 　頭蓋咽頭腫，胚細胞腫，endodermal sinus tumor，奇形腫，過誤腫，松果体腫瘍など 6. 中枢神経の浸潤性病変 　Langerhans cell histiocytosisなど 7. 中枢神経の放射線治療 8. 中枢神経の外傷
下垂体の異常	1. 下垂体腺腫（pituitary adenoma） 　非機能性下垂体腺腫（nonfunctional pituitary adenoma），プロラクチン産生腺腫，成長ホルモン産生腺腫，ACTH産生腺腫（Cushing病），TSH産生腺腫，多発性内分泌腫瘍症1型（multiple endocrine neoplasia type 1：MEN-1）など 2. 先天性下垂体機能不全症 3. ラトケ嚢胞（Rathoke's cleft cyst） 4. GnRH受容体遺伝子異常 5. ゴナドトロピン遺伝子異常 　a FSH単独欠損症 　b 変異LH（variant LH） 6. 下垂体卒中（pituitary apoplexy）

〔Boehm U, et al：Nat Rev Endocrinol 2015；11：547-564 より引用・改変〕

様々な全身性疾患を伴うこともあるため，詳細な検査・管理が必要となる.

● 視床下部の異常によるもの

視床下部性無月経は，概念的には視床下部からのゴナドトロピン放出ホルモン(gonadotropin-releasing hormone：GnRH) 不全によりゴナドトロピン分泌が障害される病態と理解されている．しかし，実際に GnRH 分泌障害が明らかなものはごく一部であり，代表的なものは Kallmann 症候群である．また，頭蓋咽頭腫などの腫瘍性病変，結核，サルコイドーシスなどの結節も器質的に GnRH 分泌障害をもたらす．おもなものを以下に解説する.

①機能性視床下部機能障害

視床下部は，低栄養，全身疾患，感情的不安，恐怖感，過度の運動などの精神的・身体的ストレスによって機能低下をきたす.

1）体重減少性無月経

脂肪細胞 adipocytes から分泌されるレプチンは視床下部におけるキスペプチンの分泌を介して GnRH 分泌を促進する．初経のためには体重の 17% 以上，規則的な月経のためには体重の 22% 以上の脂肪が必要とされる．体重減少は摂食，飢餓，慢性疾患，過度の運動などによってもたらされるが，特に過度の節食によるものが多い．体重減少性無月経から神経性食欲不振症(anorexia nervosa：AN)を除外したものを単純体重減少性無月経という.

2）神経性食欲不振症(anorexia nervosa)

器質的疾患を欠くが，摂食を拒否するために(拒食症ともよばれる) 著しい体重減少をきたす臨床症候群である．太ることや自分の外見に対する嫌悪感，やせたいとの願望による心因性の異常反応がもとにある．若年女性では 500 人に 1 人の頻度ともいわれている．死亡率は 6 〜 10% と高く，死に直結する重篤な疾患である.

② GnRH 単独欠損症(isolated GnRH deficiency：IGD)

1）嗅覚障害を伴うもの(Kallmann 症候群)

GnRH 欠損による低ゴナドトロピン性性腺機能低下症であり，嗅覚障害を伴う．胎生期の GnRH 産生ニューロンと嗅覚ニューロンの移動不全を特徴とする．Xp22.3 領域の KAL1 遺伝子の変異により X 連鎖劣性遺伝形式をとる Kallmann 症候群 1 型のほか，FGFR1 遺伝子の変異により常染色体優性遺伝形式をとる Kallmann 症候群 2 型など，複数の原因遺伝子が同定されている．図 1[2] に GnRH 単独欠損症に伴う表現型から推定される原因遺伝子を示す．女性では 5 万〜 7 万人に 1 人の頻度でみられる.

2）嗅覚障害を伴わないもの(normosomic IGD：nIGD)

GnRH 欠損による低ゴナドトロピン性性腺機能不全であるが，Kallmann 症候群に特有な嗅覚障害を伴わない．常染色体優性遺伝形式をとるものや常染色体劣性遺伝形式をとるものなど複数の原因遺伝子が同定されている.

③遺伝性疾患に伴うもの

1）Prader-Labhart-Willi 症候群[3]

特徴的な顔貌，過食と病的肥満症，運動発達や言語発達の遅滞，低ゴナドトロピン性性腺機能低下症による性器の形成不全，原発性無月経や遅発思春期を認める．父親由来の 15 番染色体 15q11.2-q13 にある PWS/AS 領域の欠失による.

2）Laurence-Moon-Bardet-Biedl 症候群(Bardet-Biedl 症候群)[4]

低ゴナドトロピン性性腺機能低下症のほか，知的障害，網膜色素変性，多指，肥満などを認める．これまでのところ，BBS1(11q13)，BBS2(16q22)など 14 の原因遺伝子が同定されて

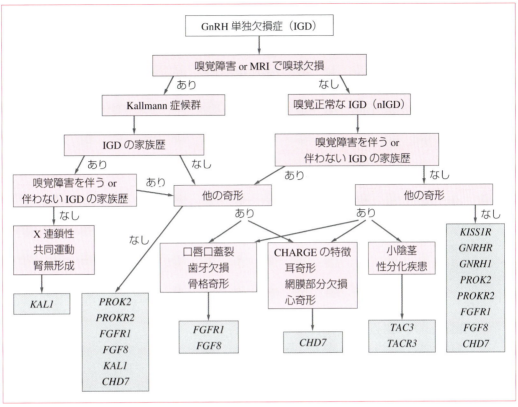

図1 GnRH 単独欠損症の表現型と変異遺伝子
〔Buck C, et al：GeneReviews 2013. https://www.ncbi.nlm.nih.gov/books/NBK1334/ より引用・改変〕

いる．

3）中隔視神経形成異常症(Septo-optic dysplasia)[5]

　視神経低形成，視床下部性の下垂体機能低下症，中枢神経系の正中構造形成異常を 3 主徴とし，2 主徴以上を満たす例を本症とする．一部の症例で *HESX1*，*SOX2* などの遺伝子変異が報告されているが多くは原因不明の孤発例で，若年出産や母胎の薬物，アルコール曝露による環境因子の影響が推測されている．

4）CHARGE 症候群[6]

　Coloboma(網膜部分欠損)，Heart defects(心奇形)，Atresia of choanae(後鼻孔閉鎖)，Retarded growth and development(成長発達障害)，Genital abnormalities(生殖器の奇形)，Ear anomalies (耳奇形)の頭文字より命名され，これらの症状を特徴とする先天奇形症候群である．2 万～3 万出生につき 1 人認めるが，未診断例が少なくないと考えられる．約 70％ の患者に 8 番染色体長腕(8q12.1)上にある *CHD7* 遺伝子に欠失もしくは変異を認めることが知られている．遺伝形式は常染色体優性遺伝で，ほとんどの患者では家族歴を認めず，突然変異により発生する．

5）Gordon Holmes 症候群[7]

　低ゴナドトロピン性性腺機能低下症，小脳性運動失調症，網脈絡膜変性症を 3 徴とする遺伝性疾患である．19 番染色体短腕(19p13.2)上にある *PNPLA6* が責任遺伝子と考えられている．

④視床下部領域の腫瘍

頭蓋咽頭腫（craniopharyngioma）以外の視床下部下垂体腫瘍は，小児ではまれである．頭蓋咽頭腫は胎生期の頭蓋咽頭管（下垂体になる細胞）の細胞が一部残ってしまったために発生する良性の脳腫瘍である．トルコ鞍の上部に発生し，通常 10 歳ころまでは無症状であるが，腫瘍による圧迫や破壊によって，頭痛，視障害，視床下部・下垂体機能障害をきたす．下垂体機能不全により，低ゴナドトロピン性性腺機能低下による原発性無月経・遅発思春期のほか，低身長，尿崩症，甲状腺機能低下，副腎機能低下などの多彩な症状を呈する．

⑤ランゲルハンス細胞組織球症（Langerhans cell histiocytosis）

かつて histiocytosis X とよばれていたが，免疫を担当する樹状細胞に由来するランゲルハンス細胞がかかわる疾患であることがわかり，ランゲルハンス細胞組織球症（LCH）と総称されるようになった．視床下部下垂体病変の場合は，尿崩症，低身長，低ゴナドトロピン性性腺機能低下による原発性無月経や遅発思春期を呈する．

⑥中枢神経の放射線治療

白血病や脳腫瘍に対する放射線治療によって視床下部機能不全をきたすことがある．成長ホルモン欠乏は高率に起こるが，ゴナドトロピン欠乏による原発性無月経や遅発思春期を呈することがある．

●下垂体の異常によるもの

下垂体疾患に起因する月経異常は多くの場合無月経を呈し，原疾患の発症時期により原発性か続発性かが決定される．下垂体前葉ホルモンのうち，ゴナドトロピンは最も予備能が小さく，ホルモン産生腫瘍による特有の症状を除けば，下垂体疾患では性腺機能低下症が初発症状となることが多い．なお，下垂体の約 50% が破壊されると性腺機能低下症を発症するが，副腎および甲状腺系に関しては，75% 以上が破壊されることによりその欠陥症状が初めて顕在化する．

1. 下垂体腺腫（pituitary adenoma）・下垂体腫瘍（pituitary tumor）

副腎性コルチゾールとアンドロゲン過多により発症するものを Cushing 症候群と総称するが，そのうち下垂体性 ACTH 分泌過多によるものを Cushing 病という．

多発性内分泌腺腫症 1 型（multiple endocrine neoplasia type 1：MEN1）は，下垂体，副甲状腺，膵消化管などの内分泌腫瘍および非内分泌腫瘍が様々な組み合わせで生じる症候群である．常染色体優性遺伝形式をとり，病変の早期発見が治療にも影響するので，すでに原因遺伝子である *MEN1* の変異が同定されている家系の家族に対しては分子遺伝学的検査が提供される．

2. ラトケ嚢胞（Rathoke's cleft cyst）

ヒトの胎生期に下垂体前葉が形成される過程において，トルコ鞍内に遺残した嚢胞である．無症状で経過することが多いが，時に増大し下垂体腺腫様の症状を呈し，加療を要することがある．女性に多く，約 1/3 に無月経を伴うとされる．

3. GnRH 受容体遺伝子異常

下垂体 GnRH 受容体遺伝子 *GNRHR* の突然変異によって，視床下部からの GnRH 分泌は正常であるにもかかわらず，LH，FSH 値は低値を示す．

4. ゴナドトロピン遺伝子異常

① FSH 単独欠損症

FSH *β*-subunit 遺伝子の突然変異による．原発性無月経を呈し，血中 FSH およびエストラ

ジオールは低く，LH 値が高い．FSH 投与による妊娠例も報告されている．

②変異 LH（variant LH）

LH β-subunit 遺伝子の突然変異により月経異常を生じるが，一般人口の約 10% で変異 LH を認める．

5. 下垂体卒中（pituitary apoplexy）

下垂体腫瘍に梗塞が生じ，下垂体機能が障害される疾患である．頭痛や嘔気・嘔吐などの脳卒中症状のほかに，突然の視覚障害が特徴的である．

文献

1）Boehm U，et al：Nat Rev Endocrinol 2015；11：547-564.
2）Buck C，et al：GeneReviews 2013．https://www.ncbi.nlm.nih.gov/books/NBK1334/
3）Driscoll DJ，et al：GeneReviews 2016．https://www.ncbi.nlm.nih.gov/books/NBK1330/
4）Forsythe E，et al：GeneReviews 2015．https://www.ncbi.nlm.nih.gov/books/NBK1363/
5）日本小児神経学会，他：小児慢性特定疾病情報センター 2014．http://www.shouman.jp/details/11_3_7.html
6）Lalani SR，et al：GeneReviews 2012．https://www.ncbi.nlm.nih.gov/books/NBK1117/
7）Synofzik M，et al：GeneReviews 2015．https://www.ncbi.nlm.nih.gov/books/NBK247161/

（髙井　泰）

Chapter 2　原発性無月経

真性半陰陽や仮性半陰陽の社会的性別はどのように決定する？

経験豊富な多職種からなる医療チームにコンサルトし，遅くとも生後1か月以内に決定するのが望ましい．

　「半陰陽」とは外性器から性別が特定できない状態であり，「真性半陰陽」は精巣と卵巣の両方をもつものであり，「仮性半陰陽」は精巣・卵巣の一方しかもたないが，外性器の形が染色体による性別と逆になっているものである．2006年の国際会議で性分化疾患の分類，病名，診断，治療などに関する合意文書が発表され[1]，これを受けてわが国でも「性分化疾患初期対応の手引き」が作成された[2)3)]．これに伴い，「半陰陽」という呼称は，患者・家族の心情にも配慮して用いないことが推奨された．
　性分化疾患は出生4,500例に1例とされるため[1)]，出産を扱う施設であればどこででも起こりうる．外性器異常を有する児が出生した場合にまず問題となるのは，適切な社会的性の決定と保護者に対する対応である．わが国では出生後14日以内に出生届を提出しなくてはならず，名前と性別が必須項目である．保険診療を含めた社会生活上も性別を選択することが不可欠であり，名前や性別が決まらないことは児に対する愛着形成に支障をきたす可能性もある．さらに，一度戸籍に登録された性別を変更するには家庭裁判所の判断が必要になり，戸籍にも変更の履歴が残るため，適切な社会的性の決定がなされることは極めて重要である．
　上述した「性分化疾患初期対応の手引き」で最も重要な事項の1つは，「性分化疾患は，その取扱いについて経験の豊富な施設で取り扱うべき疾患である」と強調されていることである．一次医療施設での保護者への説明にあたって重要なのは，①虚偽を述べないこと，②わかりうる情報を可能な限り提示して共有すること，③「男の子か女の子かわからない」「不完全」「異常」などの不安を与えるネガティブな表現は使用しないこと，④出産の場で安易に性別を告げないことなどである．また，不用意に「精巣」「卵巣」という言葉を用いず，「性腺」という言葉を用いたほうがよい．一方，「性分化疾患が疑われる」ということは，保護者がインターネットで情報を取得する可能性を考えて，正確に伝えた方がよい．
　図1[4)]にコンサルトを受けた医療施設で行われる，外陰部異常を認めた性分化疾患の診断アルゴリズムを示す．社会的性の決定は小児科医，泌尿器科医，臨床遺伝専門医，臨床心理士，ソーシャルワーカーなど多職種からなる集学的チームで行われ，拙速を避けるべきであるが，決定が遅れるほど保護者に与える精神的負担は大きくなるため，遅くとも生後1か月以内には決定する．

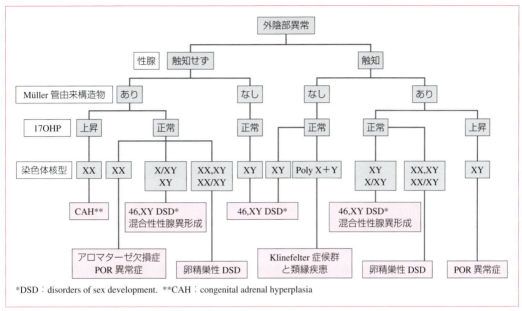

図1 外陰部異常を伴う性分化疾患の診断アルゴリズム
〔髙井　泰：産と婦 2016；83：251-256 より引用〕

文献

1) Hughes IA, et al：Arch Dis Child 2006；91：554-563.
2) 日本小児内分泌学会性分化委員会および厚生労働科学研究費補助金難治性疾患克服研究事業・性分化疾患に関する研究班：性分化疾患初期対応の手引き．2011．http://jspe.umin.jp/pdf/seibunkamanual_2011.1.pdf.
3) 堀川玲子：小児内科 2014；46：864-872.
4) 髙井　泰：産と婦 2016；83：251-256.

（髙井　泰）

Chapter 2 原発性無月経

副腎性器症候群は何歳からどのように治療する？

新生児期に専門医療機関で精査し，速やかにコルチコイド等を開始する．

　先天性副腎皮質過形成(congenital adrenal hyperplasia：CAH)は，副腎皮質ホルモン生合成にかかわる酵素が先天的に欠損することにより，negative feedback 機構により副腎皮質刺激ホルモン(ACTH)の分泌が増加して副腎皮質の過形成をもたらし，副腎皮質不全症状とともに副腎性アンドロゲンの産生障害や過剰による性分化疾患(disorders of sex development：DSD)を発症することがあり，これを副腎性器症候群(adrenogenital syndrome：AGS)という(表1)．AGS は，CAH によるもののほかに，後天的にアンドロゲンやエストロゲンを産生する副腎皮質腫瘍によっても発生する．CAH の約 90% は 21-水酸化酵素欠損症(21-hydroxylase deficiency：21-OHD)であり，新生児 1.5～2 万人に 1 人の頻度で発症するため，わが国では新生児マス・スクリーニング検査(血中 17-OH progesterone〔17-OHP〕を測定する)を行い，早期発見による生命予後の改善と女児の性誤認回避が図られている．

　21-OHD では，21-水酸化酵素(P450c21) 障害の重い順に，塩喪失型(salt wasting form：SW)，単純男化型(simple virilizing form：SV)，遅発型(non-classical form：NC)に分類され，古典型とされる SW と SV ではアンドロゲン過剰による女児の陰核肥大，泌尿生殖洞，小陰唇癒合，大陰唇の陰囊様発育などを認め，男児では外性器の形態はほぼ正常であるため色素沈着に注意する必要がある．SW では男性化症状のほかに，生後 2～3 週ごろにアルドステロン合成障害による低 Na 血症や高 K 血症，血圧低下，低血糖を呈するため，早期からの治

表1 先天性副腎皮質過形成の病型

病型	21-水酸化酵素 欠損症 (21-OHD)	11β-水酸化酵素 欠損症 (11β-OHD)	3β-ヒドロキシス テロイド脱水素 酵素(3β-HSD)	17α-水酸化酵素 欠損症 (17α-OHD)	リポイド 過形成症	P450 オキシド レダクターゼ (POR) 欠損症
責任遺伝子 (遺伝子座)	CYP21A2 (6p21.3)	CYP11B1 (8q21)	HSD3B2 (1p13.1)	CYP17A1 (10q24.3)	STAR (8p11.2) CYP11A1 (15p23-q24)	POR (7q11.2)
頻度	90%	7%	1～2%	まれ	まれ	まれ
46,XY DSD 46,XX DSD	− +	− +	+ +	+ −	+ +	+ +
性腺機能低下	−	−	+	+	+	+
皮膚色素沈着	+	+	+	+	+	+
塩喪失	−～#	−	#	−	#	+
血圧	不変～↓	↑	↓	↑	↓	↓

DSD：性分化疾患．DSD を伴うものを副腎性器症候群という．

表2 古典型 21-OHD の治療

		HC (mg/m²/日, 分3)	FC* (mg/日, 分2〜3)	塩化ナトリウム* (g/kg/日, 分3〜8)
初期治療	新生児期	25〜100**	0.025〜0.2	0.1〜0.2
維持療法	新生児期 乳児期	10〜20	0.025〜0.2	0.1〜0.2
	幼児期 学童期 思春期	10〜15	0.025〜0.2	
	成人期	10〜15***	0.025〜0.2****	

HC：ヒドロコルチゾン，FC：フルドロコルチゾン
* 塩喪失型（SW）では FC と塩化ナトリウムが必要となることがほとんどである
** 副腎クリーゼを疑う場合，HC をボーラス投与（50 mg/m²）する
*** 成人期ではプレドニゾロンやデキサメタゾンに変更可
**** 加齢とともに必要量が減少し，中止できることもある
〔日本小児内分泌学会マス・スクリーニング委員会，他：21-水酸化酵素欠損症の診断・治療の
ガイドライン2014年改訂版．2014．http://jspe.umin.jp/medical/files/guide20140513.pdf より引用〕

療が必要であるが，時としてこれらの病型を区別することが困難である．NC は思春期に男性化，多毛症，無月経を呈して診断される．

　新生児マス・スクリーニングで 17-OHP 高値の場合，外性器異常や色素沈着，副腎不全症状の有無にかかわらず専門医療機関で精査する．哺乳力低下・体重減少・嘔吐などの副腎不全症状，低 Na 血症や高 K 血症，代謝性アシドーシスを認めたら，内分泌学的な検査結果がそろわなくとも速やかに治療（**表2** 参照）を開始することが必要である．治療が一生涯にわたること，不十分な治療が身体的ストレスへの耐性低下による副腎クリーゼ（急性かつ重症の副腎不全）や骨年齢の促進による成人身長の低下を引き起こすこと，過剰な治療が低身長，肥満，高血圧などの医原性クッシング症候群を引き起こすことから，専門医療機関で管理されることが望ましい[1]．

文献

1) 日本小児内分泌学会マス・スクリーニング委員会，他：21-水酸化酵素欠損症の診断・治療のガイドライン（2014年改訂版）．2014．http://jspe.umin.jp/medical/files/guide20140513.pdf.

（髙井　泰）

Q7 精巣性女性化症候群の性腺摘出は必要か？

A 厳重な管理下に成人期以降に延期することが可能である．

　アンドロゲン受容体の異常によるテストステロン，ジヒドロテストステロンの作用異常をアンドロゲン不応症（androgen insensitivity syndrome：AIS）といい，精巣への分化は正常でミュラー管構造を欠く．作用異常の程度により完全型と部分型に分類され，完全型AIS（complete androgen insensitivity syndrome：CAIS）では完全女性型外性器となり，性の自認も女性であり，かつて「精巣性（睾丸）女性化症候群」と呼称された（現在では推奨されていない）．CAISは46,XY性分化疾患の単一遺伝子異常症の中では最多であり，X連鎖性遺伝形式をとるが，患者の30%は *de novo* 変異である．部分型AIS（partial androgen insensitivity syndrome：PAIS）では，不明瞭な外性器をもつ社会的女性から正常男性型外性器で不妊が主訴となる例まで様々であり，性の自認も様々であるため，生後早期の社会的性の決定が困難な場合も多い．

　PAISはCAISよりも性腺悪性腫瘍の発生率が高く（約50%），女児の男性化症状を示す可能性があるため，診断後早期での性腺摘出が勧められている[1]．一方，CAISの性腺摘出の時期に関しては意見が分かれていたが，近年の研究では悪性腫瘍発症リスクは2%と低く[1]（Q9の**表1**参照），性腺（精巣）から分泌されるテストステロンのaromatization（芳香族化）によって産生されるエストラジオールによる第2次性徴も期待できるため，十分なインフォームドコンセントと厳重な管理下に性腺摘出を成人期まで延期できると示唆されている[2]．

　性腺摘出の延期を希望する症例に対しては，MRIによる画像診断で性腺を検索し，検索が困難な場合は腹腔鏡下に性腺を観察・生検し，超音波検査で観察可能な前腹壁下に移動・固定する．セミノーマや性腺芽腫ではOCT3/4を発現しているため，OCT3/4に対する生検組織の免疫染色により悪性腫瘍の発生リスクを評価することが可能と考えられている[1,3]．超音波検査とともに，hCG，LDH，AFPなどの血中腫瘍マーカー測定を定期的に行うことも有用である．**図1**[2]にCAISの性腺管理方針を示す．

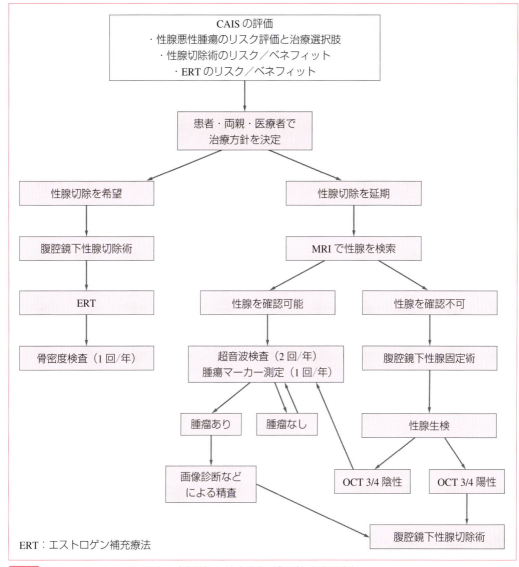

図1 完全型アンドロゲン不応症（精巣性女性化症候群）の性腺管理方針
〔Patel V, et al：J Pediatr Adolesc Gynecol 2016；29：320-325 より引用・改変〕

文献

1) Hughes IA, et al：J Pediatr Urol 2006；2：148-162.
2) Patel V, et al：J Pediatr Adolesc Gynecol 2016；29：320-325.
3) Cools M, et al：Endocr Rev 2006；27：468-484.

（髙井　泰）

Chapter 2　原発性無月経

Q8　Turner症候群のホルモン補充方法は何歳からどのように行う？

12〜15歳の間に身長が140 cmに達した時点でエストロゲン少量漸増療法を開始する。

　Turner症候群（TS）は，2本のX染色体のうち，1本の全欠失（45,X）または短腕の部分欠失（46,X,del(Xp)）やモザイク（45,X/46,XX など）を有する性染色体異常症であり，頻度は女児2,000〜2,500人に1人程度である。低身長と卵巣機能障害を特徴とするが，欠失する部分の部位や大きさによって，臨床症状は表1[1]のように多様であり，心理・社会面（主として空間認知障害）のサポート，成人期合併症の管理，（卵子提供などによる）妊娠・出産時の母体管理など多面的な診療を要する。

　TSではXおよびY染色体の偽常染色体領域（PAR）にある*SHOX*遺伝子の欠損により低身長をきたし，自然歴での成人身長は平均138 cmである。身長が−2.0SD以下，または年間の成長速度が2年以上−1.5SD以下であり，かつ骨年齢が15歳未満の場合に，小児慢性特定疾病におけるヒト成長ホルモン（GH）治療の助成対象となる。低身長に対するGH治療の目的は，できるだけ早く標準身長に達し，標準的な年齢で思春期を迎え，標準成人身長に達することである。

　卵巣機能障害によってエストロゲン分泌不全を伴う場合，エストロゲンの補充療法が必要である。その目的は，①第2次性徴を発来させる，②内外性器を発育させ，性器出血を起こす，③GHとともに身長を伸ばす，④骨密度を上昇させる，⑤脂質代謝を改善し，肝機能障害を軽減することなどであり，特に骨密度の上昇には10歳代でのエストロゲンが重要と考えられている。その一方，エストロゲンが骨成熟を促進し，骨端線閉鎖によりGHの効果が得られにくくなるジレンマがある。これを克服するためには，低身長を認めたらなるべく早くTSと診断し，小学校入学前からGHを開始し，12〜15歳の間に身長が140 cmに達した

表1　Turner症候群の染色体異常と臨床症状の頻度（%）

臨床症状	45,X	46,X,i(Xq)	46,X,del(Xp)[a]	46,X,del(Xq)[a]
低身長	++	++	+	+；−
原発性無月経	88	91	0〜50	0〜69
続発性無月経	12	9	0〜45	25〜67
翼状頸	49	21	0〜6	0〜3
外反肘	55	42	0〜35	0〜25
心・大血管奇形	17	8	0〜4	0
腎奇形	20	13	0〜6	0

a：欠失の部位と大きさで臨床症状の頻度が異なる。
注：モザイク例では対象臓器に占める染色体異常細胞の比率によって臨床症状が異なる。
〔梶井　正：染色体異常をみつけたらTurner症候群．2016．http://www.cytogen.jp/index/pdf/05-a.pdf より引用〕

表2 エストロゲン分泌不全を伴う場合の処方例

a. 12〜15歳：エストロゲン少量漸増療法

投与時期	〜6か月	7〜12か月	13〜18か月	19〜24か月
エストラーナ®テープ	0.09 mg　隔日	0.18 mg　隔日	0.36 mg　隔日	0.72 mg　隔日
プレマリン®錠（0.625 mg）	1/10 錠　連日	1/4 錠　連日	1/2 錠　連日	1 錠　連日
ジュリナ®錠（ 0.5 mg）	1/4 錠　連日	1/2 錠　連日	1 錠　連日	2 錠　連日

b. 16歳〜：Kaufmann 療法（周期的エストロゲン・プロゲスチン療法）

プレマリン®錠（0.625 mg）　1回1〜2錠　1日1回　10日間　に引き続いて
ソフィア®A またはプラノバール®　1回1錠　1日1回　11日間

時点でエストロゲン少量漸増療法（**表2a**）を開始し，約2年後にKaufmann療法（**表2b**）に移行するスケジュールで150 cm前後の成人身長と月経の確立が期待できる．一方，約10〜20%のTSでは少量ながらエストロゲン分泌がみられるため，エストロゲン少量漸増療法は不要である．しかし，周期的月経発来がみられる症例はまれであるため，Kaufmann療法によって月経を発来させ，骨密度低下や肝機能障害などの予防を図る必要がある．なお，月経が発来しても妊娠は困難であることを適切なタイミングで理解させることも重要であり，海外では卵巣機能が残存しているうちに未受精卵子や卵巣組織を凍結することも検討されている[2]．

文献

1) 梶井　正：染色体異常をみつけたら Turner 症候群. 2016. http://www.cytogen.jp/index/pdf/05-a.pdf.
2) Grynberg M, et al：Fertil Steril 2016；105：13-19.

（髙井　泰）

純型性腺形成異常症の性腺摘出は必要か？

診断確定後早期に性腺摘出術が必要である.

　未分化性腺から胎児精巣が形成されない場合，抗ミュラー管ホルモン(anti-Müllerian hormone：AMH)が分泌されないためにミュラー管が形成され，テストステロンやジヒドロテストステロンが分泌されないために索状性腺が腹腔内にとどまり，完全女性型外性器を呈し，思春期に原発性無月経として気付かれる場合が多い．これを完全型（純型）性腺形成異常症(complete〔pure〕gonadal dysgenesis：CGD)(Swyer症候群)とよぶ．従来の「XY女性」という呼称は推奨されない．胎児精巣が部分的に形成される場合，ミュラー管とウォルフ管の両方が残存し，外性器は様々な程度の男性化障害を生じ，部分型性腺形成異常症(partial gonadal dysgenesis：PGD)とよばれる．

　SRYは未分化な性腺が精巣に分化する際に最も上流で働く遺伝子であり，SRY遺伝子変異がCGDの10〜15%，PGDの約1%で同定される．SF1遺伝子変異では副腎機能低下の合併が知られているが合併しない例のほうが多く，副腎機能低下を認めない46,XY性分化疾患全体の約15%にSF1変異を認めたとの報告もある．そのほかにも多数の遺伝子異常が報告されているが[1,2]，原因遺伝子が同定できているのは50%程度である．

　46,XY性分化疾患(disorders of sex development：DSD)に伴う性腺形成異常症では悪性胚細胞腫瘍が発生するリスクが15〜35%と高いため，原則として予防的性腺切除術を行う[3]．性腺芽腫(gonadoblastoma)は，形成不全性腺における未分化な性腺組織特有に発生する良性胚細胞腫瘍であり，思春期に46,XY DSD性腺形成異常症と診断された時点ですでに発見されることが多い．性腺芽腫から発生する悪性胚細胞腫瘍としては，未分化胚細胞腫(dysgerminoma)，奇形腫(teratoma)，胎児性癌(embryonal carcinoma)，卵黄嚢腫瘍(yolk sac tumor)がある．このうち最も多いのが未分化胚細胞腫であり，悪性胚細胞腫瘍の22〜66%を占め，10歳での診断例も報告されている[4]．このため，手術時期は診断確定後早期であることが望ましいが，患者・家族に手術の必要性を十分説明して理解を得る必要がある．予防的性腺切除術は腹腔鏡下に行われるのが一般的である．**表1**[3]におもな性分化疾患の性腺悪性腫瘍発症リスクとその対策を示す．

　46,XY DSD性腺形成異常症では，女性ホルモンの分泌不全を認めるため，第2次性徴の促進と骨量の蓄積・維持を目的として女性ホルモン補充療法を施行する．12〜15歳の間に身長が140 cmに達した時点でエストロゲン少量漸増療法を開始すれば，エストロゲンによる骨端線の閉鎖は問題にならないと考えられている(**Q8**参照)．投与開始が遅れると，骨量が十分に蓄積できなかったり，乳房の十分な発達が得られなかったりする．本症では機能性子宮を有するため，2年間でKaufmann療法(周期的エストロゲン・プロゲスチン療法)に移行し，50歳まで継続する．特に性腺切除術後には，骨粗鬆症を予防するため必ずホルモン

表1 性分化疾患の性腺悪性腫瘍発症リスク

リスク群	疾患名	発症リスク(%)	推奨される対策	文献数	症例数
高リスク	性腺形成異常症(＋Y)腹腔内	15 〜 35	診断確定時に性腺摘出術	12	＞350
	PAIS 陰嚢外	50	診断確定時に性腺摘出術	2	24
	Frasier	60	診断確定時に性腺摘出術	1	15
	Denys-Drash(＋Y)	40	診断確定時に性腺摘出術	1	5
中間リスク	Turner(＋Y)	12	診断確定時に性腺摘出術	11	43
	17β-HSD 欠損症	28	経過観察	2	7
	性腺形成異常症(＋Y)陰嚢内	不明	生検および放射線？	0	0
	PAIS 陰嚢内	不明	生検および放射線？	0	0
低リスク	CAIS	2	生検＋α？	2	55
	卵精巣性性分化疾患	3	精巣組織切除？	3	426
	Turner	1	なし	11	557
無リスク(？)	5α-還元酵素欠損症	0	未解決	1	3
	Leydig 細胞低形成	0	未解決	1	2

(＋Y)：GBY 領域(*TSPY* 遺伝子を含む) 陽性
PAIS：部分型アンドロゲン不応症
HSD：hydroxysteroid dehydrogenase
CAIS：完全型アンドロゲン不応症
〔Hughes IA, et al：J Pediatr Urol 2006；2：148-162 より引用・改変〕

補充を行う必要がある.

文献

1) 五十嵐麻希, 他：小児内科 2014；46：895-899.
2) 青山幸平, 他：小児内科 2014；46：921-926.
3) Hughes IA, et al：J Pediatr Urol 2006；2：148-162.
4) McCann-Crosby B, et al：Int J Pediatr Endocrinol 2014；2014：4.

(髙井　泰)

Q10 続発性無月経に対するホルモン検査の手順と解釈は？

FSH，LH，17β-エストラジオール（E_2），プロラクチン（PRL），TSH を測定する．TSH に異常があれば，さらに甲状腺ホルモン（freeT$_4$）を測定する．

●ホルモン基礎値を測定する

　続発性無月経は妊娠，産褥，授乳，閉経のような生理的無月経以外で，これまであった月経が 3 か月以上停止した病的な状態をいう[1]．妊娠を否定し，体重の増減，精神的ストレス，過度の運動，内服薬，乳汁分泌，男性化徴候などについて問診する．経腟または経直腸超音波検査を含む婦人科的診察を行い，特に子宮内膜の厚さと卵胞の発育程度を観察する．ホルモン検査としては FSH，LH，E_2，PRL，TSH を測定し，視床下部・下垂体・卵巣のいずれに異常があるのか検討する．

1. 測定時期

　下垂体・卵巣ホルモンの基礎値は卵胞期初期に測定することが原則であるが，無月経の状態では直ちに測定してよい．ただし，エストロゲン・プロゲスチン製剤の投与中またはその終了直後（消退出血を起こさせた直後）では，薬剤のためにゴナドトロピンが抑制されて低値となっているため，本来の内分泌学的状態はわからない．GnRH アゴニスト製剤の投与中も同様である．

　使用している製剤がジュリナ®，プレマリン®，エストラーナ®テープなどである場合は血中濃度が血中エストラジオール（E_2）値に反映される．一方，ルナベル®，ヤーズ®など，低用量ピル・低用量エストロゲン・プロゲスチン製剤（LEP）に含まれる合成エストロゲンであるエチニルエストラジオールは血中のエストロゲン濃度としては検出されないので，E_2 の測定結果は低値となる．これを卵巣機能低下による低エストロゲン状態やエストロゲン補充量の不足と勘違いしないよう，注意が必要である．内因性のホルモンの状態を知るためには，3 週間以上の休薬期間をおいて測定することが望ましい．ただし，LEP を休薬・再開すると，血栓症リスクが高い時期が生じてしまうので，ホルモン値を測定することのメリットと血栓症リスクのデメリットについて患者に説明したうえで行う．

2. ホルモン測定値の解釈

　WHO の排卵障害の分類においては，ホルモン基礎値に従って排卵障害を以下のように分類する[2]．

　・Group 1：視床下部 - 下垂体機能不全　［E_2 低値，LH・FSH 低値］
　・Group 2：視床下部 - 下垂体性機能異常　［E_2 正常範囲，LH・FSH ほぼ正常範囲］
　・Group 3：卵巣機能不全　［E_2 低値，LH・FSH 高値］

3. 原因となるおもな疾患や要因

　Group1 のうち，視床下部性無月経の原因として多いものは体重減少性無月経（**Q12** 参照）であり，神経性食欲不振症（**Q13** 参照）や女性アスリートのエネルギー不足（**Q14** 参照）を含

む．下垂体性無月経の原因としては下垂体の腫瘍やそれに対する手術・放射線などの治療のほか，周産期の大量出血による下垂体の虚血性壊死である Sheehan 症候群がある（**Q15** 参照）．

Group2 は過体重の症例でしばしばみられる．多嚢胞性卵巣症候群（polycystic ovary syndrome：PCOS）は様々な病態の混合である可能性があり，過体重・耐糖能異常・高テストステロン症を伴う症例もあればそうではない症例も存在する．続発性無月経の原因の約 30％ を占める．PCOS については **Q20 ～ 24** 参照．

Group3 の原因は加齢を含め多様であるが，卵巣に障害を与える腫瘍・感染・自己免疫疾患や，化学療法・放射線治療・卵巣手術などがあげられ，このほかに染色体・遺伝子の異常や原因不明の早発卵巣不全がある．

高プロラクチン血症については **Q16 ～ 18** 参照．

4. 負荷試験は必要か？ → 必須ではない

1）ドイツ婦人科学からの伝統として，プロゲステロン試験，エストロゲン・プロゲステロン試験を行い，消退出血の有無によって第1度無月経，第2度無月経，子宮性無月経を診断する方法がある．わが国の多くの成書においていまだに診断フローチャートとしてこの方法が記載されているが，画像診断が発達しホルモン値が直接定量できる現在において診断的意義は低い．ちなみに，血中 E_2 が 28.2 pg/mL 以下の場合に第2度無月経となりやすいとの報告がある．治療すれば消退出血が起こることを実感することによって患者が安心するのであれば行ってもよい．長期の低エストロゲン状態の患者では治療としてホルモン補充療法（hormone replacement therapy：HRT）を行うことがあるが，HRT 治療の目的は通常は骨量減少の防止・更年期症状の治療・脂質代謝の改善や冠動脈疾患の予防などにあり，消退出血そのものが目的ではないことが多い．

2）LH/FSH が低値である場合，GnRH 負荷後の LH・FSH 上昇により視床下部不全型（反応良好），下垂体不全型（反応不良）を判定する方法があるが，視床下部不全型も長期化すると反応性は不良になるので，決定的な所見とはいえない．むしろ体重減少性無月経などでは視床下部不全型と下垂体不全型の鑑別よりも，体重そのものや神経性やせ症（anorexia nervosa）の合併，骨量減少などに注意を払ったほうがよい．

3）TRH 負荷後のプロラクチン上昇をみる方法がある．高プロラクチン血症の項に譲るが，「潜在性高プロラクチン血症」の状態を検出して治療対象とすることは，現在では臨床的に標準的ではないと考えられる．

4）排卵障害・卵巣機能低下が疑われる場合，クロミフェンクエン酸塩やゴナドトロピン製剤（FSH，hMG など）による卵巣刺激を行い，卵胞発育・内膜肥厚・E_2 上昇の有無をみる方法がある．妊孕性につき評価を希望する場合には行ってもよい．妊娠を希望していない場合に治療として漫然と卵巣刺激を行うことは望ましくない．卵巣過剰刺激に注意する必要があり，また，状況によっては適切な避妊が必要である．

文献

1）日本産科婦人科学会（編）：産科婦人科用語集・用語解説集 改訂第3版．2013．

2）WHO Scientific Group：World Health Organization Technical Report Series No.514. http://apps.who.int/iris/bitstream/10665/38216/1/WHO_TRS_514.pdf

（岡垣竜吾）

Chapter 3 続発性無月経

挙児希望のない中枢性無月経をどのように治療する？

身体的・社会的状況に応じたホルモン療法を行う．

●治療に先立って調べること

1. 障害部位
内分泌学的検査の結果を確認し，卵巣機能低下等と鑑別する（**Q10** 参照）．

2. 体重コントロールの必要性
病的な肥満・やせに対しては，無月経の治療よりも体重コントロールそのものが重要な場合がある（**Q12 ～ 14** 参照）．

3. 骨量減少の可能性
低エストロゲン状態は自律神経症状，骨量減少，内性器の萎縮，脂質異常などの原因となる．1 年以上の無月経，摂食障害，エネルギー不足からの疲労骨折のリスクがある症例では，骨量測定を行う（**Q12 ～ 14** 参照）．

4. 異常子宮出血
排卵障害にしばしば異常子宮出血を伴い，鑑別診断および出血のコントロールを要する．また，ホルモン製剤使用中の異常子宮出血に対して薬剤の中止や変更を要することがある．FIGO は 2011 年に子宮異常出血の新しい分類を提唱し（PALM-COEIN），機能性子宮出血の語を使用することをやめ，無排卵に起因する出血には abnormal uterine bleeding caused by ovulation disorder（AUB-O）を用いることを提唱している（**Q40** 参照）[1]．

5. その他の合併疾患の有無や生活習慣
ホルモン剤が慎重投与・禁忌ではないか，喫煙や血栓症の家族歴，片頭痛などの合併症についても問診しておく．

●治療の選択

①体重コントロールやエネルギー量の調節が必要なら行う．

②低エストロゲン状態ではエストロゲンを補充し，子宮が存在する場合には黄体ホルモンを加える．

③本項は「挙児希望のない中枢性無月経」であるが，「積極的な不妊治療はしないが自然の妊娠は期待したい」という場合など，排卵誘発を行うこともありうる．排卵した周期にはエストロゲン・プロゲステロン値上昇も得られ，続いて消退出血が期待されるが，個人により卵巣刺激に対する反応は異なり，十分反応しない周期もありうる．また，卵巣過剰刺激症候群，多胎妊娠，異所性妊娠（正所性異所性同時妊娠を含む）等のリスクが生じるので，卵胞発育のモニタリングなく漫然と卵巣刺激を行うことは推奨されない．

④無月経のため妊娠しにくいという思い込みが望まない妊娠につながる場合もある．無月経でも必要なら避妊させる．排卵を確実に抑制するためにはエチニルエストラジオールを含

有する製剤すなわち低用量ピルを用いる．血栓症のリスクが発生するので，リスク因子評価，説明と同意，血栓症の初期症状に関する注意などが必要である．40歳代では特に血栓症リスクが上昇しており注意を要する．

⑤多嚢胞性卵巣症候群など，WHOの排卵障害の分類Group2の視床下部‐下垂体性機能異常の症例では，ある程度内因性のエストロゲンが分泌されている．血中E_2が約30 pg/mL以上の場合には黄体ホルモン単剤で消退出血が起こる可能性がある．黄体ホルモンはこうした症例で異常子宮出血を止血し，そののちに消退出血を起こさせ，また，子宮内膜増殖を抑制する．

　メドロキシプロゲステロン酢酸エステル（MPA；ヒスロン®，プロベラ®）は強力な黄体ホルモン作用，弱いアンドロゲン作用とグルココルチコイド作用，排卵抑制作用を有し，内膜増殖抑制効果が確実であることから広く用いられてきた．1日2.5〜15 mgを1〜3回に分けて服用する．乳癌や血栓症のリスク増大などの欠点が懸念されるようになり，近年では女性の年齢が高い場合にはMPAの使用を避ける傾向にある．

　ジドロゲステロン（DYD；デュファストン®）はプロゲステロンの立体異性体で，1日5〜15 mgを1〜3回に分けて服用する．子宮内膜を脱落膜化させ着床は障害しない，排卵抑制作用はない，アンドロゲン作用を有さない等，MPAと異なる特性を有す．特に血栓リスクを低くしたい場合や妊娠を希望している女性において使用され，月経困難症，子宮内膜症の保険適用もある．なお，DYDを内服しても基礎体温は上昇しない．

　レボノルゲストレル放出子宮内システム（LNG-IUS；ミレーナ®52 mg）はLNGが子宮内膜およびその周囲の局所に強く作用する製剤である．中枢性無月経の症例においても避妊法として，ホルモン補充における黄体ホルモンとして，あるいは異常子宮出血の止血目的に使いうる．わが国で過多月経が保険適用であるほか，多くの国で「機能性子宮出血」「ホルモン補充療法中の子宮内膜増殖抑制」に対する有用性が示されており，月経困難症に対する効果も期待される．

【補足】

1. Kaufmann療法

　生理的な月経周期に伴う卵巣ステロイドホルモン動態に類似のホルモン環境を，外因性にホルモン剤を投薬することで模倣し治療する方法．1932年にKaufmannが排卵障害の女性に月経を誘発する方法として報告した[2]．原法では月経周期の1日目から15日目に相当する期間に安息香酸エストラジオール投与により子宮内膜を肥厚させ，次いで19日目から23日目までプロゲステロンを投与し終了後に消退出血を期待する．1958年にBoschannが改良し，周期の後半にエストロゲンと合成黄体ホルモン（プロゲスチン）の双方を作用させる投与法となった．現在わが国では主として経口剤による周期的エストロゲン・プロゲスチン投与法のことをKaufmann療法と呼称しており，月経周期の5日目より21日間エストロゲンを投与し，その後半の12日間にプロゲスチンを併用追加する方法などがある．本療法後約2〜7日で消退出血が認められ，その後さらに2〜3周期治療することにより，視床下部‐下垂体・卵巣系のホルモン動態の正常化が期待できる場合がある．Kaufmann療法は血中ホルモン値の測定が困難であった時代に第2度無月経と子宮性無月経の鑑別に用いられたほか，排卵誘発薬がない時代に投与終了時のリバウンド作用による排卵を期待していた．また，ホルモン補充療法の効果も担っていた．現在でも有効な治療法であるが，何の目的で行っているのか，本当にその女性にとって最適な治療選択肢であるかを考える必要がある．

2. Holmstrom 療法

1954 年に Holmstrom が，特に若年女性および周閉経期の女性における，無排卵に伴う子宮異常出血に対する止血法として提唱した，周期的プロゲステロン投与法である[3]．原法では，異常子宮出血のある女性に対して 25 〜 50 mg のプロゲステロンを単回注射する．注射の 4 日後にいったん出血が増量し（消退出血），そののちに止血が期待される．消退出血後は出血開始より 24 日目に再度プロゲステロンを単回注射し，これを繰り返すことにより規則的な出血の発来を期待する．注射の 4 日後よりも出血の開始が前後するようになった場合には排卵が回復している可能性があるので，プロゲステロン投与を中止し，出血から 30 日以内に次の子宮出血がみられた場合に自然排卵が回復していると推定する．また，周閉経期の女性において，50 mg のプロゲステロンによってもその後の出血が起こらなくなれば閉経とみなす．わが国で無月経状態の女性に消退出血を発来させることを主目的とした周期的黄体ホルモン投与法を Holmstrom 療法とよぶ場合があるが，本来は異常子宮出血のコントロールが目的であること，血中ホルモン値の測定が困難な時代に用いられた方法であることに注意したい．

文献

1) Munro MG, et al：Fertil Steril 2011；95：2204-2208.
2) Kaufmann C：Zentralbl Gynakol 1932；56：2058-2061.
3) Holmstrom EG：Am J Obstet Gynecol 1954；68：1321-1329.

（岡垣竜吾）

Q12 体重減少性無月経の治療での留意点は？

身長と体重から重症度を評価し，標準体重の90%以上を目標として体重を増やす．

続発性無月経の12%が体重減少性無月経であり，18歳以下に限れば44%を占める[1]．

● 体重の評価

① BMIを用いた評価：BMI＝体重(kg)/身長(m)^{2}を算出する．BMI 18.5 kg/m^{2}未満を低体重と判断する[2]．重症度は，軽度：BMI 17以上，中等度：BMI 16以上17未満，重度：BMI 15以上16未満，最重度：BMI 15未満と分類される．介入すべきBMI値は明示されていないが，BMI 17未満が目安と思われる．

② 標準体重を用いた評価：標準体重は15歳以上では身長により計算し，15歳未満では実測値により求める．標準体重の75%未満で日常生活に支障が出るとされ，70%未満では運動制限や栄養療法など緊急治療を要する可能性がある．

③ 日本の神経性食欲不振症(神経性やせ症)の診断基準を参照し，疑わしいときは専門医に紹介する(**Q13**参照)．

● 治療の実際

① 体重の回復：標準体重の90%以上を目標として，適正な食事や運動メニューを指導する．自然月経が再開する割合は報告により20〜80%である．

② ホルモン治療：原発性無月経や1年以上にわたる続発性無月経において，長期にエストラジオール(E_2)が低値であると骨量の減少をきたしうる．骨量測定を行うとともに，ホルモン補充療法(hormone replacement therapy：HRT)を行う．栄養障害が存在するとHRT開始後も骨量減少が続くため，カルシウム，活性型ビタミンDを用いる症例もある．HRTには脂質代謝の改善や冠動脈疾患の予防効果もある．

③ 妊娠にかかわる注意：体重減少性無月経では視床下部性排卵障害となり，排卵させるにはゴナドトロピン製剤が必要であるが，軽症例や回復期にはLH分泌が回復している場合もあり，クロミフェンクエン酸塩でも排卵しうる．体重減少性無月経の不妊治療の成功率は高いが栄養障害が解決しないまま妊娠に至ると母児のリスクが高い．

文献

1) 日本産科婦人科学会生殖・内分泌委員会：思春期における続発性無月経の病態と治療に関する小委員会(平成9年度〜10年度検討結果報告) 18歳以下の続発性無月経に関するアンケート調査—第1度無月経と第2度無月経の比較を中心として—．日産婦会誌 1999；51：755-761.
2) Kulkarni P, et al：Int J Prev Med 2014；5：695-702.

(岡垣竜吾)

Chapter 3 続発性無月経

13 神経性食欲不振症（神経性やせ症）は何科で診療すべきか？

摂食障害を専門にしている心療内科，内科，精神科に紹介する．心理士・栄養士の支援も必要である．

●神経性食欲不振症の診断

1. わが国における発生頻度

神経性食欲不振症（anorexia nervosa）は，思春期の女子に好発する，高度の不食とやせを主徴とする疾患である．1981年の報告によれば女子中高生の0.1〜0.2%が神経性食欲不振症に罹患しており[1]，2011年の調査では中学3年生女子の有病率は0.5%に達している．続発性無月経の12%が体重減少性無月経，2.5%が神経性食欲不振症であったと報告されている[2]．

2. 診断基準

わが国の神経性食欲不振症の診断基準を表1，2に示す．基準をすべて満たさなくても「疑診例」となるので注意する．たとえば神経性食欲不振症では食行動の異常（不食，大食，隠れ食い）・極度のやせ願望・病識の欠如がみられるが，診断時にはこれを欠く場合もある．ま

表1 神経性食欲不振症の身体的合併症（神経性食欲不振症のプライマリケアのためのガイドライン 2007）

1. 60/分以下の徐脈
2. 36℃以下の低体温
3. 収縮期血圧 90 mmHg 以下の低血圧
4. 骨量減少，骨粗鬆症
5. 貧血，白血球減少，血小板減少
6. 低ナトリウム血症，低カリウム血症
7. ALT上昇，AST上昇
8. 低血糖　70 mg/dL 以下
9. 歩行困難や起き上がれないなどの運動障害
10. 意識障害

〔2007年厚生労働省難治性疾患克服研究事業「中枢性摂食異常症に関する調査研究班」：神経性食欲不振症のプライマリケアのためのガイドライン hikumano.umin.ac.jp/AN_guideline.pdf より引用〕

表2 神経性食欲不振症の診断基準（厚生労働省特定疾患・神経性食欲不振症調査研究班　平成元年）

1. 標準体重の−20%以上のやせ
2. 食行動の異常（不食，大食，隠れ食いなど）
3. 体重や体型についての歪んだ認識（体重増加に対する極端な恐怖など）
4. 発症年齢 30歳以下
5. （女性ならば）無月経
6. やせの原因と考えられる器質性疾患がない

1〜3は既往歴を含む
6項目すべてを満たさないものは疑診例として経過観察とする

〔2007年厚生労働省難治性疾患克服研究事業「中枢性摂食異常症に関する調査研究班」：神経性食欲不振症のプライマリケアのためのガイドライン hikumano.umin.ac.jp/AN_guideline.pdf より引用〕

た，近年では低用量ピルなどホルモン剤の内服により周期的出血を有する場合も多く，米国精神医学会の診断基準(DSM-5)では，無月経の項目が除かれている．

●神経性食欲不振症を疑ったときの対応

1. 精神科疾患としての背景

摂食障害を専門にしている心療内科，内科，精神科医に紹介すべき第一の理由は，死亡率の高さである．わが国において神経性食欲不振症患者の6〜20%が栄養失調，不整脈，自殺などにより死亡しており，生命にかかわる疾患と認識すべきである[3]．重症例では救命のために緊急入院のうえ，運動制限や栄養療法(高カロリー輸液など)が必要である．

また，対人関係の問題，異常行動，薬物依存など，随伴する問題に対し専門的対応が必要であり，婦人科のみで治療することは困難なことが多い．

2. 婦人科的対応

神経性食欲不振症のほとんどが視床下部性無月経となるが，卵巣刺激を行ったときの妊娠率は高い．治療介入により，または体重の回復期に自然に妊娠する可能性があり，妊娠しにくいという思い込みは危険なことがある．神経性食欲不振症の患者では計画外の妊娠や人工妊娠中絶が多いことが報告されており，その原因として衝動的行動・性的逸脱があるのではないかと推察されている．したがって，月経異常があっても，妊娠を望まないときは避妊が必要である．妊娠が判明し継続する場合には，胎児発育不全，低出生体重児，早産，器械分娩や帝王切開となる率の上昇など，母児の様々なリスクが報告されており，心療内科医・精神科医・心理士・栄養士などの専門職のサポートが必要である．

文献

1) 末松弘行，他：神経性食欲不振症の第二次全国調査，疫学的データの最終報告．厚生省特定疾患神経性食欲不振症調査研究班昭和63年度研究報告書，厚生省，1991；pp19-25.
2) 堂地　勉，他：新女性医学体系13 排卵障害．中山書店，2000；pp84-92.
3) 2007年厚生労働省難治性疾患克服研究事業「中枢性摂食異常症に関する調査研究班」：神経性食欲不振症のプライマリケアのためのガイドライン hikumano.umin.ac.jp/AN_guideline.pdf

(岡垣竜吾)

Q14 女性アスリートの3主徴とは？

エネルギー不足，無月経，骨粗鬆症の3つをいう．

●女性アスリートの健康問題

1. FAT が提唱された経緯

「競技会に参加するもの」（アスリート）には特有の健康問題が存在する．1997年に米国スポーツ医学会（American College of Sports Medicine：ACSM）は，摂食障害，無月経，骨粗鬆症を「女性アスリートの3主徴」（Female Athlete Triad：FAT）とよんだ（2007年に摂食障害を「摂食障害の有無によらないエネルギー不足」と変更)[1]．FATは特に新体操，陸上長距離走等の低体重が有利と考えられる競技において多く認められる．

2. FAT が生じる機序

運動消費エネルギー量が摂取エネルギー量を上回ることが続くと，LHの周期的な分泌が消失し無月経となる．長期間（1年以上など）の無月経に伴う低エストロゲン状態に慢性的なエネルギー不足が加わり骨量減少・骨粗鬆症となる（図1）．思春期に正常な骨密度の増加が得られないと，20歳前後に迎えるはずの骨密度のピークが十分に形成されない．さらに過度なトレーニングによる骨への負荷が加わり疲労骨折が生じる．わが国において全国大会レベルの女性アスリートの約2割が疲労骨折を経験している[2]．

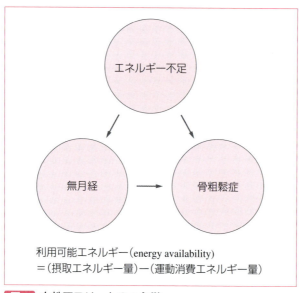

図1 女性アスリートの3主徴
〔Otis CL, et al：Med Sci Sports Exerc 1997；29：1-4 より引用〕

● FAT の治療

　一般産婦人科医が正確なエネルギー量の計算を行うことは困難であるが，BMI 17.5 kg/m^2 以下，または思春期で標準体重の 85% 未満のやせがあるときにはエネルギー不足を疑い，骨密度の測定を行う．骨量減少を認めたとき，ホルモン補充療法のみでは改善効果が低い．摂取エネルギー量を増やすか，運動消費エネルギー量を減らすことが治療となるが，競技上不利に働くと捉えられることも多く，本人や指導者の抵抗が予想される．ACSM のような団体による指針や強制力をもった措置(無月経や体重減少が著しい場合に競技への参加を認めない，等)が必要とされている．

文献

1) Otis CL, et al：Med Sci Sports Exerc 1997；29：1-4.
2) 能瀬さやか，他：日臨スポーツ医会誌 2014；22：67-74.

(岡垣竜吾)

Chapter 3 続発性無月経

Sheehan 症候群はどのように治療する？

障害されているホルモンを診断し，その補充を行う．急性期の低血糖・低 Na 血症には特に注意する．

　Sheehan 症候群は産科大量出血を機に下垂体血流が低下し虚血性壊死から不可逆的に汎下垂体機能低下となる疾患である．

● 重症度と分泌障害の程度

　Sheehan 症候群でみられる異常の頻度は ACTH 89％，TSH 82％，LH/FSH 77％，GH 68％，PRL 57％，ADH 7％ という[1]．軽症から重症になるにつれて，この順に障害を受けやすい．TSH・ACTH の分泌低下を伴う場合には，急性の甲状腺機能低下/副腎機能低下をきたす．LH・FSH の障害では中枢性無月経となり，PRL の障害では乳汁分泌不全となる．

● 評価法

①血糖，電解質，尿浸透圧を測定する．
②下垂体ホルモン（ACTH，TSH，LH，FSH，GH，PRL，ADH）およびその下流に位置するコルチゾール，freeT$_4$，E$_2$，プロゲステロンを測定する．
③負荷試験の施行とその解釈については，専門家に依頼したほうがよい．
　・CRH 負荷試験：コルチゾール・ACTH の上昇をみる
　・TRH 負荷試験：TSH・PRL の上昇をみる
　・LHRH 負荷試験：LH・FSH の上昇をみる
　・インスリン低血糖試験：血糖，コルチゾール，GH，ACTH の変化をみる

● 重症例への急性期治療

　急性期には，直ちに低血糖・低 Na 血症の補正（水分制限を含む）を行う．Sheehan 症候群のうち低 Na 血症が契機となり診断されるのは 5 〜 22％ と報告されている[2]．糖質コルチコイドの補充（コートリル®内服など）により低 Na 血症は速やかに改善する．甲状腺ホルモンの補充は，副腎皮質不全を招くおそれがあるので，これよりもあとに開始される（チラーヂン®S 内服など）．

　Sheehan 症候群の確定診断までの期間は 1 〜 240 か月との報告があり，早期診断は困難なことも多い．一方で，急性型では診断の遅れが生命の危険につながることもありうるので，まず Sheehan 症候群を疑うことが最も大切である．産科大量出血に遭遇したときにはその後の「頭痛，乳汁分泌不全，低血糖，低 Na 血症」には要注意である．

● 文献

1) 加藤　譲：厚生労働科学研究費助成金難治性疾患克服研究事業 間脳下垂体機能障害に関する調査研究班平成 13 年度総括・分担報告書．2002．
2) Bunch TJ, et al：Gynecol Endocrinol 2002；16：419-423．

（岡垣竜吾）

Q16 Chiari-Frommel 症候群や Argonz-del Castillo 症候群はどのように治療する？

A Chiari-Frommel 症候群や Argonz-del Castillo 症候群等の視床下部機能障害が原因となる機能性高プロラクチン血症に対しては薬物療法が基本であり，プロラクチンを低下させる作用をもつドパミンアゴニスト療法が中心となる．

●病態

　高プロラクチン（prolactin：PRL）血症の頻度は一般に 0.4％ とされ，無月経と乳汁漏出を呈する患者の約 3 分の 2 は高 PRL 血症である[1]．高 PRL 血症はその原因によって治療法が異なるため，原因となる疾患を正確に診断し（図1），その病態を把握することが適切な治療につながる．

　機能性高 PRL 血症とは，ストレスや様々な原因によって視床下部からのホルモンバラン

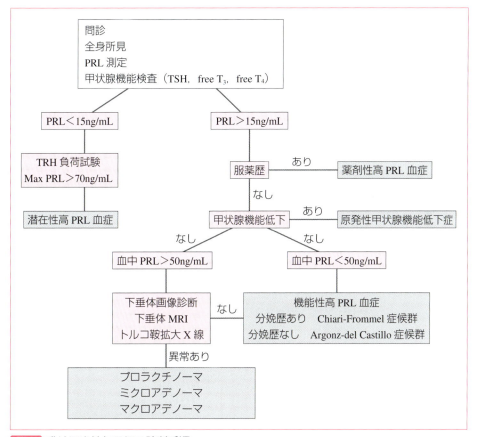

図1 乳汁漏出性無月経の診断手順
〔日本産科婦人科学会：産婦人科研修の必修知識 2016．2016；p415 より引用〕

スが崩れて結果的に下垂体からの PRL 分泌異常をきたすものをいう．視床下部からのドパミン分泌により下垂体における PRL 分泌は抑制されるが，この調節が機能しない場合に高 PRL 血症となる．Chiari-Frommel 症候群とは，妊娠・分娩後にも無月経と乳汁分泌が持続するものであり，高 PRL 血症の 12.8% である．また，Argonz-del Castillo 症候群は，妊娠の既往がないにもかかわらず高 PRL 血症が持続するものであり，高 PRL 血症の 17.8% であり，両者を合わせると約 30% にものぼる（**表 1**）[2]．

　一方，月経異常があり乳汁漏出のない女性の高 PRL 血症の頻度は約 15% であり，月経異常がなく乳汁漏出のみを呈する女性の 50% は PRL 値が正常である．乳汁漏出を有する女性の約 3 分の 1 は正常月経周期をもつ[1]．したがって，Chiari-Frommel 症候群や Argonz-del Castillo 症候群のうちおもな治療対象は，高 PRL 血症に起因する月経異常を伴う不妊症や長年の卵巣機能不全を呈する症例などである．正常月経周期と容認できる程度の乳漏症を有する閉経前女性や，容認できる程度の乳漏症を呈する特発性高 PRL 血症については再評価ののち，積極的治療は行わない．しかし，定期的な経過観察は必要である．

🔴治療

　ドパミンアゴニスト製剤には，ブロモクリプチン（パーロデル®），テルグリド（テルロン®），カベルゴリン（カバサール®）がある．当初用いられていたブロモクリプチンは，服用開始時に副作用として嘔気・嘔吐，めまいや気分不良などが出現するのが難点であるため，食事中または食直後に 1.5 〜 2.5 mg/日から開始し，PRL が正常化するまで維持または増量（5.0 〜 7.5 mg/日）する．テルグリドは下垂体 D2 受容体に親和性が高く作動薬としての効果をもち，一方で中枢のドパミン神経系のシナプス後 D2 受容体には部分作動薬として作用するため，嘔吐などの消化器症状が軽度となった．本剤は 0.5 mg/日より開始し，適宜増量（0.5 〜 1.0 mg/日）する．その後開発されたカベルゴリンは半減期が約 65 時間[2]であり，持続的に作用し，効果も強いため週 1 回の投与で治療が可能となった．まず，0.25 mg から開始し，有効量まで 2 週間以上の間隔で 1 回量 0.25 mg ずつ増量（0.25 〜 0.75 mg/週）する．

　ドパミンアゴニスト製剤の単独投与による排卵率は約 85%，妊娠率は約 40 〜 50% である[3]．一方，ドパミンアゴニスト製剤による催奇形性は報告されていないが，妊娠が確認されれば原則として投与を中止する．乳汁分泌も抑制するため，授乳を望む患者では投与再開

表 1 高プロラクチン血症の原因疾患と頻度

原因疾患	頻度(%)
プロラクチノーマ	34.3
機能性	
Chiari-Frommel 症候群	12.8
Argonz-del Castillo 症候群	17.8
間脳腫瘍	2.6
薬剤服用の副作用	8.6
原発性甲状腺機能低下症	5.2
アクロメガリーに伴うもの	4.0
その他	14.7
合計	100

〔日本産科婦人科学会：産婦人科研修の必修知識 2016．2016；p413 より引用〕

を遅らせることも必要となる．

【処方例】

●下記のいずれかを用いる

・パーロデル®錠（2.5 mg）1回1錠　1日1回　夕食後
　効果をみながら有効量まで 5.0 〜 7.5 mg/日（1日2〜3回）に増量する

・テルロン®錠（0.5 mg）1回1錠　1日1〜2回　朝夕食後

・カバサール®錠（0.25 mg）1回1錠　週1回　就寝前
　効果をみながら有効量まで2週間以上の間隔で1回量 0.25 mg/週ずつ増量し，上限は 1.0 mg
　とする

文献

1) 日本産科婦人科学会，他（編）：産婦人科診療ガイドライン—婦人科外来編 2014．2014；pp125-130.
2) 日本産科婦人科学会：産婦人科研修の必修知識 2016．2016；pp412-416.
3) 日本生殖医学会（編）：生殖医療の必修知識．杏林舎，2014；pp171-174.

（河野康志，楢原久司）

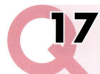

Q17 Forbes-Albright症候群に手術は必要か？

下垂体腺腫の外科的治療の対象は，マクロアデノーマ全例とミクロアデノーマの一部，神経障害を有する下垂体腺腫などである．ミクロアデノーマを有する閉経後女性の場合は再評価ののち，積極的治療は行わない．しかし，経過観察は必要である．

Forbes-Albright症候群とは，下垂体腺腫からプロラクチン（prolactin：PRL）の過剰な分泌をきたすものをいう．

●診断

腫瘍径が10 mm以上のマクロアデノーマ（マクロプロラクチノーマ）と10 mm未満のミクロアデノーマ（マイクロプロラクチノーマ）に分類され，下垂体腫瘍病巣の状態や患者背景によりドパミンアゴニスト療法と手術療法が適宜選択される．

●治療

ミクロアデノーマのうち妊娠を希望する症例では，ドパミンアゴニスト製剤による治療法が第一選択となることが多く，生殖機能としては87%に排卵が回復し，62%で妊娠の成立がみられる[1]．下垂体腺腫は良性疾患であり薬物療法で良好な成績が得られ，腫瘍の縮小効果もみとめられており[2]，自然消失もみられる[1]．また，ミクロアデノーマは妊娠中においては腫瘍の増大による合併症はほとんどみられないが[3]，約25%の症例では妊娠中に増加するエストロゲンにより腫瘍が増大することから，視神経の圧迫や頭蓋内圧亢進症状が出現することも念頭におく必要がある[4]．妊娠を希望しない場合，経過観察により下垂体腺腫の増大が5〜10%にみとめられるため[5]，定期的な血中PRL値の測定やMRI等による画像検査を用いた腫瘍径の増大の有無について経過観察が必要である．治療には通常，ドパミンアゴニスト療法が行われる．

また，経過中に下垂体腺腫が退縮する現象も観察されており，一定期間の薬剤治療後に休薬してもミクロアデノーマの25.8%，マクロアデノーマの15.9%ではPRL値は再上昇しないとされる．この現象は妊娠出産後，閉経後，または無治療経過中においても観察されている[1]．

一方で，手術を選択するのは根治を強く希望する場合に限られる．手術療法の利点は一度の治療で完治可能であり，また，完治できなくても術後の薬物療法においてドパミンアゴニスト製剤の投与量を減らすことができることにある．手術の方法には開頭法と経鼻的手術である経蝶形骨洞的下垂体腺腫摘除術（Hardy手術）があり，基本的には後者が行われる．

ミクロアデノーマに対するHardy手術施行後の生殖機能においては，排卵率50%，妊娠率43%と薬物療法と比較して低率であり，血中PRL値が正常化したあとの患者のうち50%が再発する．マクロアデノーマは，術後の短期的な血中PRL値の正常化率は約50%，排卵率，妊娠率も約30%とさらに低率である．手術によって完全に摘出できず，術後に高PRL

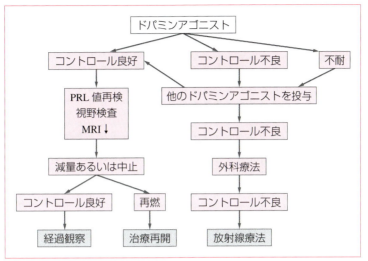

図1 プロラクチノーマの治療アルゴリズム
〔日本産科婦人科学会，日本産婦人科医会（編）：産婦人科診療ガイドライン—婦人科外来編2014．2014；pp128-130より引用〕

血症が持続する患者にドパミンアゴニストを投与すると，排卵率および妊娠率は約60％となる[1]．これらの結果から最近ではサイズにかかわらずドパミンアゴニスト製剤による薬物療法を第一選択とする考えが中心となっている（**図1**）[6]．

　下垂体腺腫が大きく進展している場合，手術による腫瘍の摘出が不十分な場合があり，腫瘍の増殖抑制とホルモン分泌過剰の抑制の目的で，術後に放射線治療が追加治療として行われてきた．しかし，効果発現までに時間がかかることや下垂体ホルモンの低下や間脳下垂体機能低下，知能・記憶障害，視機能障害など，長期的に重篤な副作用をきたす可能性があった．最近では腫瘍の縮小のため定位放射線治療であるガンマナイフが用いられることがある．治療期間が短く，残存腫瘍や再発腫瘍，さらには高齢者や全身合併症のため安全な手術が困難な場合にはよい適応となる．しかしながら，治療後の生殖機能に関しての成績は明らかではないため，最初から勧められる方法ではない[7]．

文献

1) 日本生殖医学会（編）：生殖医療の必修知識．杏林舎，2014；pp171-174．
2) 青野敏博：医事新報 1993；3587：23．
3) 栃木明人：臨床エビデンス婦人科学．メジカルビュー社，2003；pp242-245．
4) Molitch ME：Reproductive Endocrinology．Elsevier Science，2004；pp93-123．
5) Vance M, et al：Ann Intern Med 1984；100：78-91．
6) 日本産科婦人科学会，他（編）：産婦人科診療ガイドライン—婦人科外来編2014．2014；pp128-130．
7) 河野康志，他：基礎からわかる女性内分泌．診断と治療社，2016；pp150-152．

（河野康志，楢原久司）

Q18 高プロラクチン血症をきたす薬剤にはどのようなものがある？

薬剤性高プロラクチン血症の原因となる薬剤は抗精神病薬や胃腸薬などであり，なかでも抗ドパミン薬であるスルピリドによるものが多い．

　プロラクチン（prolactin：PRL）は生理的には授乳中，睡眠時，ストレスおよびエストロゲン投与後で上昇することが知られている．PRLの分泌を制御するおもなものは視床下部の弓状核や視床下部室傍核から分泌され，抑制作用をもつドパミンである．ドパミンは神経終末から放出され，下垂体門脈を通り下垂体に送られる．これにより，ドパミンは下垂体に到達し，lactotorophのドパミンD2受容体に結合することによりPRLの分泌を抑制する．ドパミンの作用を抑制する薬剤を服用することで，PRLが分泌過剰となり乳汁漏出や排卵障害による月経不順などの症状が現れる．

　薬剤性高PRL血症の頻度は高PRL血症全体の8.6%にみられることが知られている[1]．まず問診により乳汁分泌などの自覚症状，既往歴，服薬歴や月経の状態などを確認する．前述のように，薬剤のなかにはドパミンの作用を抑える働きのあるものがあり（表1）[2]，特に抗精神病薬に共通する薬理学的機序はドパミンD2受容体遮断作用をもつため，服用によりPRLが高値となる．

　薬剤が中枢神経系で作用を発揮するためには血液脳関門（blood brain barrier：BBB）を通過する必要がある．下垂体はBBBの外側に存在するため，BBBの通過性の低さが高PRL血症の発症しやすさと関連があることが報告されている[3]．原因となる薬剤は第一世代の抗精

表1 高プロラクチン血症を起こす薬剤

1. ドパミン合成を抑制	降圧薬	レセルピン（アポプロン®） α-メチルドパ（アルドメット®）
2. ドパミン受容体拮抗薬	1. 向精神病薬	1）フェノチアジン系 　①クロルプロマジン（コントミン®） 　②ペルフェナジン（トリラホン®） 2）ブチロフェノン系 　ハロペリドール（セレネース®） 3）三環系抗うつ薬 　イミプラミン（トフラニール®）
	2. 胃腸薬	スルピリド（ドグマチール®） メトクロプラミド（プリンペラン®）
3. H_2受容体拮抗薬	胃腸薬	シメチジン（タガメット®） ファモチジン（ガスター®）
4. 下垂体への直接作用		エストロゲン 経口避妊薬
5. 作用機序不明	カルシウム拮抗薬	ベラパミル（ワソラン®）

〔甲斐由布子，他：産と婦 2016；82suppl：294-297 より引用〕

表2 高プロラクチン血症に関連する精神科系薬剤

●抗精神病薬

第一世代抗精神病薬	ハロペリドール	＋＋＋
	クロルプロマジン	＋＋
第二世代抗精神病薬	リスペリドン	＋＋＋
	クエチアピン	＋
	オランザピン	＋＋
	ペロスピロン*	＋＋＋→＋／－
	ブロナンセリン	＋＋
	アリピプラゾール	－
	クロザピン	＋

●抗うつ薬

SSRI	セルトラリン，パロキセチンなど	＋／－
三環系抗うつ薬	アモキサピン，アミトリプチリンなど	＋／－
その他	スルピリド	＋＋＋

＋＋＋：高度上昇，　＋＋：中程度上昇，　＋：軽度上昇，　＋／－：わずかな上昇，　－：低下，
＊：短期的に上昇するが早期に低下する
〔岸本泰士郎，他：HORM FRONT GYNECOL 2011；18：313-318 より引用〕

神病薬や胃腸薬など様々であり，第二世代の抗精神病薬は第一世代と比較して錐体外路症状が生じにくい特徴がある．PRL 分泌に与える影響は薬剤によって異なり，BBB の通過性，ドパミン D2 受容体への親和性，受容体の活性や薬剤の半減期などの相違があるものと考えられている[4]．抗ドパミン薬であるスルピリドは中枢神経薬以外に抗潰瘍薬としての適応もあるため，注意を要する．本剤は BBB を通過しにくいため高 PRL 血症を引き起こすと考えられている[4]．

　抗うつ薬のなかでも選択的セロトニン再取り込み阻害薬（selective serotonin reuptake inhibitors：SSRI）はシナプス間隙のセロトニンの取り込みを阻害し作用を発揮する．セロトニンは PRL に対して放出因子として作用すると考えられるが，実際には正常値を若干上回る程度の上昇に留まるとされている．三環系抗うつ薬やセロトニン・ノルアドレナリン再取り込み阻害薬（serotonin norepinephrine reuptake inhibitors：SNRI）等の抗うつ薬も SSRI と同様にセロトニンの再取り込みを阻害するため，セロトニンを介した PRL 上昇作用は起こりうる副作用であるが，抗 PRL 血症を発症したとする報告は非常に少ない（**表2**）[4]．

　治療としては，原則的に薬剤を休薬あるいは変更する．しかしながら，服用している薬物の主作用が高 PRL 血症などの副作用を上回る場合には原疾患の治療が優先されるかどうか検討が必要となる[1]．

文献

1）日本産科婦人科学会：産婦人科研修の必修知識 2016．2016；pp412-416．
2）甲斐由布子，他：産と婦 2016；82suppl：294-297．
3）Arakawa R，et al：J Clin Psychiatry 2010；71：1131-1137．
4）岸本泰士郎，他：HORM FRONT GYNECOL 2011；18：313-318．

（河野康志，楢原久司）

Q19 甲状腺機能異常ではなぜ月経異常をきたすのか？

A 甲状腺ホルモンは血中ステロイドホルモン結合グロブリン(SHBG)産生調節やステロイドホルモンの代謝クリアランスに関与する．甲状腺ホルモンの増減によりSHBGは変動し，代謝クリアランスの変化が遊離したテストステロンやエストラジオールのバランスに影響するため，下垂体‐卵巣系の内分泌動態に変化をもたらす．その結果，ゴナドトロピン放出ホルモン(GnRH)の分泌異常を引き起こし排卵障害となり，月経異常をきたすと考えられている．

甲状腺ホルモンは甲状腺から分泌されるアミノ酸誘導体のホルモンであり，全身の細胞に作用してエネルギー代謝を調節する作用がある．トリヨードサイロニン(T_3)とサイロキシン(T_4)の2種類が甲状腺ホルモンとして知られ，それらの違いは，ホルモン1分子中のヨードの数による．ホルモンとしての生理活性はT_3のほうが強いが，血中を循環する甲状腺ホルモンのほとんどはT_4である．これらのホルモンの分泌が増加すると甲状腺機能亢進症となり，減少すると甲状腺機能低下症となる．

甲状腺ホルモンの分泌量は，下垂体前葉から分泌される甲状腺刺激ホルモン(TSH)により調節を受ける．甲状腺刺激ホルモンの分泌量は，視床下部から放出される甲状腺刺激ホルモン放出ホルモン(TRH)によって調節されている．

生殖年齢にある女性が甲状腺機能低下症もしくは亢進症に罹患すると，月経異常，流産のリスクの増加ならびに出産した児の長期的な健康への影響などが指摘されている[1]．卵巣も甲状腺ホルモンの影響を受ける臓器の1つであり，生理的濃度の甲状腺ホルモンは，卵胞刺激ホルモン(FSH)存在下で培養顆粒膜細胞を分化型に特徴的な類円形細胞へと変化させ，黄体化ホルモン(LH)/ヒト絨毛性ゴナドトロピン(hCG)結合能ならびに内分泌機能を高める[2]．顆粒膜細胞では生理的至適濃度の甲状腺ホルモンとFSHの協調作用が重要である．そのため，甲状腺機能異常を伴った挙児を希望する症例では，不妊治療，特に生殖補助医療(assisted reproductive technology：ART)を計画する場合には，治療により甲状腺機能を正常にする必要がある．

● 甲状腺機能低下症

生殖年齢にある女性のうち甲状腺機能低下症の頻度は2～4％と報告されている[3)4)]．甲状腺機能低下症における月経異常は68％の女性に起こり，甲状腺機能の正常な女性の12％と比較して頻度は高い．また，甲状腺機能低下症の12％は無月経を呈する．月経異常の重症度に応じて血中TSH値は高く，重症の甲状腺機能低下症は排卵障害と関連している[5]．甲状腺機能低下症では視床下部からのTRH分泌が増加する．TRHはプロラクチン(PRL)分泌の促進因子でもあるため，高PRL血症を併発する．高PRL血症による月経異常は，視床下部のドパミンニューロンに作用して，ドパミン代謝回転を亢進させ，ゴナドトロピン放出ホルモン(GnRH)分泌を抑制していると考えられる．したがって，甲状腺機能低下症の排卵

障害では LH の反応の遅れと黄体機能不全がみられる[5].

　甲状腺ホルモンの低下により血中ステロイドホルモン結合グロブリン（SHBG）の低下が起こり，総エストラジオール量は低下する．一方で，遊離したテストステロンやエストラジオールは増加することになる．エストロンやアンドロステンジオンの代謝クリアランスも低下することから，エストロゲン代謝も変化する．このような状況が下垂体 - 卵巣系の内分泌機能に変化をもたらすと考えられており，結果として GnRH の分泌異常をきたし，排卵障害となる[6].血中 TSH 値は体外受精・胚移植における妊娠結果の予測因子であり，受精障害のある女性では TSH 値が高いことが示されている[7].

　体重減少性無月経患者はしばしば甲状腺機能低下症を合併する．甲状腺そのものの機能低下に加えて，末梢における T_4 から T_3 への変換が障害される．治療により LH 基礎分泌の上昇とともに，GnRH 負荷試験に対する反応に改善がみられる．体重減少性無月経の患者の排卵誘発に際して甲状腺機能低下が認められる場合には血中甲状腺ホルモンレベルを正常化することが重要である．

　ホルモン環境の変化とは別に，第Ⅶ因子，第Ⅷ因子，第Ⅸ因子および第ⅩⅠ因子等が低下し凝固因子の産生が変化することによる月経の異常，すなわち過多月経をきたすことも示唆されている．

●甲状腺機能亢進症

　甲状腺機能亢進症では甲状腺ホルモンの分泌が増加し，過剰な甲状腺ホルモンは様々な臓器に影響を及ぼす．甲状腺機能亢進症の女性のうち 65% が月経異常を呈すると報告されている[8].

　甲状腺ホルモンの増加により，血中の SHBG は増加し，正常と比較して 2 ～ 3 倍のエストラジオールが結合し，遊離エストラジオールは正常下限を推移する[1].また，アンドロゲンからエストロゲンの変換が亢進する．ゴナドトロピンの GnRH への反応が増加することで，ゴナドトロピンの分泌はしばしば増加する傾向がみられ，LH 基礎値は増加するが，LH サージの急激な上昇はみられないことから，排卵障害を呈する．経血量は減少するが，それは第Ⅷ因子の産生の変化に関連している．

文献

1) Krassas GE：Fertil Steril 2000；74：1063-1070.
2) Maruo T，et al：Endocrinology 1987；121：1233-1241.
3) Wang C，et al：Endocrinol Metab Clin North Am 1997；26：189-218.
4) Bjoro T，et al：Eur J Endocrinol 2000；143：639-647.
5) Poppe K，et al：Clin Endocrinol（Oxf）2007；66：309-321.
6) Poppe K，et al：Best Pract Res Clin Endocrinol Metab 2004；18：153-165.
7) Cramer DW，et al：J Assist Reprod Genet 2003；20：210-215.
8) Joshi JV，et al：J Postgraduate Med 1993；39：137-141.

（河野康志，楢原久司）

Q20 PCOSと耐糖能異常の関係は？

A PCOSの病態にインスリン抵抗性が関与しており，PCOSは2型糖尿病のリスクファクターである．PCOS患者ではインスリン抵抗性を検査しておくことが望ましく，簡便なHOMA-IR指数（空腹時血清インスリン値×空腹時血糖÷405）がよく用いられる．

● PCOSの病態と診断基準

1. PCOSの主症状

多嚢胞性卵巣症候群（polycystic ovary syndrome：PCOS）は，生殖年齢女性に比較的高頻度にみられる疾患であり，排卵障害に起因する不妊症の原因となるだけでなく生殖年齢を超える長期間にわたり女性の健康に影響を及ぼしうる疾患である．PCOSにみられる症状・徴候のうちおもなものは，高アンドロゲン血症，卵巣の多嚢胞性変化，希発排卵・無排卵，インスリン抵抗性，2型糖尿病，心血管疾患などであり，妊娠に際しては妊娠糖尿病などいくつかの産科合併症のリスクも増加することが知られている（**Q24** 参照）．

2. PCOSの診断基準

わが国においては，PCOSの診断基準が2007年に改定されている（**表1**）[1]．また国際的にもいくつかの異なる診断基準が存在するが，わが国の診断基準を含め，PCOSの3主徴であ

表1 わが国における多嚢胞性卵巣症候群の新しい診断基準

多嚢胞性卵巣症候群の新診断基準 （日本産科婦人科学会 生殖・内分泌委員会，2007）

以下の1～3のすべてを満たす場合を多嚢胞性卵巣症候群とする
  1. 月経異常
  2. 多嚢胞卵巣
  3. 血中男性ホルモン高値
      または
     LH基礎値高値かつFSH基礎値正常

注1）月経異常は，無月経，希発月経，無排卵周期症のいずれかとする．
注2）多嚢胞卵巣は，超音波断層検査で両側卵巣に多数の小卵胞がみられ，少なくとも一方の卵巣で2～9 mmの小卵胞が10個以上存在するものとする．
注3）内分泌検査は，排卵誘発薬や女性ホルモン薬を投与していない時期に，1cm以上の卵胞が存在しないことを確認の上で行う．また，月経または消退出血から10日目までの時期は高LHの検出率が低いことに留意する．
注4）男性ホルモン高値は，テストステロン，遊離テストステロンまたはアンドロステンジオンのいずれかを用い，各測定系の正常範囲上限を超えるものとする．
注5）LH高値の判定は，スパック-Sによる測定の場合はLH≧7 mIU/mL（正常女性の平均値＋1×標準偏差）かつLH≧FSHとし，肥満例（BMI≧25）ではLH≧FSHのみでも可とする．その他の測定系による場合は，スパック-Sとの相関を考慮して判定する．
注6）クッシング症候群，副腎酵素異常，体重減少性無月経の回復期など，本症候群と類似の病態を示すものを除外する．

〔水沼英樹，他：日産婦会誌 2007；59：1145-1146 より引用〕

表2	PCOS 診断基準の比較		
	日産婦 2007[1]	ESHRE/ASRM2003[2]	AE-PCOS2006[3]
クライテリア	月経異常 （無月経，希発月経， 無排卵周期症のいずれか）	無排卵 もしくは 希発排卵	高アンドロゲン血症 もしくは 血中アンドロゲン高値
	多嚢胞卵巣	多嚢胞卵巣	希発/無排卵 または 多嚢胞卵巣
	血中男性ホルモン高値 または LH 基礎値高値かつ FSH 基礎値正常	高アンドロゲン血症 もしくは 血中アンドロゲン高値	
	上記 3 項目のすべてを 満たす	上記 3 項目のいずれか 2 項目を満たす	上記 2 項目を満たす
	いずれもクッシング症候群，副腎酵素異常など 二次性に類似の病態を示す疾患を除外		

〔水沼英樹，他：日産婦会誌 2007；59：1145-1146，Rotterdam ESHRE/ASRM-Sponsored PCOS Consensus Workshop Group：Fertil Steril 2004；81：19-25，Azziz R，et al：J Clin Endocrinol Metab 2006；91：4237-4245 より引用〕

表3	PCOS の亜分類			
	Phenotype A	Phenotype B	Phenotype C	Phenotype D
高アンドロゲン血症	+	+	+	−
排卵異常	+	+	−	+
多嚢胞卵巣	+	−	+	+

〔National Institutes of Health：2012；https://prevention.nih.gov/docs/programs/pcos/FinalReport.pdf より引用〕

る高アンドロゲン血症，月経異常（希発排卵・無排卵），卵巣の多嚢胞性変化の選択のされ方によって異なるものになっている（**表2**）[1)~3)]．最近では，3 主徴のうちどの症状・所見がみられるかによって，4 種類の表現型に分類する方法が提唱されている（**表3**）[4]．

● PCOS とインスリン抵抗性

1. 高インスリン状態の及ぼす影響

PCOS の病因・病態は完全には解明されておらず，現在ではヘテロな病態から構成される疾患群であると考えられている．高アンドロゲン血症が，卵巣の多嚢胞性変化や排卵障害等に中心的に関与していることは疑いようがないが，近年ではインスリン抵抗性が高アンドロゲン血症と協調的に，あるいは高アンドロゲン状態を修飾して PCOS の病態に深く関与していると考えられている（**図1**）．

2. インスリン抵抗性の診断

PCOS 患者の 50 〜 80% にインスリン抵抗性がみとめられると報告されている．2 型糖尿病発症リスクの推定のためにも，PCOS 患者では，インスリン抵抗性を検査しておくことが必要である．グルコースクランプ法が最も精確にインスリン抵抗性を診断することができるが煩雑である．インスリン製剤や内因性インスリン分泌を刺激する薬剤の投与が行われていない場合で，インスリン分泌能に支障がなければ，空腹時血清インスリン値と空腹時血糖からインスリン抵抗性を推定できる．これを HOMA-IR（homeostasis model assessment as an index of insulin resistance）とよび，HOMA-IR ＝空腹時血清インスリン値（μU/mL）×空腹時血

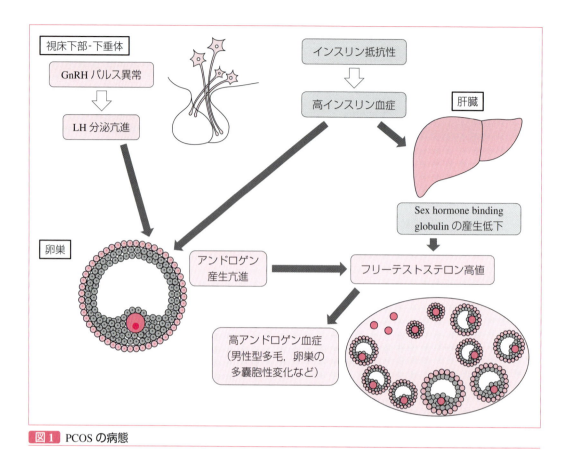

図1 PCOSの病態

糖(mg/dL)÷405で計算され，通常1.6未満が正常，2.5以上がインスリン抵抗性ありと判断されるが，＞1.73，＞2.0をインスリン抵抗性ありと判断している報告もある．2007年の日本産科婦人科学会生殖・内分泌委員会の調査では，PCOS患者393人中，HOMA-IR≧2.5が32.8%でHOMA-IR≦1.6が50.1%であったと報告されている．

文献

1) 水沼英樹，他：日産婦会誌 2007；59：1145-1146.
2) Rotterdam ESHRE/ASRM-Sponsored PCOS Consensus Workshop Group：Fertil Steril 2004；81：19-25.
3) Azziz R, et al：J Clin Endocrinol Metab 2006；91：4237-4245.
4) National Institutes of Health：2012；https://prevention.nih.gov/docs/programs/pcos/FinalReport.pdf.

〈岩瀬　明，大須賀智子〉

Q21 挙児希望のないPCOSはどのように治療する？

高アンドロゲン血症と月経周期を改善し，PCOS悪化と長期合併症を予防することを目標とする．肥満のある場合は，減量と運動を中心としたライフスタイルの改善を指導する．薬物療法としては，黄体ホルモン療法，Kaufmann療法，低用量OCがある．低用量OCはアンドロゲン抑制効果があるが適応には十分注意をする．肥満やインスリン抵抗性がある場合は，メトホルミンも選択肢となりうる．

●ライフスタイルマネジメント

1．肥満とPCOS

　多囊胞性卵巣症候群（polycystic ovary syndrome：PCOS）に限らず，肥満そのものが自然妊娠率の低下，流産率の上昇，産科的合併症の増加，生活習慣病発症のリスクファクターである．PCOSと肥満の関係は疫学的に明らかであり，PCOS患者の約40〜80％に肥満がみとめられたとする報告があるが[1]，わが国においてはPCOS患者に占める肥満の割合はもう少し低く，約15〜20％と考えられている．標準体重を超える体重増加により，PCOS発症リスクが増加するとともに，PCOSの重症化がもたらされるとする報告がある[2]．

2．肥満PCOS患者における減量

　適正体重の維持は生活習慣病の一次予防であるが，PCOSが2型糖尿病などのリスクファクターであることを考えると，挙児希望の有無にかかわらず，肥満PCOS患者の管理として減量は特に重要である．わが国におけるPCOSの新治療指針においても，肥満がある場合には減量・運動が推奨されている（図1）[3]．PCOS患者においては，減量により内分泌学的検査所見の改善，排卵周期の回復，排卵誘発に対する反応性の改善がみとめられている[4]．以上より，表1に示すようなライフスタイルマネジメントが推奨されている[5]．

●薬物療法

1．ホルモン療法

　もともと適正体重にあるPCOS患者や上記のライフスタイルマネジメントにて十分な改善をみない場合には，薬物療法の適応となる．わが国の治療指針としては，挙児希望のない場合の薬物療法として黄体ホルモン療法，低用量経口避妊薬（oral contraceptive：OC），Kaufmann療法が推奨されている[3]．PCOSに対する薬物療法に含まれるプロゲスチンはunopposed estrogenによる子宮内膜増殖ひいては子宮体癌の発症を防ぐ効果が期待されている．PCOSは通常，エストラジオールの基礎分泌が保たれているⅠ度無月経を呈するため，黄体ホルモン製剤単独投与により消退出血を起こすことも可能である（Holmstrom療法，処方例①）が，より確実な効果を期待しKaufmann療法や低用量OCが用いられることもある（処方例②，③）．低用量OCでは，卵巣からのアンドロゲン産生の抑制とsex hormone binding globulinの増加によるフリーテストステロンの減少効果が期待されている．高アンド

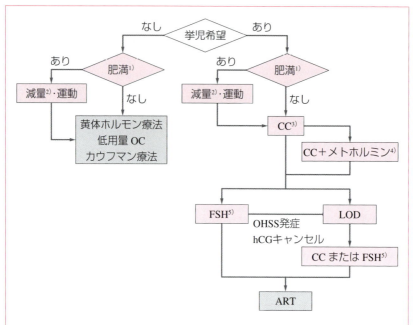

CC：clomiphene citrate, LOD：laparoscopic ovarian drilling, OHSS：ovarian hyperstimulation syndrome, ART：assisted reproductive technology

注1) $BMI \geqq 25\ kg/m^2$
2) 目標は5〜10 kgの減量と2〜6か月のダイエット期間
3) 高PRL血症にはドーパミンアゴニスト，副腎性高アンドロゲン血症にはグルココルチコイドを併用
4) 肥満，耐糖能異常またはインスリン抵抗性をもつ症例
5) 低用量漸増法で投与し，16 mm以上の卵胞が4個以上の場合はhCG投与を中止

図1 PCOSの治療指針

〔日本産科婦人科学会，日本産婦人科医会（編）：産婦人科診療ガイドライン—婦人科外来編 2014. 2014；p133 より引用〕

表1 PCOSに対するライフスタイルマネジメント

- 減量もしくは体重増加予防のためライフスタイルマネジメント(食事療法，運動，生活習慣への介入のいずれかもしくは複数)が推奨される
- 減量もしくは体重増加予防策として運動とカロリー制限が第一選択となる
- ライフスタイルの改善のために必要なら，心理的ケアも検討する
- 肥満PCOS患者に排卵誘発が必要な場合は，3〜6か月間に5〜7％の体重減少を目指す
- $BMI > 40\ kg/m^2$ の場合には排卵誘発薬の使用を控える

〔Balen AH, et al：Hum Reprod Update 2016；22：687-708 より引用〕

ロゲン血症の改善のために必要な低用量OC中のエチニルエストラジオールの量は30 μgと報告されている[6]．低用量OC中のプロゲスチンは世代によりアンドロゲン活性が異なり，抗アンドロゲン活性を有するドロスピレノンやアンドロゲン活性の弱いデソゲストレルが好ましいと思われるが，プロゲスチンの違いによるPCOSに対する治療効果を検証した報告はない．PCOS患者に対する低用量OCの投与にあたっては，血栓症等のリスクに十分注意し適応を厳格にする必要がある[7]．

2. メトホルミン塩酸塩(メトグルコ®)

PCOS患者に対する排卵誘発治療において，クロミフェン抵抗性の場合にメトホルミンを

【処方例】

● 下記のいずれかを用いる

① プロベラ®錠(2.5 mg) 1回1錠 1日2回 4〜8週毎に10日間

② プレマリン®錠(0.625 mg) 1回1錠 1日2回 20〜21日間

　プロベラ®錠(2.5 mg) 1回1錠 1日2回 上記プレマリンの後半10〜11日間併用

③ ヤーズ®配合錠 1回1錠 1日1回(1シート28日分を指示どおりに内服, 保険適用外)

④ メトグルコ®錠(250 mg) 1回1錠 1日2〜3回(保険適用外) 連日

表2 挙児希望のないPCOS患者に対する治療

	月経周期の改善	血中アンドロゲンの低下	インスリン抵抗性の改善	男性型多毛の改善	副作用・問題点
ライフスタイルの改善	○	○	○	×	非肥満患者に対して効果が少ない
低用量OC	○	○	×	○	血栓症のリスク 耐糖能や脂質代謝への影響
メトホルミン	○	○	○	×	消化器症状 乳酸アシドーシスのリスク

〔Hecht Baldauff N, et al：Arch Dis Child 2015；100：1076-1083 より引用〕

併用することがある(**Q22**参照). ライフスタイルマネジメントにメトホルミンを併用することにより, ライフスタイルマネジメント単独に比較し, BMIの低下, 皮下脂肪の減少, 月経周期の改善に有意な効果があったとするメタアナリシスが報告されている[8]. 肥満やインスリン抵抗性のある場合には, 挙児希望のないPCOS患者に対する治療の選択肢になりうる(**処方例④**).

　上記に述べた治療の効果と注意点を**表2**に示す[9].

文献

1) Barber TM, et al：Clin Endocrinol(Oxf) 2006；65：137-45.
2) Teede HJ, et al：Obesity 2013；21：1526-1532.
3) 久保田俊郎：日産婦会誌 2010；62：1678-1683.
4) Balen AH, et al：Hum Fertil(Camb) 2007；10：195-206.
5) Balen AH, et al：Hum Reprod Update 2016；22：687-708.
6) Pehlivanov B, et al：Eur J Contracept Reprod Health Care 2007；12：30-35.
7) Dokras A：Fertil Steril 2016 Epub ahead of print
8) Naderpoor N：Hum Reprod Update 2015；21：560-574.
9) Hecht Baldauff N, et al：Arch Dis Child 2015；100：1076-1083.

(岩瀬　明, 大須賀智子)

Q22 挙児希望のある PCOS はどのように治療する？

第一選択薬はクロミッド®である．クロミッド®抵抗性で肥満・インスリン抵抗性がある場合はメトホルミンを併用してもよい．セカンドラインの治療としては，ゴナドトロピン療法，卵巣多孔術（LOD）がある．PCOS の排卵誘発に際しては，多胎妊娠と卵巣過剰刺激症候群の予防のため，卵胞モニタリングが必須である．上記治療が奏功しない場合には，生殖補助医療の適応となる．

●クロミフェンクエン酸塩（クロミッド®）

わが国における多嚢胞性卵巣症候群（polycystic ovary syndrome：PCOS）の新治療指針において，挙児希望のある場合の第一選択薬剤になっている（Q21 図 1 参照）[1]．肥満症例においては，減量が排卵誘発に対する反応性を改善すると報告されていることから，あわせて減量指導も行う．クロミフェンは，抗エストロゲン作用により視床下部‐下垂体に作用し卵胞刺激ホルモン（follicle-stimulating hormone：FSH）の分泌を促進する作用がある．PCOS 患者に対する第一選択薬剤として使用した場合，プラセボと比較して妊娠率の増加（1～5 周期の治療で odds ratio 5.8）がメタアナリシスで確認されている[2]．治療にあたっては，多胎妊娠と卵巣過剰刺激症候群の発生に注意し卵胞発育をモニタリングする．初期投与量は 1 日 50 mg とし 5 日間投与する．1～2 周期の治療で反応がみられない場合は，1 日 100 mg に増量する．肥満症例等に対し，150 mg 以上の投与量が有効であるとする報告もあるが，わが国では添付文書上は上限 1 日 100 mg となっている（処方例①）．6 か月間の治療による排卵率，妊娠率，生産率はそれぞれ73％，36％，29％と報告されている[3]．反応がみられない場合は，3 周期をめどにクロミフェン抵抗性と診断し次のステップに移行する．反応がみられるが妊娠が成立しない場合は 6 周期をめどにするが，他の不妊因子や患者年齢によっては，ステップアップを早めることもある（クロミフェンによる治療の詳細は Q28 参照のこと）．

●メトホルミン塩酸塩（メトグルコ®）

ビグアナイド系の経口血糖降下薬であるメトホルミンの作用機序は肝臓での糖新生の抑制と肝臓および骨格筋でのインスリン感受性の増強であり，2 型糖尿病の経口治療薬であるが PCOS や排卵誘発での保険適用はない．挙児希望という点で，クロミフェンと比較したメトホルミン単独投与の優位性は示されておらず，クロミフェン投与時の卵胞モニタリングのための通院が困難な症例，自然妊娠を強く望む症例に限定的に使用すべきである．すなわちメトホルミンはクロミフェン抵抗性を有する症例に対するセカンドライン治療としての併用薬としての位置づけになる[1]．2012 年の Cochrane のシステマティックレビューでは，クロミフェン＋メトホルミン併用群とクロミフェン単独群を比較し，併用群において臨床妊娠率は有意に増加（odds ratio 1.51）したが生産率は同等であったと結論づけている[4]．さらに 2014 年のメタアナリシスでは，ゴナドトロピン製剤との併用においても，妊娠率，生産率の有意な改善をみとめたとする報告がなされている[5]．メトホルミンはインスリン抵抗性がない症

【処方例】

● 下記のいずれかを用いる

① クロミッド®錠(50 mg) 1回1錠 1日1〜2回 5日間 月経もしくは消退出血2〜5日目から投与開始(添付文書上は5日目から)

② メトグルコ®錠(250 mg) 1回1錠 1日2〜3回(保険適用外) 連日

③ ゴナピュール®注(75単位) 1回1アンプル(75単位) 1日1回 14日間連日筋注,14日目以降,卵胞発育に応じ7日ごと1/2アンプル(37.5単位)ずつ増量

例にも有効であるとする報告もあるが,わが国の治療指針では,肥満,耐糖能異常またはインスリン抵抗性をもつ症例に対して併用をすすめている.

妊娠中の継続使用により,流産率の減少や妊娠糖尿病発症の予防が期待されており,2013年のメタアナリシスでは流産,妊娠糖尿病,早産,妊娠高血圧腎症の減少が報告されている[6].メトホルミンは米国食品医薬品局(FDA)のカテゴリーではBに分類されており,2014年のメタアナリシスでも妊娠初期の投与による胎児異常の増加は指摘されていない[7].しかしながらわが国の添付文書では妊娠中の投与は禁忌とされており,妊娠中の投与については慎重に検討する必要がある.わが国のメトグルコ®錠の1日最大投与量は2010年から引き上げられており,欧米の臨床研究で用いられることの多い1,000〜1,500 mgの投与も可能となっているが,わが国では1日量750 mgを超える使用経験が少なく注意が必要である(処方例②).

● ゴナドトロピン製剤

ゴナドトロピン製剤を用いた治療も,クロミフェン治療が奏功しない場合のセカンドラインとして位置づけられる.PCOSでは多胎妊娠と卵巣過剰刺激症候群のリスクが高いため,卵胞発育のモニタリングは必須である.過排卵を最小限にするため,通常はリコンビナントFSH製剤もしくはピュアFSH製剤を用いた低用量漸増法が採用される(処方例③).具体的には,初期投与量を50〜75単位とし14日間の投与後,卵胞発育に応じ7日ごとに25〜37.5単位(初期投与量の半量)ずつ増量する.自己注射製剤の場合は,より細かいdose設定(ultra-low dose法)が可能であり,7日ごと8.3単位ずつ増量する方法により80%を超える単一卵胞発育が可能であったと報告されている[8].主席卵胞径が18 mm以上でヒト絨毛性ゴナドトロピン(human chorionic gonadotropin:hCG)製剤を投与するのが一般的だが,卵胞発育が4個以上の場合はhCG投与を中止する(ゴナドトロピン療法についてはQ30,31も参照のこと).

● 卵巣多孔術(LOD)

ゴナドトロピン療法同様,クロミフェン治療が奏功しない場合のセカンドラインとして位置づけられる.ゴナドトロピン療法と卵巣多孔術(laparoscopic ovarian drilling:LOD)の比較では,排卵率,累積妊娠率は同等だが,LODでより多胎妊娠が少ないことが報告されている[9](LODについてはQ23で詳説する).

● 生殖補助医療(ART)

上記治療が奏功しない場合は,生殖補助医療(assisted reproductive technology:ART)の適応となる.ART導入のタイミングは,他の不妊因子の合併や患者年齢によっても個別化される.卵巣刺激法は上に述べた方法に準じて行い卵巣過剰刺激症候群の予防に努めるが,単一

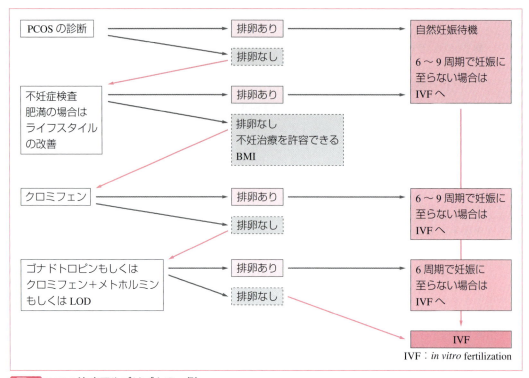

図1 PCOS治療アルゴリズムの一例
〔Balen AH, et al：Hum Reprod Update 2016；22：687-708 より引用〕

卵胞発育にこだわる必要はない（ARTにおける卵巣刺激の詳細は **Q32**, **33** 参照のこと）．

PCOSの治療アルゴリズムの一例を図1に示す[10]．

文献

1) 久保田俊郎：日産婦会誌 2010；62：1678-1683.
2) Brown J, et al：Cochrane Database of Systematic Reviews 2009；4：CD002249.
3) Homburg R, et al：Hum Reprod 2005；20：2043-2051.
4) Tang T, et al：Cochrane Database of Systematic Reviews 2012；16：CD003053.
5) Palomba S, et al：Reprod Biol Endocrinol 2014；12：3.
6) Zheng J, et al：J Endocrinol Invest 2013；36：797-802.
7) Cassina M, et al：Hum Reprod Update 2014；20：656-669.
8) Orvieto R, et al：Fertil Steril 2009；91：1533-1535.
9) Abu Hashim H, et al：Arch Gynecol Obstet 2013；288：409-422.
10) Balen AH, et al：Hum Reprod Update 2016；22：687-708.

（岩瀬　明，大須賀智子）

Q23 なぜLODはPCOSに効くのか？

LODの作用機序の詳細は不明であるが，小卵胞と周囲間質の破壊により卵巣から分泌されるアンドロゲン，インヒビン，AMHなどが減少し直接的および視床下部‐下垂体へのフィードバック調節を介して卵胞発育を改善すると考えられている．LOD後に卵巣周囲の癒着や卵巣予備能低下が起こるリスクがあり，ドリリングの数は使用するデバイスに応じて各施設でデータをとって設定することが望ましい．

● LODの作用機序と効果

多囊胞性卵巣症候群（polycystic ovary syndrome：PCOS）に対する卵巣楔状切除の有効性は古くから知られており[1]，より低侵襲な外科的治療法として近年，卵巣多孔術（laparoscopic ovarian drilling：LOD）として定着している．LODの作用機序は完全には解明されていないが，おもな作用機序として，胞状卵胞と周囲間質の一部を破壊することにより，卵巣局所でのアンドロゲンとインヒビン産生を抑制し，視床下部‐下垂体へのnegative feedbackを是正し，FSH分泌の増加をもたらす効果が期待されている．卵巣予備能マーカーとして近年，注目されている抗ミュラー管ホルモン（anti-müllerian hormone：AMH）は，前胞状卵胞および小胞状卵胞から産生されるため，PCOS患者では血中濃度が上昇している．AMHは，原始卵胞のリクルートメントとFSH依存性の卵胞発育を抑制する作用があることが知られており[2]，LODの作用機序の1つとして，卵胞破壊によるAMHの低下も関与していると推測されている．LODの作用機序を図1に示す．

LODの効果については多数の報告がある．2012年のCochraneのレビューによるとLOD後の生産率は24〜44%であり，他の排卵誘発法による生産率27〜62%とほぼ同等であった．さらに，LOD後の多胎妊娠はゴナドトロピン療法に比較し有意に少なく（odds ratio 0.13），卵巣過剰刺激症候群（ovarian hyperstimulation syndrome：OHSS）の発症も少なかったと報告されている[3]．以上より，ゴナドトロピン療法でhCG投与をキャンセルせざるを得ない症例，OHSSをきたす症例，卵胞発育をみとめない症例についてもLODの適応と考えられる．LODの効果の持続期間についても諸家の報告により異なるが，6〜12か月を術後観察期間として設定している報告が多い．

● LODの実際

クロミフェン抵抗性PCOS患者のセカンドラインの治療法として，また他の理由で手術が必要なPCOS患者に対しては，クロミフェン抵抗性の有無にかかわらず実施されることもある．

多孔術（drilling）という名称からも理解できるように，卵巣皮質に小孔を開けることが本手術手技の要点であり，様々なエナジーデバイスが使用され報告されている[4]．代表的なものはモノポーラーの針状電極を用いる方法である．卵巣皮質に設ける小孔の数は報告により

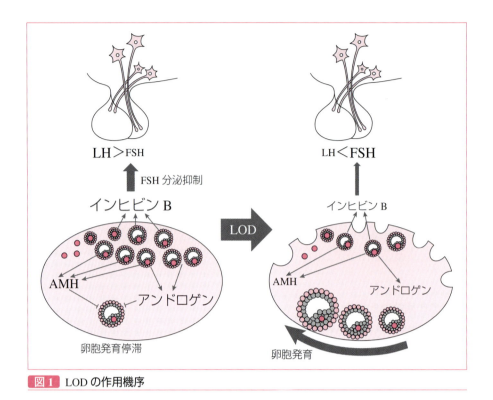

図1 LODの作用機序

様々である．少ない場合は効果が弱く，多すぎる場合には術後の癒着と卵巣予備能低下のリスクがあるとされているが，出力や接触時間，電極の大きさに加え卵巣の大きさによっても左右されるため一概に結論を出すことは困難であるが，諸家の報告では左右それぞれの卵巣に10個程度とする報告が多い．実施にあたっては各施設でデータを取得することが望ましい．またさらなる低侵襲化のためtransvaginal hydrolaparoscopyという経腟アプローチによる方法も報告されている[5]．

● どのような患者にLODがより効果があるのか？

LOD後に自然排卵がみとめられない症例もおよそ30％にみられる[6]．LODの無効例を事前に予測できれば効率的な診療に役立つと考えられる．肥満，低LH/FSH比，早い初経，長い不妊期間，高AMH値がリスク因子として報告されている（表1）[4)7)]．

表1 LODの術前予後不良因子

因子	Cut-off
BMI	＞25〜35 kg/m²
LH	＜10〜12 mIU/mL
LH/FSH	＜2
初経年齢	＜13歳
不妊期間	＞3〜3.5年
AMH値	＞7.7 ng/mL

〔藤井俊策，他：青森臨産婦誌 2006；21：92-107, Abu Hashim H, et al：Arch Gynecol Obstet 2015；291：11-18 より引用〕

文献

1）Stein IF, et al：Am J Obstet Gynecol 1935；29：181-191.
2）Durlinger AL, et al：Endocrinology 2001；140：5789-5796.
3）Farquhar C, et al：Cochrane Database Syst Rev 2012：CD001122.
4）藤井俊策, 他：青森臨産婦誌 2006；21：92-107.
5）Fernandez H, et al：Fertil Steril 2001；75：607-611.
6）Bayram N, et al：BMJ 2004；328：192.
7）Abu Hashim H, et al：Arch Gynecol Obstet 2015；291：11-18.

（岩瀬　明，大須賀智子）

24 PCOSのもつ健康リスクは？

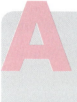

PCOSは2型糖尿病，脂質異常，心血管障害，子宮内膜癌のリスクファクターである．PCOS患者の長期的管理法は確立されていないが，減量を含めたライフスタイルの改善が基本となる．子宮内膜癌の予防には，定期的な消退出血を起こすことが役立つと考えられる．PCOSはまた，妊娠糖尿病，妊娠高血圧症候群のリスクファクターとなるため，慎重な周産期管理が必要となる．

●メタボリックシンドローム・心血管障害

多囊胞性卵巣症候群（polycystic ovary syndrome：PCOS）は不妊症の原因となるだけでなく，長期的な健康リスク（health risk）と関連する．この中には，肥満，糖尿病，脂質異常症，心血管疾患などが含まれるため，PCOSはメタボリックシンドロームのリスクファクターであるといえる．Yangらは，メタアナリシスにより，PCOS患者において高アンドロゲン血症がインスリン抵抗性，低HDLのリスクファクターであったと報告している[1]．

●2型糖尿病

PCOS患者の50〜80%にインスリン抵抗性がみとめられ，1年あたりPCOS患者の2.5%が2型糖尿病を発症するという縦断研究の結果がある[2]．Androgen Excess and Polycystic Ovary Syndrome Societyでは，肥満患者，40歳以上，妊娠糖尿病の既往，糖尿病の家族歴のいずれかに該当する場合は，空腹時血糖もしくは75 g OGTTによるスクリーニングを推奨している．また必要に応じてHbA1cも測定する．

●脂質異常

PCOSと脂質異常症の関連を報告した研究は複数あるが，トリグリセリドの上昇とHDLの低下を報告しているものが多い[3]．PCOSにおける脂質異常については，肥満，インスリン抵抗性，高アンドロゲン血症が複合的に関与していると考えられている．

●心血管障害

PCOS患者にみられる症状・徴候のうち肥満，インスリン抵抗性，脂質異常症，高アンドロゲン血症は心血管障害のリスクファクターになりうる．PCOS患者において，心血管イベントの増加をみとめないとする報告がある一方，冠血管造影をうけた女性において，PCOS患者でより重症な所見をみとめたとする報告や[4]，コマーシャルデータベースを用いた18〜64歳の女性を対象とした研究において，PCOS患者で心血管障害の発生が多い（odds ratio 1.27）ことが報告されている[5]．

●子宮内膜癌・卵巣癌・乳癌

PCOSにおいては希発排卵・無排卵を呈する症例が多いが，基礎エストロゲン分泌は保たれるため（unopposed estrogen），子宮内膜増殖症・子宮体癌のリスクファクターになることは以前より知られていた．2014年のメタアナリシスでは，子宮内膜癌については全年齢で，卵巣癌については54歳以下の症例で，コントロールに比較しPCOS患者での有意な増加が

表1 PCOS 患者における子宮内膜癌，卵巣癌，乳癌の罹患リスク

疾患	年齢区分	Odds ratio ［95%CI］
子宮内膜癌	全年齢	2.79 ［1.31, 5.95］
	54 歳未満	4.02 ［2.42, 6.76］
卵巣癌	全年齢	1.41 ［0.93, 2.15］
	54 歳未満	2.52 ［1.08, 5.89］
乳癌	全年齢	0.95 ［0.64, 1.39］
	54 歳未満	0.78 ［0.46, 1.32］

〔Palomba S, et al：Hum Reprod Update 2015；21：575-592 より引用〕

表2 PCOS 患者における周産期リスク

	Boomsma 2006	Kjerulff 2011	Qin 2013
妊娠高血圧症候群	3.67 ［1.98, 6.81］	4.07 ［2.75, 6.02］	3.07 ［1.82, 5.18］
妊娠高血圧腎症	3.47 ［1.95, 6.17］	4.23 ［2.77, 6.46］	3.28 ［2.06, 5.22］
妊娠糖尿病	2.94 ［1.70, 5.08］	2.82 ［1.94, 4.11］	2.81 ［1.99, 3.98］
早産	1.75 ［1.16, 2.62］	2.20 ［1.59, 3.04］	1.34 ［0.56, 3.23］

odds ratio ［95%CI］

〔Barry JA, et al：Hum Reprod Update 2014；20：748-758 より引用〕

報告されている．乳癌については，コントロールと PCOS 間で有意差はみとめられなかった（**表1**）[6]．子宮内膜癌については，月経周期の回復や定期的な消退出血である程度予防可能と考えられる（処方例は **Q21** 参照）．メトホルミンの長期使用が，PCOS 患者の子宮内膜癌発症を予防できるかどうかについては，今後のエビデンスの蓄積が待たれる．

周産期合併症

PCOS と周産期合併症の関連についても多くの報告があり，メタアナリシスでも妊娠高血圧症候群，妊娠高血圧腎症，妊娠糖尿病の増加が指摘されている（**表2**）[7]．2013 年のメタアナリシスでは妊娠中にメトホルミン投与を継続することで，これら合併症の減少が期待できると報告されているが[8]，妊娠中のメトホルミンの使用の是非についての結論は得られていない．肥満やインスリン抵抗性，高アンドロゲン血症に加えて不妊治療も周産期合併症の増加に関与していると推測されているが詳細は明らかになっていない．PCOS 患者の子宮内膜プロゲステロン感受性の低下が関与しているという仮説も提唱されている[9]．いずれにせよ，PCOS 患者の妊娠に際しては，周産期合併症のリスクの説明と慎重な管理が必要となる．

文献

1）Yang R, et al：Reprod Biol Endocrinol 2016；14：67.
2）Norman RJ, et al：Hum Reprod 2001；16：1995-1998.
3）Diamanti-Kandarakis E, et al：Trends Endocrinol Metab 2007；18：280-285.
4）Birdsall MZ, et al：Ann Intern Med 1997；126：32-35.
5）Okoroh EM, et al：Thromb Res 2015；136：1165-1168.
6）Palomba S, et al：Hum Reprod Update 2015；21：575-592.
7）Barry JA, et al：Hum Reprod Update 2014；20：748-758.
8）Zheng J, et al：J Endocrinol Invest 2013；36：797-802.
9）Brosens I, et al：Am J Obstet Gynecol 2015；213：488-493.

（岩瀬　明，大須賀智子）

Chapter 5　排卵障害

25 挙児希望のない希発月経はどのように治療する？

> 希発月経はそのホルモン状態によりいくつかのグループに分かれ，それぞれで治療方針が異なる．低ゴナドトロピン性の排卵障害や早発卵巣不全(POI)によって起こる希発月経は，血中エストラジオール(E_2)濃度が低く，長期間放置すると骨粗鬆症となる可能性があり，エストロゲンを含む経口避妊薬(OC)の適応となる．一方，多嚢胞卵巣症候群(PCOS)のように卵胞期に比較的高エストロゲン状態が長期間持続する希発月経の場合には子宮内膜増殖症や子宮体癌の原因となる可能性があり，OC を用いるか3〜4か月ごとに黄体ホルモン剤を投与して消退出血を起こす必要がある．

　希発月経は月経周期が39日以上と定義されている．希発月経には，結果として月経周期が延長するいくつかの病態のグループがあり，それぞれで原因もホルモン状態も異なるため，治療方針はグループごとに立てる必要がある．
　希発月経は以下の5つのグループに分けることができる．

①**血中 LH，FSH が低値**：血中 E_2 値は 20 pg/mL 未満と低値となる．超音波では子宮内膜の増殖はほとんどみられない．視床下部‐下垂体性の希発月経であり，急激な体重減少などが原因となっている場合が多い．無月経となる場合もあるが，少量の E_2 が分泌されている場合には希発月経となる．

②**血中 LH，FSH が正常**：血中 E_2 は排卵が近づくまでは 20〜50 pg/mL 程度となる．現在一般に測定されているホルモンには異常を認めないにもかかわらず希発月経となる場合もかなりある．下垂体ホルモンのパルスの状態などに何らかの変化がある可能性がある．超音波では卵胞が存在するがなかなか大きくならず，子宮内膜も薄いながらも増殖期の木の葉状パターンが認められることが多い．

③**血中 LH やや高値，FSH 正常値**：多嚢胞性卵巣症候群(polycystic ovarian syndrome：PCOS)の診断基準を満たすことが多い．血中 E_2 は低温相でも 60〜90 pg/mL と比較的高値となり，超音波では卵巣に小嚢胞が多数存在し，子宮内膜がかなり厚くなる．

④**血中 LH，FSH 高値**：早発卵巣不全(primary ovarian insufficiency：POI)に近い状態である．低温相の血中 E_2 値は 20 pg/mL 未満となる．卵胞発育がみられない周期の子宮内膜は非常に薄くなる．

⑤**血中プロラクチン(PRL) 高値**：下垂体プロラクチノーマの精査を行い巨大腺腫がある場合には手術や放射線療法，薬物療法が必要となる．血中 PRL が 100 ng/mL 未満で，微小腺腫，または腺腫を認めない場合には希発月経に対する治療を行う．高 PRL 血症の場合，卵胞期の血中 E_2 が 20 pg/mL 未満まで下がることもあれば，20〜50 pg/mL 程度に保たれることもあり，血中 E_2 値により治療方針が異なる．

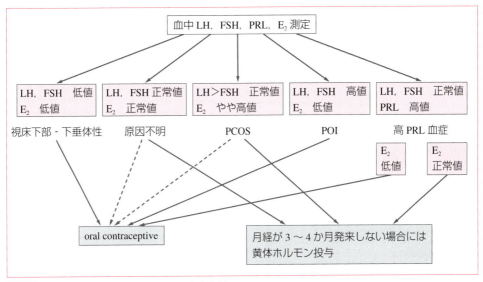

図1 ホルモン状態別の希発月経の治療方針

　希発月経で挙児希望がない場合，月経周期が長いこと自体は治療の対象とならない．しかし，患者に月経周期を整えたいという希望がある場合には経口避妊薬（oral contraceptive：OC）の適応となる．

　グループ①，④や，⑤の一部のように E_2 が 20 pg/mL 未満の低エストロゲン状態が長期間持続する場合には骨密度の低下が起こる可能性がある．骨密度の低下を防げるレベルの血中エストロゲン濃度を保つために OC の服用が望ましい．

　グループ③の PCOS 場合にはエストロゲンの高値が長期間続くため，子宮内膜増殖症や子宮体癌のリスクが増加する．これを防ぐためには定期的に子宮内膜を脱落させる必要がある．OC により定期的に月経を起こすのは子宮内膜の増殖を防ぐ有効な手段であり，多毛や Acne を抑えるという副効用もあるが，OC は毎日の服用が必要となる．このグループの場合，ある程度のエストロゲンが保たれているため骨粗鬆症となる可能性は低い．OC の服用を希望しない場合には，3～4 か月ごとに 10～14 日間黄体ホルモンを投与し消退出血を起こして子宮内膜を脱落させるという方法をとることもできる．

　各グループ別の希発月経の治療方針を図1に示した．

　OC を服用しない場合には，いずれのグループにおいても 3～4 か月無月経が続けば超音波検査を行い，子宮内膜が薄く低エストロゲンが疑われる場合にはエストロゲン剤を 2 週間ほど投与したのちにエストロゲン剤＋プロゲステロン剤を 10～14 日投与することにより消退出血を起こし，子宮内膜の増殖がみられる場合にはプロゲステロン剤を 10～14 日投与することにより消退出血を起こす．

　また，ステロイドで消退出血を起こすのではなくクロミフェンクエン酸塩などの排卵誘発剤を用いて排卵を起こして月経を発来させる方法もあるが，挙児希望がないのなら特に排卵誘発剤を用いて排卵を起こす必要はない．

（辰巳賢一）

Q26 卵巣予備能評価における血中 FSH や血中 AMH の測定の意義と限界は？

A 血中 AMH 値は残存する卵子の数を反映するため，卵巣予備能を評価するための有用な指標になる．ただし，残存卵子の質は反映しない．血中 FSH 基礎値は AMH 値に比べると信頼度が低いため，現在では卵巣予備能の指標としてはあまり用いられなくなってきている．

● 卵巣予備能

卵巣予備能とは，受精し妊娠し児になることができる卵子がどれくらい卵巣に残っているかということである．すなわち，残存卵子の数と，その卵子の質が卵巣予備能を規定する[1]．しかし現在のところ卵子の質を反映する指標がないため，卵巣予備能は通常，残存卵子数と同義に用いられている．

卵巣内の卵子は胎齢 20 週ごろに最多となり約 700 万個あるが，出生時には約 100 万個となり，月経開始ごろには約 30 〜 40 万個に減少している．その後も減少は続き，閉経ごろになると残存卵子数は 1,000 個程度となる[2]．一方，卵子の染色体の数的異常も年齢とともに増加するため，卵巣予備能は年齢とともに低下する．

卵巣予備能の評価法としては以前から血中 AMH 値，FSH 基礎値，インヒビン B 値，および胞状卵胞数計測（antral follicle count：AFC）などが用いられてきたが，最近では血中 AMH 値が最も信頼度が高いとされている[3]．

● AMH

抗ミュラー管ホルモン（anti-müllerian hormone：AMH）は発育過程の卵胞，すなわち前胞状卵胞〜小胞状卵胞の顆粒膜細胞で産生，分泌されるホルモンである．原始卵胞のリクルートメントと胞状卵胞以降のゴナドトロピン依存性の卵胞発育を抑制し，卵胞の枯渇を防ぐ役割をもっている．AMH 値は残存卵胞数，すなわち残存卵子数を反映し，FSH 基礎値と異なり月経周期のいつでも測定が可能である．

AMH 値は個人差が大きく，正常値の設定は困難である（図 1）．多囊胞性卵巣症候群の場合に前胞状卵胞で停止している卵胞が多いため AMH 値が非常に高くなり 10 ng/mL を超えることもある．また低ゴナドトロピン性性腺機能低下症や長期間 OC を服用した場合には前胞状卵胞数が減少するため AMH 値は低値となるが，これは残存卵子数の減少を必ずしも示すものではないため注意が必要である．

AMH 値は残存卵子数をかなりよく反映するが，卵子の質は反映しない．AMH 値が 0 ng/mL に近い例でも妊娠することも多く，妊娠できるかどうかの予測に用いることはできない．しかし最近のメタアナリシスで，AMH 値が生殖補助医療（assisted reproductive technology：ART）の挙児獲得予測の指標になるという報告もある[4]．

AMH 値は不妊症の治療方針を決定する際に大きな参考となる．AMH が低値，目安としては 1 ng/mL 未満の場合には治療のステップアップを急ぐ必要がある．

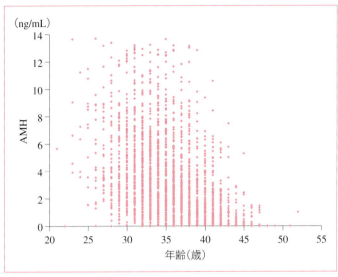

図1 年齢とAMH値（AMH＝14.0 ng/mL以下 n＝2,077）
〔浅田レディースクリニック 浅田義正先生のご厚意による〕

表1 AMH値別のARTの卵巣刺激法

AMH値（ng/mL）	卵巣刺激法
＜0.5	低刺激法
0.5～1.0	GnRHアゴニストショート法
1.0～3.5	GnRHアンタゴニスト法／GnRHアゴニスト法
≧3.5	低刺激法／GnRHアンタゴニスト法＋GnRHアゴニストによるtrigger

〔Toner JP, et al：Fertil Steril 2013；99：1825-1830より引用・改変〕

またAMH値はARTの卵巣刺激法を決定するための重要な指標になる．AMH値別のARTの推奨卵巣刺激法の一例を表1に示した．Tonerらの方法[3]を改変したものであるが，AMH値のみで卵巣刺激法を決定しても大半の症例では予想どおりの卵巣の反応を得ることができる．これにAFCや年齢を組合せてそれぞれの施設なりの卵巣刺激法選択の基準を作ることが望ましい．

● FSH

卵胞刺激ホルモン（FSH）は視床下部から分泌されるゴナドトロピン放出ホルモン（GnRH）の刺激を受け，脳下垂体前葉で合成，分泌される．卵巣で未成熟の卵胞を刺激し，成長を促す．卵胞が発育すると，卵胞から分泌されるエストラジオール（E_2）のnegative feedbackを受けてGnRH分泌が減少し，FSH値は低下する．LHサージ時にはFSH値も同時に上昇する．その周期で妊娠が成立せず，E_2，プロゲステロンが低下し月経が始まるころになると再びGnRH分泌が増加し，FSHの分泌も再び促進される．

残存卵子数が少なくなり，FSHによる刺激に対して卵胞発育が起こりにくくなると，E_2がなかなか上昇しないためnegative feedbackがかからず，GnRH分泌が続きFSH値は高値となる．このためFSH値を測定することにより卵巣予備能がある程度判断できる．卵巣予備能を調べるためにはFSH値が最も低くなる月経周期3日目，あるいは消退出血の3日目に測定する．これをFSH基礎値という．おおよその目安としてはFSH基礎値が10～15 mIU/mL

を超えると卵巣予備能が低下していると判断する．しかし，卵胞数がかなり減少し閉経近くにならないとFSH基礎値は上昇しないため，残存卵子数を表す指標としてはAMHの方が有用である．FSH値はAMH同様，卵の質は反映しない．このため，最近では卵巣予備能のおもな指標としては用いられなくなりつつある．

ただ，AMH値が0.5 ng/mL未満の例の場合には，FSH値のほうがAMH値より卵巣の反応性に対する適切な評価ができる場合がある[3]．AMH値とFSH基礎値は残存卵子数を別角度から間接的にみているため，両者を合わせて卵巣予備能を判断しなくてはならないケースもある．

文献

1）The Practice Committee of the American Society for Reproductive Medicine：Fertil Steril 2015；103：e9-e17.
2）日本生殖医学会（編）：生殖医療の必修知識．杏林社，2014；pp107-124.
3）Toner JP, et al：Fertil Steril 2013；99：1825-1830.
4）Iliodromiti S, et al：Hum Reprod Update 2014；20：560-570.

（内田崇史，辰巳賢一）

27 排卵予知としての尿中 LH 測定を行う際の効果的な方法とは？

月経周期が規則的であれば推定排卵日の 2～3 日前から，月経周期が不規則であれば超音波検査で卵胞径が約 15 mm になったころから連日尿中 LH 測定を行う．タイミング法の場合には尿中 LH が陽性となった日に性交を行うように指導し，配偶者間人工授精（AIH）の場合には尿中 LH が陽性となってから 18～53 時間の間に行う．LH サージの開始から 2 日以内に 90% が排卵する．

排卵のメカニズム

ゴナドトロピン非依存性に胞状卵胞まで発育した卵胞は，排卵周期の月経開始とともに下垂体前葉から放出される FSH の刺激により増大し，主席卵胞の selection が終わったあとは主席卵胞のみが増大を続ける．主席卵胞からのエストラジオール（E_2）分泌が増加すると，子宮内膜は肥厚し木の葉状とよばれるエコー像を呈し，頸管粘液は増量する．下垂体への negative feedback がかかるため FSH 分泌量は減少するが，E_2 濃度の上昇が持続すると positive feedback が起こり，LH 分泌量が急激に増加する．これが LH サージであり，胎児期に停止していた卵細胞の減数分裂が再開され，成熟卵となり，排卵が起こる．排卵が起こると，黄体よりプロゲステロンが分泌され，基礎体温が上昇する．

LH 測定

図 1 に示すように LH サージの持続時間は約 48 時間（上昇期 14 時間，ピーク期 14 時間，下降期 20 時間）であり，排卵は LH サージの開始 35 時間から 44 時間の間に起こる．血中 LH サージと尿中 LH サージのタイムラグは数時間である．排卵検査薬とよばれる尿中 LH 測定キット（LH キット）は数社から発売されている．陽性となる尿中 LH 値はキットにより 20 mIU/mL，40 mIU/mL，50 mIU/mL と様々であるが LH サージの検出率にはほとんど差を

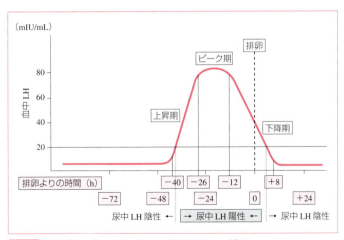

図1 排卵期における血中 LH 値と尿中 LH 検査

Chapter 5　排卵障害

表1 排卵予知の方法	
超音波による卵胞モニタリング	・卵胞の大きさを経時的に測定する ・排卵期には卵胞径が 18 〜 25 mm になる
血中エストラジオール測定	・卵胞発育に伴う E_2 上昇を測定する ・排卵期には 300 pg/mL 程度になる
基礎体温	・安価であるが，過去の排卵周期より推定するため，月経不順があると予測困難である
頸管粘液検査	・E_2 上昇に伴う頸管粘液の変化をみる ・頸管粘液の増量は自分でも判断可能である
尿中 LH 測定 血中 LH 測定	・排卵直前の LH サージを測定する ・尿中 LH 測定の場合には市販の LH キットを使用すれば自宅でも検査可能である

認めない．単回測定では上昇期，ピーク期，下降期と区別がつかないため，月経周期から推測される排卵予測日の少し前から連日検査を行う必要がある．超音波による卵胞計測が可能であれば，卵胞径が 15 mm 程度を超えた時点から LH キットを開始する．1 日 2 回の検査が望ましいが，1 日 1 回検査を行う場合には，午前 11 時から午後 3 時の時間帯に検査を行った場合に LH サージを最もとらえやすい[1]．検査陽性から 2 日以内に排卵が起こる可能性は91.1％ とされている．

　LH キットは市販されており，自宅でも簡便にできるが，大量の飲水により尿が希釈された場合，偽陰性となってしまうことがある．また，規則的に排卵をしているにもかかわらず，LH キットでは陽性にならない人もいる．排卵期ではないにもかかわらず，LH キットで陽性にでることもある．また，月経周期が不順な場合には，連日，長期にわたって LH キットを行う必要がある．このように LH キットのみでは正確に排卵時期を同定できない場合も多いので，できればほかの排卵予知法を併用することが望ましい．

●排卵予知

　排卵の予知には，尿中（血中）LH 測定のほかに，超音波による卵胞計測，血中 E_2 測定，基礎体温計測，頸管粘液検査などが行われている．卵胞の発育を直接的に評価したり，各段階における内分泌環境の変化を受ける因子から間接的に推定したりしているが，複数の方法（**表1**）を組み合わせて総合的に判断することによって精度の高い排卵予知が可能となる．

●排卵予知をどう妊娠に結びつけるか

　タイミング指導の場合には，排卵前日の性交が最も妊娠率が高いため，LH キットが陽性となった日に性交を行うように指導する[2]．できればその翌日，すなわち排卵日にも続けて性交を行ったほうがよい．配偶者間人工授精（artificial insemination with husband's semen：AIH）の場合には，LH キットが陽性になってから 18 〜 53 時間の間のどこで施行しても妊娠率，生産率に差を認めない[1]．

文献

1）Khattab AF，et al：Hum Reprod 2005；20：2542-2545.

2）Practice Committee of the American Society for Reproductive Medicne in collaboration with the Society for Reproductive Endocrinology and Infertility：Fertil Steril 2013；100：631-637.

（内田崇史，辰巳賢一）

Q28 クロミフェンによる妊娠率を高めるには？

クロミフェンクエン酸塩(CC)は排卵障害と原因不明不妊に対して用いられている．排卵障害に対しては，排卵が起こる必要最少量を用い，用量を上げても排卵が起こらない場合には非典型的な投与方法や他剤との併用も考慮する．原因不明不妊に対してはCC単独投与では妊娠率が向上せず，人工授精の併用が必要とされている．

●クロミフェンクエン酸塩とは

クロミフェンクエン酸塩(CC)はエストロゲンとよく似た構造をもち，エストロゲン受容体(ER)と結合する．視床下部のERとCCが結合すると，視床下部が血中エストロゲンが低下したと判断しゴナドトロピン放出ホルモン(GnRH)の律動的分泌を促進し，その結果，脳下垂体のゴナドトロピンの分泌が増加し卵胞発育が促進される．CCを通常の5日間投与している間はFSHもLHも増加するが，投与を終了すると両者は低下する．CCは排卵障害の治療薬であるが，原因不明不妊に対しても用いられている．

●排卵障害に対するCCの使用

排卵障害の原因は，多嚢胞卵巣症候群(polycystic ovarian syndrome：PCOS)，体重減少やストレスなどによる視床下部の機能障害，高プロラクチン血症，早発卵巣不全，甲状腺疾患などがあるが，原因不明のものも多い．

CCは多くの排卵障害の第一選択として用いられるが，高度の低ゴナドトロピン性性腺機能低下症と高ゴナドトロピン性性腺機能低下症に対しては無効である．また甲状腺機能障害，高プロラクチン血症，先天性副腎過形成，糖尿病などは，それぞれの原疾患に対する薬剤が無効なときのみにCCを用いるべきである．排卵障害による不妊に対しては，配偶者間人工授精(artificial insemination with husband's semen：AIH)を行ってもタイミング指導と妊娠率は変わらない．

●原因不明不妊に対するCCの使用

原因不明不妊に対してCCを投与してタイミング指導を行っても妊娠率は向上しないが，CCを投与しながらAIHを行うと妊娠率が有意に高くなる．

●CC投与を開始する前に行うべき検査

血中LH，FSH，プロラクチン，甲状腺機能検査は必須である．必要に応じ他のホルモンの検査を追加する．AMH値もCCの必要量を検討するためのある程度の指標となる．BMI 30以上のPCOSに対しては糖尿病の検査を行う．

精液検査はCC投与を始める前に行う．子宮卵管造影法(HSG)は35歳以上または卵管因子を疑う所見があればCC投与を始める前に，それ以外はCCにより3回程度排卵を起こしても妊娠しない場合に施行する．

Chapter 5　排卵障害

● CC の通常の投与法

　月経，あるいは消退出血開始後，すなわち cycle date（CD）2〜5 から 5 日間投与する．CD2〜5 のどこから始めても排卵率，妊娠率に差はない．それぞれの患者の必要最少量を予知するための方法はないため 1 日 50 mg（1 錠）から開始し，排卵がなければ増量していく．CD12〜14 に超音波検査を行い，卵胞発育を観察する．CD21 になっても卵胞発育がみられない場合には消退出血を起こし次周期には CC を増量する．多胎を防ぐために 1 個の卵胞発育を目標とし，3〜5 個以上の卵胞が排卵しそうな場合には，その周期はキャンセルし避妊を指示するべきである．

　CC により排卵する 1 日あたりの CC の必要量は 50〜250 mg まで様々である．添付文書では 1 日あたりの投与量は 100 mg までとなっているが，現実的には 1 日 150 mg を上限としている場合が多い．反応の強い人には 1 日あたり 25 mg に減量したり，投与期間を 3〜4日とすることもある．

　排卵障害の患者に CC を投与した場合の，CC 投与量と排卵率，排卵した場合の 3 か月間の累積妊娠率，6 か月間の累積妊娠率を**表 1** に示す[1]．排卵障害のため CC で排卵誘発した場合の妊娠の大半は 3〜6 周期以内に起こるため，6 周期を超える CC の治療は一般的にはすすめられない．一般的に CC の step up regimen により累積妊娠率は 55〜73% となる．

● CC のほかの投与法

　① CC を通常の投与期間である 5 日間では排卵しない場合に，CC を増量するのではなく投与期間を 7〜10 日間に延長する．

　② CC の 1 日投与量を 150 mg としても排卵しない場合に，CC の投与開始を CD2〜5 ではなく，CD14 ごろとすると排卵率が上がる．

　③ CC150 mg を CD5 から 5 日間投与しても卵胞発育がみられない場合，同じ周期の CD14ごろから CC 100〜150 mg を 5 日間追加投与することにより排卵率が上がる．

● 他剤との併用

1．メトホルミン

　PCOS で CC 単独で排卵しない場合に，メトホルミン 750〜1,750 mg を毎日服用することにより排卵率が向上する．頻度は低いもののメトホルミンには肝障害や乳酸アシドーシスの副作用もあり，慎重な投与が必要である．

2．グルココルチコイド

　CC で排卵しなかった場合にグルココルチコイドを併用すると排卵率，妊娠率が向上する．グルココルチコイドの投与には副作用もあり，3〜6 周期結果がでなければ中止するべきである．

表1 CC の投与量と排卵率，累積妊娠率

CC 投与量	1 錠×5 日	2 錠×5 日	3 錠×5 日	4 錠×5 日	5 錠×5 日
排卵した人の割合（%）	52	22	12	7	5
排卵した場合の 3 周期の累積妊娠率（%）	50	45	33		
排卵した場合の 6 周期の累積妊娠率（%）	62	66	38		

3. ゴナドトロピン

CC 不応性の排卵障害や原因不明不妊には CC ＋ ゴナドトロピンが有効である．CC 投与と同時に，あるいは CC 投与に引き続き hMG または FSH を連日，あるいは隔日 75 〜 150 単位投与する．投与間隔を開けながら 300 単位投与する方法が有効な場合もある．CC 抵抗性の無排卵症はゴナドトロピンに対して非常に sensitive なことが多く，頻回の超音波による卵胞観察のもと，あくまでも 1 個の卵胞発育を目標としなければならない．体外受精周期でない場合には無排卵性の不妊患者に意図的に過排卵を行うべきではない．

● CC 周期のモニタリング

CD12 〜 14 ごろから超音波による卵胞モニタリングを行い，尿 LH キットを併用して排卵時期を予測する．必要に応じ，血中 LH，エストラジオール（E_2），頸管粘液検査などを追加する．LH サージは CC 投与終了の 5 〜 12 日後に起こり，CC を CD5 から開始した場合には CD16，17 ごろに排卵することが多い．タイミング指導を行う場合には尿中 LH キットで陽性になった日に性交を行うように指導する．AIH は尿中 LH キットが陽性になってから 18 〜 53 時間の間のどこで行っても妊娠率，生産率に差はない．自然排卵を待っても hCG により排卵を起こしても妊娠率に差はないが，卵胞径が 25 mm を超えても LH サージが起こらない場合には hCG により排卵を起こしたほうがよい．

● CC の副作用

比較的多い副作用としては気分変動，ホットフラッシュがある．霧視や複視などの目の異常（＜2%）や頭痛が起こった場合には CC の中止が望ましい．

抗エストロゲン作用により頸管粘液の質が悪くなったり量が少なくなった場合には，他の排卵誘発剤に変更するか AIH を行う．子宮内膜が薄くなった場合には他の排卵誘発剤に変更する．

文献

1）The Practice Committee of the American Society for Reproductive Medicine：Fertil Steril 2013；100：341-348.

（辰巳賢一）

Chapter 5　排卵障害

29 排卵のある不妊患者にゴナドトロピン療法は有効か？

妊娠率の向上だけをエンドポイントとするならば，排卵周期を有する原因不明不妊女性に対し，ゴナドトロピン(Gn)と子宮内人工授精(IUI)を組み合わせる治療法(Gn-IUI)の有効性を唱える報告は存在する．ただし女性の年齢，あるいはカップルの不妊因子によっては，Gn-IUI療法は妊娠率の向上に寄与しないという事実も報告されている．また Gn 療法による多胎妊娠や OHSS の発生率上昇は明白であり，これらを勘案してその有益性を論じるべきである．
以上より，排卵周期を有する不妊女性に対する Gn 療法は，<u>有効性は否定しえないが，有益性に関しては慎重に議論すべき</u>であり，その選択の際には ART を含む他の治療法との安全性を比較し，一定のリスクを伴う治療選択肢であることの説明は必須である．

　不妊治療の原則は，他の疾患への医療と同様に原因治療であるべきことはいうまでもなく，すべての不妊治療には厳密な適応がある．ただし不妊治療には特異な点があり，非 ART 治療では精子の卵管内への侵入，排卵，卵子の卵管采へのピックアップ，卵管膨大部での受精，胚発生，子宮内膜への着床など，妊娠反応が陽性となるまでの約 2 週間は，いわゆるブラックボックス内で進む．したがって現行の不妊検査をすべて行っても，臨床的にアンタッチャブルな領域が存在し，暫定的に原因不明不妊と診断しているにすぎないカップルが存在する．
　これらの理由から，たとえ原因治療を施しても確実に妊娠できる治療法は存在せず，しかも女性の年齢上昇に伴い卵子の質は確実に低下し，妊娠率は漸減する．また同一治療の有効性は 3 周期まで，という認識もある．そのため不妊治療の現場では原因治療とあわせ，step up と称して厳密には適応がない排卵誘発法や子宮内人工授精(intrauterine insemination：IUI)，あるいは生殖補助医療(assisted reproductive technology：ART)が慣習的に行われている．
　Guzick ら[1]がその有用性を報告して以来，原因不明不妊に対してあえて行う Gn-IUI 療法に期待されることは，成熟卵を確実に排卵させ，黄体機能不全などの内分泌的環境を整え，周期あたりの妊娠率を向上させることと推定される．ただし厳密には適応がない排卵誘発法，とりわけ排卵周期を有する不妊女性へのゴナドトロピン(Gn)療法の問題点は，たとえインフォームドコンセントを得て慎重に投与した場合でも，自然周期と比し明らかに多胎妊娠率は増加し，卵巣過剰刺激症候群(ovarian hyperstimulation syndrome：OHSS)を発症させてしまう可能性が十分ありうる点である．たとえば最近の Diamond ら[2]の報告では，排卵周期を有する 18〜40 歳の原因不明不妊女性を，各薬剤の投与量は不明であるが Gn 療法，クロミフェン(CC)療法，letrozole 療法の 3 群に各々約 300 症例ずつランダム化して割り付け，4 周期までの IUI による治療成績を比較した．その結果，妊娠率は各々 35.5%，28.3%，22.4% であった．分析の結果，letrozole 療法に比し Gn 療法による妊娠率は有意に高率で

70

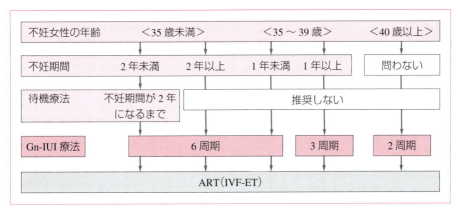

図1 【参考】排卵周期を有する原因不明不妊女性に対する，年齢・不妊期間別ゴナドトロピン(Gn)療法の適用法

〔Ray A, et al：Reprod Biomed Online 2012；24：591-602 より引用〕

あった($p=0.001$). 一方多胎分娩率は各々32.0％，5.7％，14.3％であった．CC療法に比し，Gn療法群で有意に多胎妊娠率が高く($p=0.001$)，しかも品胎妊娠はGn療法だけで発生した．この結果からも多胎妊娠を極力回避し，より安全な妊娠が期待できるCC-IUI療法を選択し，妊娠不成立の場合には単一胚移植によるARTを提供する治療戦略のほうが，有益性という点では優れているといえる．

多胎妊娠による母体の産科管理上の負担，あるいは出生した児への集中治療や後遺症の可能性，OHSS発症時の様々な患者負担を鑑みると，万一このような事態が発生した場合，十分な適応があり Gn療法を行った場合と比べ，担当医の負うべき責任は重い．Casperら[3]も原因不明不妊症に対する安易なGn療法の適用について，警鐘を鳴らす報告を行っている．

参考までに今後の原因不明不妊症に対する治療法の展開として，Rayら[4]は原因不明不妊症に対し，図1に示すような治療方針を提案している．彼女らは原因不明不妊症に対し，待機療法(タイミング指導)またはGn-IUI療法を選択するうえで，女性年齢および不妊期間に基づき決定すべきと述べている．女性年齢が40歳以上では不妊期間にかかわらずGn-IUI療法は2周期に留め，効果がなければ体外受精(*in vitro* fertilization：IVF)を勧める．35～39歳の場合は不妊期間が1年未満と1年以上で，Gn-IUI療法の周期数を変えて対応する．35歳未満では不妊期間が2年未満では，不妊期間が2年になるまでは待機療法をまず第一選択とし，2年以上の症例にはGn-IUI療法を勧める．このプロトコールに加え，比較的低い多胎分娩率(6.5％)を達成したPeeraerら[5]の提唱する低用量(37.5～75単位/日)Gn-IUI療法を採用し，排卵のある不妊女性に対するGn療法の有益性向上につながることを期待したい．

いずれにせよGn療法の適応が厳密にはなく，投与する必要性がない不妊女性へのGn療法の適用は，生殖医療に携わる立場からは慎重でありたい．

文献

1) Guzick DS, et al：N Engl J Med 1999；340：177-183.
2) Diamond MP, et al：N Engl J Med 2015；373：1230-1240.
3) Casper RF, et al：Fertil Steril 2016；106：528-529.
4) Ray A, et al：Reprod Biomed Online 2012；24：591-602.
5) Peeraer K, et al：Hum Reprod 2015；30：1079-1088.

（柴原浩章）

Chapter 5 排卵障害

Q30 hMGとリコンビナントFSHはどのように使い分ける？

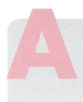

hMG製剤（hMG/uFSH/FSH-HP）とFSH製剤，およびrFSH製剤は，ほぼ同程度の排卵誘発効果を示す．このうちrFSH製剤の特徴として，ロット間のばらつきが少なく，アレルギー反応が少なく，また自己注射が可能という利点がある．ただし現状において，他剤と比べ高価格という問題点がある．
このような特徴も考慮しながら，内因性のLHが上昇しているPCOS女性にはrFSH製剤，あるいはLH含有量の少ないFSH-HP製剤を投与し，一方LH低値を示す症例ではhMG製剤を選択する．

　ゴナドトロピン（Gn）療法として用いられている注射剤は，FSH/LH比によりヒト閉経後尿性ゴナドトロピン（human menopausal gonadotropin：hMG）製剤と卵胞刺激ホルモン（follicle stimulating hormone：FSH）製剤に大別される．現在わが国で使用可能なhMG/FSH製剤を表1に示す．

　hMG製剤はLunenfeldらが1960年に，閉経後女性尿からhMGを精製して排卵誘発剤として投与して以来，尿由来hMG（urinary hMG：uhMG）製剤が使用されてきた．日本薬剤局外基準によれば，hMG製剤として認められる製品のFSH/LH含有比は1：≦10である．

　1990年代初頭に入り，hMG製剤から特異的にLH成分を除去した精製FSH製剤（FSH-highly purified：FSH-HP）が発売され，FSH：LH＝1：≦0.0053と決められている．LH成分の多いhMG製剤と同程度の排卵誘発効果を示し，LH含有量が少ないことで，卵巣過剰刺激症候群（ovarian hyperstimulation syndrome：OHSS）などの副作用の軽減が期待された．

　1992年には遺伝子組換え技術を利用し，遺伝子組換えFSH（recombinant FSH：rFSH）製剤が開発された．rFSH製剤はFSH-HP製剤と比べ，単位あたりのFSH活性が高い．その理由としてrFSH製剤は生殖年齢女性の下垂体FSHと同様，塩基性側のイソホルモンを多く含

表1 現在わが国で使用可能なhMG/FSH製剤

製剤名	単位	会社名	製剤*	FSH/LH
フォリスチム®注カートリッジ	300，600，900	MSD	rFSH	1/0
フォリスチム®注	50，75，150	MSD	rFSH	1/0
ゴナールエフ®皮下注ペン	300，450，900	メルクセローノ	rFSH	1/0
ゴナールエフ®皮下注用	75，150	メルクセローノ	rFSH	1/0
ゴナピュール®注用	75，150	あすか製薬	uFSH	1/0.000023
フォリルモン®P注	75，150	富士製薬	uFSH	1/0.00027
HMG注テイゾー®	75，150	あすか製薬	uhMG	1：1
HMG筋注用「F」®	75，150	富士製薬	uhMG	1：0.33
HMG注射用「フェリング」®	75，150	フェリング・ファーマ	uhMG	1：1

＊rFSH：遺伝子組み換え型FSH，uFSH：尿由来FSH，uhMG：尿由来hMG

表2	hMG 製剤と rFSH 製剤の比較	
	hMG 製剤	rFSH 製剤
由来	閉経後女性尿	チャイニーズハムスター卵巣細胞
感染のリスク	ありえる(ただし報告はない)	ない
局所的アレルギー反応	ありえる	可能性は低い
ロット間のばらつき	ありえる	ほとんどない
安定した供給	原料入手困難による停止はありえる	可能
生物活性あたりの価格	安価	hMG 製剤の数倍

むことや，ロット間のばらつきが少ないことが考えられている[1]．またアレルギー反応が少なく，自己注射が可能であり，コンプライアンスが向上した．ただし現状において，他剤と比べ高価格という問題点がある(表2)．

　hMG/uFSH/FSH-HP 製剤と rFSH 製剤の比較に関しては，rFSH 製剤の有用性を報告する論文もあるが，国内の rFSH 製剤臨床試験成績によると，WHO グループ II に分類される不妊症例で排卵誘発を行った結果，低用量 rFSH 療法は従来の uFSH 75 単位投与と比較して，排卵率，単一卵胞発育率は同等であることが示されている[2]．したがって両製剤の特徴も考慮しながら，内因性の LH が上昇している多嚢胞性卵巣症候群(polycystic ovary syndrome：PCOS) 女性には rFSH 製剤，あるいは LH 含有量の少ない FSH-HP 製剤を，一方 LH 低値を示す症例では hMG 製剤を選択する．

　生殖補助医療(assisted reproductive technology：ART)においても，rFSH 製剤と尿由来の hMG/uFSH/FSH-HP 製剤の有用性を比較したレビュー[3]によると，生産率・OHSS 発症率とも両者に有意差を認めなかったと報告している．

　なおすでに海外では FSHβ サブユニットの C 末端に hCGβ サブユニットの C 末端を融合して開発された rFSH-CTP(FSH carboxy-terminal peptide：Corifollitropin alfa) 製剤が ART で臨床応用されているが，半減期が長く投与回数が減少できるという特徴を有し，コンプライアンスがさらに向上している．いずれわが国でも投与可能になることが期待されている[4]．

文献

1) 辰巳賢一：産と婦 2012；79：859-863.
2) 小川　晃，他：日薬理誌 2008；131：139-148.
3) van Wely M，et al：Cochrane Database Syst Rev 2011：CD005354.
4) 千石一雄：不妊・不育診療指針．柴原浩章(編著)．中外医学社，2016；pp253-256.

(柴原浩章)

Chapter 5 排卵障害

 OHSS を防ぐ排卵誘発法は？

卵巣過剰刺激症候群（OHSS）発症のリスク因子として多囊胞性卵巣症候群（PCOS），中枢性第2度無月経，OHSS の発症既往，などがある．これらのリスク因子を有する不妊女性に対しては，OHSS の発症予防を意識し，肥満ややせに対する体重是正とともに，適応があればまずクロミフェンクエン酸塩（CC）による排卵誘発から治療を開始する．

PCOS では CC を基本とする経口剤で排卵周期が回復しない場合，ゴナドトロピン（Gn）療法として FSH 製剤の低用量漸増法，または腹腔鏡下卵巣多孔術（LOD）のいずれかを選択する．Gn 療法により多数の卵胞発育に至る場合，hCG 投与を中止したうえ，避妊指導も徹底する．

　卵巣過剰刺激症候群（ovarian hyperstimulation syndrome：OHSS）は排卵誘発剤に対する過剰反応により卵巣が腫大し，腹水や胸水が貯留する医原性疾患である．まれに腎不全や血栓塞栓症をきたす最重症 OHSS を呈し，後遺症や生命にかかわることもある．したがって生殖医療に従事する医師は，OHSS を予防する排卵誘発法や，OHSS を発症した場合の治療法に精通しなければならない．

　OHSS 発症のリスク因子には，多囊胞性卵巣症候群（polycystic ovary syndrome：PCOS），中枢性第2度無月経などゴナドトロピン（Gn）投与量が多くなりやすい女性，OHSS の発症既往，などがある（**表1**）[1]．したがって不妊治療に際し，特にこれらのリスク因子を有する女性に対し OHSS の発症予防を意識して排卵誘発法を選択し，Gn 療法に際し投与する製剤の種類，投与量を決定する[1]．

　排卵誘発に際し Gn 療法を回避する手段もある．たとえば肥満ややせのある排卵障害の女性には，体重の是正による排卵周期の回復を期待する．PCOS の治療方針（**Q21 図1**）としては CC の投与が第一選択であり，インスリン抵抗性やプロラクチン高値，テストステロン高値を伴う女性には，各々インスリン増感剤，ドパミン作動薬，プレドニンの併用を試みる．

表1 OHSS 発症のリスク因子

①多囊胞性卵巣症候群（PCOS）
②中枢性第2度無月経など Gn 投与量が多くなりやすい女性
③ OHSS の発症既往
④若年
⑤やせ
⑥血中エストラジオール値の急速な増加
⑦発育卵胞数の増加
⑧ ART における採卵数の増加
⑨ hCG 投与量の増加，hCG の反復投与
⑩妊娠成立

〔柴原浩章，他：産婦治療 2003；86：667-674 より引用・改変〕

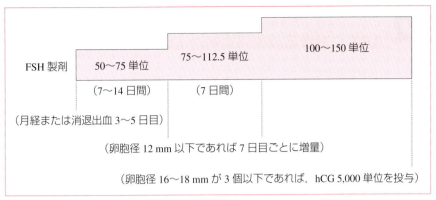

図1 Chronic low-dose step up 法
〔Homburg R, et al：Fertil Steril 1995；63：729-733 より引用・改変〕

これらの経口製剤で排卵周期が回復しない場合，Gn療法または腹腔鏡下卵巣多孔術（laparoscopic ovarian drilling：LOD）のいずれかを選択する[2]．後者のほうがOHSSばかりでなく，多胎妊娠の発症予防の観点からも大きな利点を有するが，手術のリスク，あるいは妊娠成立までの期間がやや長期化しやすいという欠点がある．

　PCOS女性にGn療法を行う際，LH含有製剤は多発排卵を生じやすくhMG製剤は避け，図1に示すようにFSH製剤を低用量から漸増する投与法（chronic low-dose step up 法）を選択する[3]．

【処方例】
●下記を併用する
① FSH製剤として，下記のいずれかを用いる
　・フォリスチム®注（300単位）　1回50単位で開始　1日1回　連日皮下注　自己注射
　・ゴナールエフ®注（450単位）　1回50～75単位で開始　1日1回　連日皮下注　自己注射
　・ゴナピュール®注（75単位）　1回75単位で開始　1日1回　連日筋注　通院注射
② ゴナトロピン®注（5,000単位）　1回5,000単位　筋注（卵胞成熟時）

　投与期間が一般に長期化するため，自己注射の可能なリコンビナントFSH製剤はコンプライアンスを向上させる．ただし結果的に多数の卵胞発育に至ることがあり，多胎妊娠回避の観点からも，治療開始前から16 mm以上の卵胞発育を多数（3個以上）認める場合には，hCG投与を中止することにつきインフォームドコンセントを得ておく．それにもかかわらず排卵して妊娠が成立すると，内因性のhCG産生によりOHSSの発症や増悪の可能性があり，避妊指導は徹底する．

文献

1) 柴原浩章，他：産婦治療 2003；86：667-674．
2) 日本産科婦人科学会生殖・内分泌委員会：本邦における多嚢胞性卵巣症候群の治療に関する治療指針作成のための小委員会（平成19～20年度）報告．日産婦会誌 2009；61：902-912．
3) Homburg R, et al：Fertil Steril 1995；63：729-733．

（柴原浩章）

Chapter 5 排卵障害

Q32 ARTにおける調節卵巣刺激法はどう使い分ける？

A　AMH値により評価した個々の卵巣予備能に応じ，調節卵巣刺激法（COS）の選択を個別化する．AMH値が正常範囲であれば，調節性に優れるLong法を基本とする．低AMH値には高年齢者が多く，一定の採卵数の確保を目標とする．Short法を選択し，FSHは300単位／日あるいは450単位／日を投与する．高AMH値には若年者やPCOSが多く，FSH製剤に対する過剰反応に注意する．すなわちGnRHアンタゴニスト法を選択し，FSHは150単位／日を投与する．

　調節卵巣刺激法（controlled ovarian stimulation：COS）とは効率的な採卵のため排卵誘発剤を用い発育卵胞数を至適範囲内になるよう調節しながら，複数の卵胞発育を促す卵巣刺激法をいう．一般にゴナドトロピン（gonadotropin：Gn）製剤を用いCOSを行うが，生殖補助医療（assisted reproductive technology：ART）適応となる女性には若年者から40歳以上の高年齢女性に至るまで，あるいは早発卵巣不全（primary ovarian insufficiency：POI）の女性から多嚢胞性卵巣症候群（polycystic ovary syndrome：PCOS）の女性に至るまで，卵巣予備能に大きな個人差が存在する．したがって一方では卵巣過剰刺激症候群（ovarian hyperstimulation syndrome：OHSS）の発症予防に配慮し，他方では低卵巣予備能の女性に対し一定の採卵数を確保するためCOSの個別化が必要であり，individualized COS（iCOS）とよぶ．なお個々の卵巣予備能は抗ミュラー管ホルモン（anti-müllerian hormone：AMH）値により把握できる．

　iCOSの一例を図1に示す[1]．AMH値が2～4 ng/mLを正常反応と位置づけ，Long法を選択する．すなわち採卵を実施する前周期の黄体期中期よりGnRHアゴニストの点鼻投与を

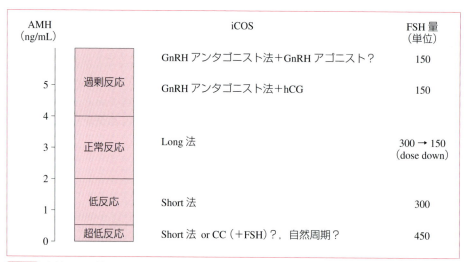

図1　血清AMH値による初回iCOS
〔柴原浩章：日産婦誌 2014；66：2149-2152より引用〕

76

開始する．Long 法では月経開始 3 日目以降いつでも Gn の投与開始が可能であることから，調節性に優れ臨床の現場で最も頻用される．

FSH 投与量は最初の 3 日間は 300 単位，その後は 150 単位に減量する（図 2）[1]．

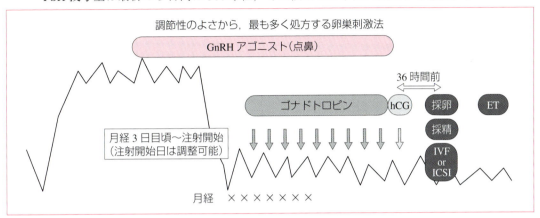

図 2 GnRH アゴニスト・Long 法
〔柴原浩章：日産婦会誌 2014；66：2149-2152 より引用〕

【処方例 1】 GnRH アゴニスト・Long 法（図 2）
● 下記の順に併用する
① スプレキュア®点鼻薬（0.15%）　1 回 300 μg　1 日 3 回　8 時間毎に両側鼻腔内に各 1 回噴霧（計 300 μg）　高温期 7 日目から開始
② ゴナールエフ®注（150 単位）　1 回 300 単位　1 日 1 回　月経 3 日目以降いつからでも開始可　投与 4 日目から AMH 値および超音波所見により，150 単位への dose down などのように調整
③ ゴナトロピン®注（5,000 単位）　1 回 5,000 単位　首席卵胞径が 17 〜 18 mm 以上かつ血中 E_2 値が 200 pg/mL/卵胞で筋肉注射

AMH 値が 0.5 〜 2 ng/mL は低反応が予想され，Short 法を選択する．GnRH アゴニスト投与直後の flare up 現象による卵巣刺激も利用でき，ovarian reserve が低い症例に対し卵胞発育の改善が期待できる．FSH 投与量は 300 単位で固定する（図 3）[1]．AMH 値が 0.5 ng/mL 以下

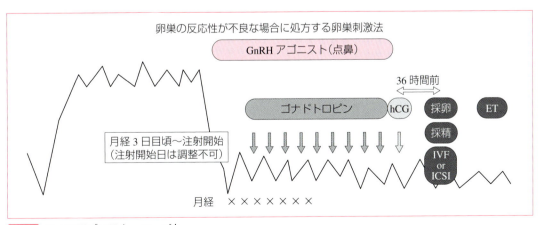

図 3 GnRH アゴニスト・Short 法
〔柴原浩章：日産婦会誌 2014；66：2149-2152 より引用〕

> 【処方例 2】GnRH アゴニスト・Short 法（図 3）
> ● 下記の順に併用する
> ① スプレキュア®点鼻薬(0.15%) 1 回 300 μg　1 日 3 回　両側鼻腔内に各 1 回噴霧(計 300 μg) 月経開始直後から開始
> ② ゴナールエフ®注(150 単位)　1 回 300 単位　1 日 1 回　月経 3 日目から開始　低 AMH 値の女性が対象のため投与量は変更しないことが多い
> ③ ゴナトロピン®注(5,000 単位)　1 回 5,000 単位　首席卵胞径が 17〜18 mm 以上，かつ血中 E_2 値が 200 pg/mL/卵胞で筋注

は超低反応が予測され，Short 法で FSH 投与量を 450 単位で固定する．それでも反応不良であれば，次回の採卵ではコスト面も考慮し CC（＋FSH）あるいは自然周期を選択する．

一方 AMH 値が 4 ng/mL 以上は若年者や PCOS 女性が多く含まれ，FSH 製剤に対する過剰反応に注意し，GnRH アンタゴニスト法を選択する．GnRH アンタゴニストは投与直後から内因性 Gn 分泌を即効性に抑制する．投与法には連日法(multiple-dose)と，単回法（single-dose)があり，このうち連日法の実際を図 4 に示す[1]．FSH 投与量は 150 単位で固定する．首席卵胞径が 17〜18 mm 以上で hCG 投与への切換えを基本とするが，OHSS 発症を回避すべき際には，hCG に代わり GnRH アゴニストを考慮する．

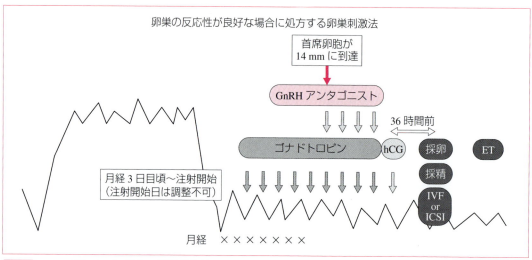

図4　GnRH アンタゴニスト・連日投与法
〔柴原浩章：日産婦会誌 2014；66：2149-2152 より引用〕

【処方例3】GnRH アンタゴニスト・連日投与法（図4）

●下記の順に併用する

①ゴナールエフ®注（150 単位）　1 回 300 単位　1 日 1 回　月経 3 日目から開始　投与量は 4 日目から AMH 値および超音波所見により，150 単位への dose down などのように調整

②セトロタイド®注（0.25 mg）　1 回 0.25 mg　1 日 1 回　首席卵胞が 14 mm に到達した時点で投与開始　hCG 投与まで連日投与

③ゴナトロピン®注（5,000 単位）　1 回 5,000 単位　首席卵胞径が 17 〜 18 mm 以上，かつ血中 E_2 値が 200 pg/mL/卵胞で筋注

【処方例4】GnRH アンタゴニスト・単回投与法

●下記の順に併用する

①ゴナールエフ®注（150 単位）　1 回 300 単位　1 日 1 回　月経 3 日目から開始　投与量は 4 日目から AMH 値および超音波所見により，150 単位への dose down などのように調整

②セトロタイド®注（3 mg）　1 回 3 mg　1 日 1 回　首席卵胞が 14 mm に到達した時点で開始ただし投与後 5 日以内に採卵日の決定に至らない場合は，hCG 投与当日までセトロタイド®またはガニレスト®0.25 mg を連日追加投与

③ゴナトロピン®注（5,000 単位）　1 回 5,000 単位　首席卵胞径が 17 〜 18 mm 以上，かつ血中 E_2 値が 200 pg/mL/卵胞で筋注

文献

1）柴原浩章：日産婦会誌 2014；66：2149-2152.

（柴原浩章）

Q33 ART における低卵巣刺激はどのように行う？

A GnRH アンタゴニストを併用する低卵巣刺激法（MOS）では，月経周期 5 日目から FSH 投与を開始し，首席卵胞径が 14 mm に到達した段階で GnRH アンタゴニストを投与する．この方法により採卵数は減少するものの，従来法でいう poor responder 程度の採卵数であっても，十分な着床率を獲得できることがメタアナリシスに基づき報告されている．

　1988 年から生殖補助医療（assisted reproductive technology：ART）において臨床応用が開始された GnRH アゴニストを併用する調節卵巣刺激法（controlled ovarian stimulation：COS）では，若年者や抗ミュラー管ホルモン（anti-müllerian hormone：AMH）が高値を示す女性において一定の卵巣過剰刺激症候群（ovarian hyperstimulation syndrome：OHSS）発症リスクがあり，まれに後遺症や生命にかかわる重症例も報告されてきた．ほかにも精神的なストレスや治療からの脱落率が高い，腹部不快感などの問題点が指摘されたことから，1996 年に Edwards らは，より安全性を重視し，女性に対して優しいフレンドリーな COS として，低卵巣刺激法（mild ovarian stimulation：MOS）の必要性を唱えた．

　1994 年に臨床応用された GnRH アンタゴニストを併用する COS の特徴は，GnRH アンタゴニストを投与するまでの間，投与するゴナドトロピン（Gn）製剤に上乗せして，内因性の Gn による卵巣刺激効果も期待できる．したがって GnRH アゴニスト併用法と比し Gn 投与量が少なくすみ，そのため採取卵子数は少なく，OHSS の発症抑制が期待できる．そこで最近の individualized COS（iCOS）においては，OHSS のハイリスク女性に対して選択することが多い．

　GnRH アンタゴニスト法では一般に day 3 から FSH 投与を開始し，首席卵胞径が 14 mm に到達した段階で GnRH アンタゴニストを投与する．MOS ではこの GnRH アンタゴニスト法を応用し，day 5 から FSH 投与を 150 単位/日で開始し，GnRH アンタゴニストの投与は同様とする（**図 1**）[1]．採卵数は減少するが，COS の種類により至適採卵数は様々であり，MOS においては，従来法でいう poor responder 程度の採卵数であっても，十分な着床率が獲得できることがメタアナリシスに基づき報告されている[2]．その根拠として，MOS では胚の獲得数は減少するが胚の質は改善する，あるいは胚盤胞の異数性染色体異常が低下する，などの理由とともに，通常の COS で反応良好な女性では，過剰なステロイドが子宮内膜の胚受容能を低下させるため，と述べている．

【処方例】MOS の投与プロトコール（図 1）
● 下記の順に併用する
① ゴナールエフ®（150 単位）　1 回 150 単位　1 日 1 回　月経 5 日目から開始　投与量は固定
② セトロタイド®注（0.25 mg）　1 回 0.25 mg　1 日 1 回　首席卵胞が 14 mm に到達した時点で投与開始　hCG 投与まで連日投与
③ ゴナトロピン®注（5,000 単位）　1 回 5,000 単位　首席卵胞径が 17～18 mm 以上，かつ血中 E_2 値が 200 pg/mL/卵胞で筋注

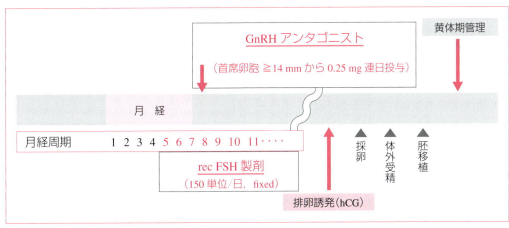

図1 MOS の投与プロトコール
〔柴原浩章：卵子学．森　崇英（編），京都大学出版会，2011；pp 523-530 より引用〕

　このほか，経口薬であるクロミフェンクエン酸塩を用いる方法もあるが，GnRH アナログ製剤を併用しない COS では，premature LH サージによる採卵キャンセルがありうることについて，治療前にインフォームドコンセントを得ておく必要がある．

文献
1) 柴原浩章：卵子学．森　崇英（編），京都大学出版会，2011；pp 523-530．
2) Verberg MF, et al：Hum Reprod Update 2009；15：5-12．

（柴原浩章）

Q34 挙児希望のない頻発月経はどのように治療する？

初経発来後の数年間や閉経前期で貧血などの症状がない場合は基本的には経過観察でよいが，治療が必要な場合は Holmstrom 療法などのホルモン療法を行う．

●頻発月経の病態

　頻発月経とは，月経周期が 24 日以内のものと定義される．不正出血との鑑別が難しい場合もあり，器質的婦人科疾患（子宮体癌や子宮筋腫など），血液疾患，抗凝固剤などの薬物使用などの有無に注意が必要である．

　頻発月経は，その病態から無排卵性と排卵性（卵胞期短縮性および黄体期短縮性）に分類され，約 60% が無排卵性である．無排卵周期症は初経発来直後や閉経前に認められる[1)2)]．排卵性の場合は，卵胞期あるいは黄体期の短縮のいずれでも頻発月経は起こる．卵胞期の短縮は，加齢に伴って FSH が徐々に上昇することにより卵胞発育が促進されて生じるため閉経前に多い．黄体期の短縮は黄体機能不全によって起こる．

●頻発月経の診断

　まず，注意深い問診を行う．病態の把握には基礎体温を参考にするとよい．一般的には，基礎体温の高温相が 10 日以下（12 日未満としてもよい）であれば黄体期の短縮，つまり黄体機能不全による頻発月経と診断する．必要であれば，内分泌学的検査（LH，FSH，エストラジオール，プロゲステロン，プロラクチン，甲状腺ホルモンなど）を行い，高プロラクチン血症，多囊胞性卵巣症候群，甲状腺疾患などの有無を調べる[3)]．

●頻発月経の治療

　年齢，貧血の有無などを考慮して治療法を選択する．初経発来直後や閉経前に認められる頻発月経は，必ずしも治療せずに経過観察としてもよい．前者では多くが正常排卵性周期に移行し，また後者では閉経に至るので問題となることは少ない．しかし，頻回な出血に伴う貧血がある場合や頻回の出血に煩わしさを感じている場合などは治療の対象となる．

　治療としては，挙児希望がなく器質的疾患が除外された場合は Holmstrom 療法などのホルモン療法により頻発月経は改善される．

1. Holmstrom 療法

プロゲステロン製剤を周期的に投与する.

> 【処方例】
>
> ●下記のいずれかを用いる
>
> ・デュファストン®錠（5 mg）1回1錠　1日3回　毎食後　月経周期15日目から10日間
>
> ・ルトラール®錠（2 mg）1回1錠　1日2回　朝夕食後　月経周期15日目から10日間
>
> ・オオホルミンルテウムデポー®注（125 mg）1回125 mg　筋注　月経周期15日目
>
> ・プロゲホルモン®注（25 mg）1回25〜50 mg　筋注　月経周期15日目から10日間

2. Kaufmann 療法

最初にエストロゲン，次いでエストロゲンとプロゲステロンを順次に投与して，外因性にホルモンを補充する方法である.

本法施行中は，外因性のエストロゲンとプロゲステロンにより視床下部へのnegative feedback がかかり下垂体機能が抑制されているが，3〜6周期施行して本法を中止すると，視床下部へのnegative feedback による抑制が弱まって，視床下部 - 下垂体 - 卵巣系の機能が活性化して正常月経周期が回復することがある.

本法は，Holmstrom 療法が無効な場合や，正常月経周期の回復を期待する場合に用いられることが多い.

> 【処方例】
>
> ●下記のいずれかを用いる
>
> ・プレマリン®錠（0.625 mg）1回1錠　1日1回　月経周期5日目より11日間
>
> 　プラノバール®配合錠　1回1錠　1日1回　プレマリン®内服終了後より11日間
>
> ・プロギノン・デポー®注（10 mg）1回10 mg　筋注　月経周期5日目と15日目
>
> 　オオホルミンルテウムデポー®注（125 mg）1回125 mg　筋注　月経周期15日目

3. 低用量エストロゲン・プロゲステロン配合薬

Kaufmann 療法の長期継続が必要な場合に選択肢の1つとなる.

文献

1) Mansfield MJ, et al：J Repro Med 1984；29：399-410.
2) Burger HG, et al：Menopause 2005；12：267-274.
3) ACOG practice bulletin：Int J Gynaecol Obstet 2001；72：263-271.

（浅田裕美，杉野法広）

Chapter 6　黄体機能不全

一般不妊治療における黄体機能不全の治療法は？

現在のところ一般不妊治療における黄体機能不全に対する治療の有効性に関するエビデンスはないが，高プロラクチン血症や卵胞発育不良のために二次的に黄体機能不全を呈している症例も多く存在するため，各症例における黄体機能不全の病因・病態を考慮して個別に対応する．

● 黄体機能不全の病態

　黄体機能不全とは，黄体からのエストロゲンとプロゲステロンの分泌不全により，子宮内膜の分泌性変化が完全に起こらないものと定義されている．しかし，実際には黄体からのホルモン分泌に異常がなくても子宮内膜の変化に異常がある場合もあり，子宮内膜の異常も含めて黄体機能不全を取り扱っているのが現状である．黄体機能不全の不妊患者における頻度は 10 〜 30％ と報告されている．黄体機能不全は，単一の病因による疾患ではなく，多くの病態や病因が含まれている．いわゆる広義の黄体機能不全（luteal phase defect）には，黄体からのホルモン分泌に異常がある狭義の黄体機能不全（luteal insufficiency）と黄体からのホルモン分泌には異常がないが子宮内膜の変化に異常がある子宮内膜機能不全（endometrial insufficiency）が含まれる[1]．

● 黄体機能不全の診断・治療に関する欧米の見解

　わが国では明確な診断基準やガイドラインが存在しないが，American Society for Reproductive Medicine（ASRM）からは 2012 年に引き続き[2]，2015 年にも下記のように見解が出されている[3]．

①黄体機能不全は，高プロラクチン血症や甲状腺機能異常の結果として起こる可能性があるので，月経不順や乳汁分泌といった症状をもつ不妊症症例においては，原因を検索し，これらの原因疾患を治療する．

②基礎体温，尿中 LH，血中プロゲステロン値，子宮内膜日付診の異常を検出することの臨床的意義は認められないため，不妊症のスクリーニング検査としては勧められない．

③自然周期における黄体ホルモン補充療法（luteal support）の有効性は示されてない．

④生殖補助医療（assisted reproductive technology：ART）周期においては，プロゲステロンや hCG を用いた luteal support は有効であるが，hCG は卵巣過剰刺激症候群のリスクを高めるため，プロゲステロンを用いるほうがよい．

⑤妊娠が成立した場合の，プロゲステロンや hCG を用いた luteal support の有用性は示されていない．

　①〜④は，2012 年の見解と同じであるが，⑤は今回新たに加えられたコメントである．このように，ASRM の見解では，ART 周期では luteal support が必須としているが，自然周期においては黄体機能不全を診断する有効な方法がないと結論づけられており，積極的な診断・治療は推奨されていないのが現状である．

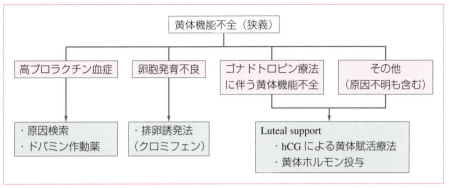

図1 黄体機能不全の治療指針

以上より，一般不妊治療における黄体機能不全の治療について有効性を示すエビデンスはないが，各症例における黄体機能不全の病因・病態を考えながら適切な治療方針を選択することが重要と考える．したがって本稿では，一般的に行われている黄体機能不全の診断・治療について述べる．

● 黄体機能不全の診断

一般的には，①基礎体温の高温相が10日以下（12日未満としてもよい），②黄体期中期の血中プロゲステロン値が10 ng/mL未満，③子宮内膜日付診の異常，のうちいずれか1つでも該当すれば黄体機能不全と診断する．血中プロゲステロン値または基礎体温に異常がある場合が狭義の黄体機能不全に相当し，子宮内膜日付診や子宮内膜の分化（脱落膜化）に異常がある場合を子宮内膜機能不全と考える[4]．

● 黄体機能不全の治療

黄体機能不全（狭義）の原因にもとづく治療方針のフローチャートを図1に示した．

1. 高プロラクチン血症

プロラクチンは視床下部からのGnRH分泌に影響してLHのパルス状分泌の頻度や振幅を減少させたり，顆粒膜細胞に作用して黄体化を抑制したりすることが知られている．

【処方例】
・カバサール®錠（0.25 mg）1回1錠　週1回　眠前
　1回量0.25 mgから始め，少なくとも2週間以上の間隔で1回量を0.25 mgずつ増量，標準維持量は1回0.25〜0.75 mg，最大量は1回1.0 mg

2. 卵胞発育不全

卵胞の発育が不良であれば，内莢膜細胞や顆粒膜細胞の成熟が不完全となり，これらの細胞が排卵後に黄体化しても，細胞の機能が低下することは容易に考えられる．そのため，排卵誘発剤によって卵胞発育を促進し，排卵後に形成される黄体の機能の改善を期待する．

クロミフェン療法が第一選択となるが，ゴナドトロピン療法も有効である．

【処方例】
・クロミッド®錠（50 mg）1回1〜2錠　1日1〜2回　月経5日目より5日間

3. ゴナドトロピン療法に伴う場合や原因不明の場合

　自然周期で黄体機能不全が認められない症例でも，hMG 製剤や FSH 製剤を用いたゴナド
トロピン療法を行う周期には黄体機能不全が起こりやすいことはよく知られている．これ
は，多数の発育卵胞から分泌されるエストラジオールによる negative feedback により LH 分
泌が抑制されるためだと考えられている[5]．この場合や，原因不明の黄体機能不全症例にお
ける luteal support には，hCG による黄体賦活療法かプロゲステロンの補充療法が選択され
る．

【処方例】

●下記のいずれかを用いる

・HCG モチダ®注（3,000 単位）1 回 3,000 単位　筋注　排卵確認後から隔日で 3 回

・デュファストン®錠（5 mg）1 回 1 錠　1 日 3 回　毎食後　排卵確認後から 14 日間

・ルトラール®錠（2 mg）1 回 1 錠　1 日 2 回　朝夕食後　排卵確認後から 14 日間

・オオホルミンルテウムデポー®注（125 mg）1 回 125 mg　筋注　排卵確認後

・プロゲホルモン®注（25 mg）1 回 25 ～ 50 mg　筋注　排卵確認後 10 日間

文献

1）杉野法広，他：産婦の実際 2012；61：1638-1646.

2）Practice Committee of the American Society for Reproductive Medicine：Fertil Steril 2012；98：1112-1117.

3）Practice Committee of the American Society for Reproductive Medicine：Fertil Steril 2015；103：e27-e32.

4）浅田裕美，他：産と婦 2016；5：491-494.

5）Fatemi HM：Reproductive biomedicine online 2009；19：4331.

（浅田裕美，杉野法広）

36 生殖補助医療における効果的な黄体補充療法は？

新鮮胚移植周期やホルモン補充周期融解胚移植では黄体ホルモン補充療法は必須であり，天然型プロゲステロン製剤を中心に使用する．

● ARTにおける luteal support についてのエビデンス（表1）[1]．

体外受精または顕微授精周期での黄体ホルモン補充療法（luteal support）について検討した94（計26,198人）のランダム化比較試験のメタアナリシスにより，luteal support に用いる薬剤，妊娠率，妊娠継続率，生産率，卵巣過剰刺激症候群（ovarian hyperstimulation syndrome：OHSS）発症率について比較検討している．

hCG 単剤の投与では，無治療群に比べ，妊娠継続率・生産率の有意な上昇を認めず，OHSS 発症率が有意に高かった．一方，プロゲステロン単剤投与では，妊娠率と妊娠継続率・生産率の上昇を認めた．プロゲステロンと hCG の併用はプロゲステロン単剤と比較し治療効果に有意差がないうえに，OHSS 発症のリスクが高まる．このことから，生殖補助医療（assisted reproductive technology：ART）周期においては luteal support は必須で，治療にはプロゲステロンを使用し，OHSS を予防するためには hCG 投与は避けるべきだと論じている．プロゲステロンの投与経路については，筋注，経口，経腟投与の間に治療効果に有意差を認めなかった．また，プロゲステロンにエストロゲンを併用する方法は，プロゲステロン単剤と比較し有意な効果を認めなかった．

● プロゲステロン製剤の種類

プロゲステロン製剤には天然型（マイクロナイズド）と合成型がある．ART で使用されているプロゲステロンは，欧米では，新鮮胚移植で99%，融解胚移植で97%が天然型のプロゲステロンであるのに対し，わが国では，新鮮胚移植で25%が天然型，59%が合成型で，16%が自家製プロゲステロン腟剤である．わが国では，最近まで使用できる天然型プロゲステロン製剤に制約があったため合成型プロゲステロンが使用されてきたが，合成型プロゲステロン，特にアンドロゲン受容体結合性を有するものでは児の先天異常のリスクが懸念されるため，使用は控えるべきであると考えられており，安全性・有効性の点から天然型の使用が推奨される[2]．

表1 ART 時の luteal support に用いる治療の有用性の比較

治療法	妊娠率	妊娠継続率・生産率	OHSS 発症率
hCG vs 無治療	―	―	※ OR＝4.28
プロゲステロン vs 無治療	※ OR＝1.89	※ OR＝1.77	発症なし
プロゲステロン vs hCGorhCG＋プロゲステロン	―	―	※ OR＝0.46
プロゲステロン vs プロゲステロン＋エストロゲン	―	―	―

―：有意差なし，※：有意差あり（OR：オッズ比）
〔van der Linden M, et al：Cochrane Database Syst Rev 2015；7；CD009154 より引用・作成〕

Chapter 6　黄体機能不全

　わが国で使用可能な天然型プロゲステロンは，経腟投与ではルティナス®腟錠 100 mg，ウトロゲスタン®カプセル 200 mg，ルテウム®腟用坐剤 400 mg，筋注ではプロゲホルモン®注とルテウム®注であり，経口製剤はない．経腟投与では，血液循環を介するのみでなく直接子宮内膜に移行するため，血中濃度が上がらなくても高い組織内濃度が得られる[3]．

　わが国の非ランダム化多施設共同オープン試験（第 3 相臨床試験）において，ART 周期における luteal support としてのプロゲステロン腟剤投与は，日本産科婦人科学会の ART 治療成績と比べ劣らない臨床妊娠率が得られている[4]．

● ART における luteal support

　ART において luteal support が必要となるのは，新鮮胚移植周期とホルモン補充療法周期の融解胚移植の 2 つの場合である．

1. 新鮮胚移植周期

　ART においては調節卵巣刺激が行われることが多く，これに使用されるゴナドトロピン製剤によって黄体機能不全が起こりやすい．これは，多数の発育卵胞から分泌されるエストラジオールによる negative feedback により LH 分泌が抑制されるためだと考えられている．また，早発 LH サージ防止目的で使用される GnRH アゴニストやアンタゴニストの作用により LH や FSH 分泌が抑制され黄体機能不全になりやすくなる．さらに，採卵時に卵胞内容が吸引される際に顆粒膜細胞の剝脱が起こり，これがその後の黄体組織形成不全を引き起こす．

　薬剤の投与開始時期は採卵日から 3 日以内であればいつ始めても妊娠率に差はなく[5]，妊娠反応が陽性となる妊娠 4 週で終了した場合と，それ以降まで継続投与した場合との比較で妊娠継続率に差が認められなかった[6]．

【処方例】

●下記のいずれかを用いる

・プロゲホルモン®注（25 mg）1 回 25 〜 50 mg　筋注　採卵日より妊娠 4 週まで

・ルテウム®注（25 mg）1 回 25 〜 50 mg　筋注　採卵日より妊娠 4 週まで

・ルティナス®腟錠（100 mg）1 回 100 mg　1 日 3 回　腟内投与　採卵日より妊娠 4 週まで

・ウトロゲスタン®腟用カプセル（200 mg）1 回 200 mg　1 日 3 回　腟内投与　採卵日より妊娠 4 週まで

・ルテウム®腟用坐剤（400 mg）1 回 400 mg　1 日 2 回　腟内投与　採卵日より妊娠 4 週まで

---

2. ホルモン補充療法周期の融解胚移植

　ホルモン補充療法周期では，エストロゲン投与による negative feedback により FSH 分泌が抑制され，卵胞発育や排卵が起こらないため，黄体が形成されず完全な黄体機能不全になる．妊娠黄体も形成されないため妊娠後も胎盤からプロゲステロンが産生される妊娠 7 週までは薬剤の投与を継続する必要がある．

　月経周期の 1 〜 3 日目からエストロゲンを投与することにより子宮内膜を増殖させ，子宮内膜が十分な厚さになった時点でプロゲステロンを投与し，プロゲステロンとの協調作用により着床に適した分泌期子宮内膜を作る．

　エストロゲン製剤の投与方法としては，自然周期のエストラジオールの分泌パターンに合わせて増減する方法と同一量を継続する方法があるが，どちらの投与方法を用いても妊娠率

88

に差はない．エストロゲン製剤は，添付文書では妊娠中には投与しないこととなっているので妊娠後の投与についてはインフォームドコンセントをとることが望ましい．エストロゲンの投与経路については，経口，経皮，腟内投与いずれも妊娠継続率に差を認めない[1]．

【処方例】
●下記を併用する
①エストラーナ®テープ（0.72 mg）1回4枚　月経周期3日目より隔日　妊娠8週まで
②ウトロゲスタン®腟用カプセル（200 mg）1回200 mg　1日3回　腟内投与　子宮内膜8 mm
　以上を確認した日から妊娠8週まで

文献

1) van der Linden M, et al：Cochrane Database Syst Rev 2015；7：CD009154.
2) Practice Committee of American Society for Reproductive Medicine in collaboration with Society for Reproductive Endocrinology and Infertility：Fertil Steril 2008；90：S150-153.
3) Cicinelli E, et al：Hum Reprod Update 1999；5：365-372.
4) 桑原　章, 他：新薬と臨床 2016；65：150-161.
5) Williams SC, et al：Fertil Steril 2001；76：1140-1143.
6) Nyboe Andersen A, et al：Hum Reprod 2002；7：357-361.

（浅田裕美，杉野法広）

37 卵巣機能に影響する抗がん剤はどのようなものがある？

シクロホスファミド，ブスルファン，カルムスチン，イホスファミド，ロムスチン，メルファラン，プロカルバジンなどのアルキル化薬が代表的な卵巣毒性を示す抗がん剤である．ベバシズマブは卵巣毒性を示す可能性があるが，詳細はいまだ不明である．

●抗がん剤の卵巣機能への影響

　抗がん剤によるがん治療は，その進歩によりがん患者の予後改善に大きな役割を果たし，近年では多くの若年女性がん患者ががんを克服することが可能となっている．しかし，抗がん剤には強い性腺毒性を示すものがあり，その結果，卵巣機能不全となる．

　卵巣内の原始卵胞は胎生期に形成され，出生後は少なくとも体内においては増加しない．その数は加齢とともに減少する．卵胞発育は休眠原始卵胞の活性化から始まるが，卵巣内の残存卵胞数が 1,000 個以下となると休眠原始卵胞の活性が停止し，発育卵胞のリクルートがなくなる．その結果，無排卵となり閉経する．

　抗がん剤はその性腺毒性により，卵胞を死滅させる．そのため，卵巣内の卵胞数は急激に減少し，加齢の場合と同様に残存卵胞数が 1,000 個以下まで減少すると閉経し，医原性の早発卵巣不全（primary ovarian insufficiency：POI）となる．

　抗がん剤による卵巣機能不全のリスクは，抗がん剤の種類や使用量によって異なるが，患者が抗がん剤治療を受ける際の卵巣機能にも大きく左右される．前述のように卵巣内の残存卵胞数は，患者の年齢によって大きく異なる．また，個人差も大きい．したがって，抗がん剤治療を受ける前に，卵巣予備能に関する検査（抗ミュラー管ホルモン，超音波下の胞状卵胞数計測）を実施することが重要である．

●卵巣機能に影響する抗がん剤

　表1に卵巣機能に影響する抗がん剤についてまとめた[1)～3)]．シクロホスファミド，ブスルファン，カルムスチン，イホスファミド，ロムスチン，メルファラン，プロカルバジンなどのアルキル化薬が代表的な卵巣毒性を示す抗がん剤である．シスプラチンも 600 mg/m^2 以上の投与で不可逆性の卵巣機能不全をきたす．シクロホスファミドやシスプラチンなどは投与回数や期間よりも総投与量が卵巣機能不全に関与するとされている．30歳以上の乳癌患者に対するシクロホスファミドを含むレジメンは総投与量 5 g/m^2 以上で卵巣機能不全となるリスクが高い．血管内皮細胞増殖因子（VEGF）に対するモノクローナル抗体であるベバシズマブは血管新生を抑制する作用から卵巣毒性を示す可能性があるが，詳細はいまだ不明である．

●抗がん剤による卵巣機能不全への妊孕性対策

　化学療法施行前の場合は，卵子または卵巣組織の凍結保存を行うことで，妊孕性を温存することが可能である．卵子凍結は技術的に確立された方法であり，成熟卵子1個あたり5～

	表1 抗がん剤と卵巣機能不全リスク		
	治療プロトコール	患者および投与量などの因子
高リスク （＞70%）	アルキル化薬＋全身放射線照射 アルキル化薬＋骨盤放射線照射 シクロホスファミド総量 プロカルバジンを含むレジメン テモゾラミド or BCNU を含む レジメン＋全脳放射線照射	5 g/m^2（＞40歳） 7.5 g/m^2（＜20歳） MOPP：＞3コース BEACOPP：＞6サイクル
中等度リスク （30〜70%）	シクロホスファミド総量 AC療法 FOLFOX4（フルオウラシル・フォリン酸・ オキサリプラチン） シスプラチンを含むレジメン	5 g/m^2（30〜40歳） ×4コース 　＋PTX or DTX（＜40歳）
低リスク （＜30%）	アルキル化薬以外の薬剤を含むレジメン シクロホスファミドを含むレジメン アントラサイクリン系＋シタラビン	ABVD，CHOP，COP 白血病に対する多剤療法 CMF，CEF，CAF（＜30歳）
リスクほとんどなし	ビンクリスチンを用いた多剤療法 放射性ヨウ素	
不明	モノクローナル抗体 チロシンキナーゼ阻害薬	

〔Browne H, et al：Gondal Dysfunction. Lippincott Williams & Wilkins, 2008, p2692, Lee SJ, et al：J Clin Oncol 2006；24：2917-2931, Loren AW：J Clin Oncol 2013；31：2500-2510 より引用・作成〕

10% 程度の妊娠が期待できる．しかし，体外受精と同様の方法で採卵を実施する必要があり，成熟した卵子を複数個凍結保存するためには，相当な時間を要するため，原疾患の治療が遅れる可能性がある．また，卵胞発育が確立されていない女児の場合，施行困難である．卵巣組織凍結は，原疾患が寛解したのちに卵巣組織を自家移植し，卵胞発育を再生させる方法であり，卵子凍結で指摘される短所は克服できる．しかし，最大の問題点は卵巣組織内にがん細胞が存在する場合（minimum residual disease：MRD），移植した卵巣組織からがん細胞が移入され，原疾患が再発するリスクがあるため，実施可能ながんは限定される．また，技術的にはいまだ完全に確立された方法とはいえず，移植組織の生着率の問題などから多量の原始卵胞を移植可能にもかかわらず，臨床成績は十分ではない．

　一方，化学療法施行後の場合は，必ずしも卵巣機能が低下するとは限らないため，まずは患者の卵巣機能（卵巣予備能）を，月経の状態，抗ミュラー管ホルモン，超音波下の胞状卵胞数計測などにより評価する．卵巣機能不全が認められる場合には，現時点での挙児希望について確認する．卵巣機能不全が認められるが POI までは至っていない場合は，挙児希望があれば早めの妊娠，必要に応じて不妊治療を勧める．挙児希望がない場合は，妊孕性温存（卵子凍結，卵巣組織凍結）というオプションがあることを提示し，希望があれば実施する．卵巣機能が POI の状態に陥っている場合には，**Q38** で述べる方法での治療を行う．

文献

1）Browne H, et al：Gondal Dysfunction. Lippincott Williams & Wilkins, 2008；p2692.

2）Lee SJ, et al：J Clin Oncol 2006；24：2917-2931.

3）Loren AW：J Clin Oncol 2013；31：2500-2510.

（河村和弘，河村七美）

Chapter 7　早発卵巣不全

38　POIに対する排卵誘発法を成功させるには？

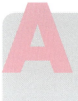

クロミフェンクエン酸塩は無効であり，高ゴナドトロピン環境を是正した上でのFSH/hMG製剤による卵巣刺激が推奨される．また最近，著者らが開発した卵胞活性化療法（IVA）も非常に有効である．IVAでは，生体内では発育しない残存卵胞を特殊な卵巣組織培養により活性化させ，卵胞発育を再生し，体外受精胚移植を行う．

● POIの病態

早発卵巣不全（primary ovarian insufficiency：POI）は40歳未満の高ゴナドトロピン低エストロゲン性無月経と診断されるが，確立された診断基準はない．染色体異常，自己免疫疾患，医原性など原因は多岐にわたり，女性100人に1人の頻度で発症する．疾患の原因は異なるものの，卵巣内の卵胞が急激に減少するといった共通の病態を示す．卵胞の発育は休眠原始卵胞の活性化に始まるが，残存卵胞数が1,000個以下となると卵胞の活性化が停止し，発育卵胞のリクルートが起こらず，卵胞顆粒膜細胞由来のエストロゲンが産生されなくなる．その結果，無排卵，無月経となる．

● POIに対する排卵誘発法：ホルモン療法

POIでは，卵胞由来のエストロゲン分泌がないため，子宮は極度に萎縮する．その結果，排卵誘発のみでは妊娠は困難である．また，エストロゲンが低値であることから，抗エストロゲン作用により卵胞発育を誘導するクロミフェンクエン酸塩（クロミッド®）は無効である．

したがって，エストロゲン投与により，子宮萎縮を回復しつつ，エストロゲンのnegative feedbackによって血中ゴナドトロピン値の正常化をねらう方法が有効である．具体的な処方例としてはプレマリン®錠（0.625 mg）1回1錠1日1～3回を投与し，2週間後にプロゲストン®錠（2.5 mg）1回1～2錠1日1～3回10日間を併用投与する．この方法により血中ゴナドトロピン値が正常化し，顆粒膜細胞のFSHへの感受性が高められると考えられているが，それを支持する基礎研究はない．むしろ，卵胞が発育中に高LH環境に恒常的に曝露されることで卵胞発育が障害されることが示唆されている[1]．

そのため，上記ホルモン療法ののち，血中ゴナドトロピン値が正常化したことを確認し，GnRHアゴニスト（スプレキュア®点鼻薬0.15%），ブセレリンとして1回150～300 μg 1日2～8回を投与し続けることで正常血中LH値を保ちながら，FSH/hMG製剤による卵巣刺激を行う方法がより有効と考えられる．POIでは，経腟超音波下に卵胞は認められず，正常な卵巣に対する卵巣刺激のようにすでに存在している胞状卵胞に対する刺激ではないため，長期間の注射が必要となる．また，POIの卵巣は萎縮し，血流が悪いため，卵巣刺激にはより高用量のFSH/hMG製剤が必要となることが多い．

子宮萎縮が回復していれば，排卵後に性交渉または人工授精を行うことも可能であるが，非常に貴重な卵子であることから，さらなる不妊要因の存在によるリスクを考慮し，体外受精胚移植による治療が選択される場合が多い．

●卵胞活性化療法（IVA）

　卵巣機能不全患者では，多くの場合，卵巣内の残存卵胞数が減少し，残り1,000個に近づくにつれ，休眠原始卵胞の活性化が不定期となり，月経周期は不順となって，最終的に休眠原始卵胞の活性化が起こらなくなり，閉経しPOIとなる．しかし，一度POIの状態になっても，休眠原始卵胞の活性化は完全には停止せず，数か月～数年に一度偶発的に活性化することがあり，その機会に上記のホルモン療法を行うことで，成熟卵胞の発育が得られるが，休眠原始卵胞の活性化およびごくわずかな発育卵胞の存在を診断できる方法はない．したがって，ホルモン療法を辛抱強く続けながら，偶発的な休眠原始卵胞の活性化を待ち続ける治療法となってしまう．しかし，わが国の晩婚化により，不妊治療を希望するPOI患者も高齢化しており，卵子の老化による不妊の問題も併発することから，いつ卵胞発育が得られるかわからない治療を漫然と続けるのではなく，休眠原始卵胞の活性化を人為的に行うことで，効率よく卵胞を発育させる方法としてIVAを開発した．

　卵胞活性化療法（*in vitro* activation：IVA）の概略を**図1**に示す[2]．腹腔鏡下に卵巣を摘出し，初期卵胞が含まれる皮質部分を残し，髄質を除去する．卵巣皮質の一部（全体の体積の10％程度）を固定して薄切標本を作製し，HE染色を行って残存卵胞の有無を確認する．卵巣皮質を1～2 mm四方に小断片化し，組織培養を行う．この小断片化は卵胞細胞のHippoシグナルを抑制する効果があり，その結果初期卵胞の発育が促進される．さらに，休眠原始卵胞の活性化のため，PTEN抑制剤およびPI3K活性化剤を用いて48時間組織培養を行うことで，PI3K-Aktシグナルを活性化させる．培養後は卵巣組織を十分に洗浄し，腹腔鏡下に卵巣小断片を卵管漿膜下に移植する．その後は上記のホルモン療法を行いながら，成熟卵胞を発育させ，体外受精胚移植を行う．

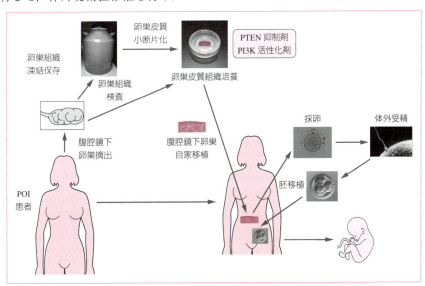

図1 卵胞活性化療法（IVA）の概略
〔Kawamura K, et al：Proc Natl Acad Sci USA 2013；110：17474-1747 より引用・一部改変〕

文献

1) Zhai J, et al：J Clin Endocrinol Metab 2016；101：4405-4412.
2) Kawamura K, et al：Proc Natl Acad Sci USA 2013；110：17474-1747.

（河村和弘，河村七美）

Chapter 7 早発卵巣不全

39 POIに対するホルモン補充療法はどのように行う？

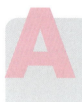

POIでは卵胞由来のエストロゲン産生が欠乏するため，エストロゲン欠乏による諸症状をきたす．その治療では，エストロゲン製剤を用いながら，プロゲステロンを併用することで適宜消退出血を起こし，一般女性の閉経年齢である50歳くらいまで治療を継続する．

● POIにおけるエストロゲン欠乏症状

エストロゲンは卵胞の顆粒膜細胞から産生される．早発卵巣不全(primary ovarian insufficiency：POI)では，極度の残存卵胞の減少により，発育卵胞はほとんど認められず，エストロゲンが産生されない．その結果，閉経後の女性と同様のホルモン環境となり，エストロゲン欠乏による諸症状を呈するようになる．それらの症状は，閉経期女性とPOI患者の間に基本的には差違はないが，POIは10〜20歳でも発症するため，非常に長期にわたりエストロゲン欠乏が続く点に留意する必要がある．

主たるエストロゲン欠乏症状としては，ホットフラッシュなどの血管運動神経症状，腟の萎縮などの泌尿生殖器症状，骨密度の減少，糖・脂質代謝異常などがあげられる．血管運動神経症状の発症機序には諸説ある．エストロゲンの減少により，その代謝産物であるカテコールエストロゲンも減少し，カテコールアミンの合成が亢進し，カテコールアミン優位の状態となる．その結果，体温中枢が刺激され，のぼせ，ほてりなどの症状が出現すると考えられている．また，エストロゲンの減少により，血中カルシウム濃度が上昇し，血管拡張作用を有するcalcitonin gene-related peptide(CCRP)が末梢神経から過剰分泌され，血管が拡張することで，のぼせ，ほてりなどの症状が出現するという説もある．腟の萎縮はエストロゲンの減少によって，エラスチンやコラーゲンの減少が起こり，腟壁が菲薄化することで起こる．骨密度の減少は，骨代謝における骨吸収と骨形成のうち，エストロゲン欠乏により骨吸収が亢進することで起こる．エストロゲンは肝性リパーゼ活性を抑制し，HDL2を増加させ，LDLを低下させる．さらに，LDL受容体の発現を増加させ，LDLを低下させる．肝臓でのコレステロール新生抑制，中性脂肪増加作用があるため，その欠乏により脂質代謝異常をきたす．また，エストロゲンはエストロゲン受容体αを介して，インスリン標的臓器(肝臓，骨格筋，脂肪)でのインスリン抵抗性病態の改善と膵β細胞の保護作用，食欲調節作用に重要な役割を果たしており，その欠乏により糖代謝以上が惹起されると考えられている．

● ホルモン補充療法の実際

POIでは，エストロゲン製剤を用いながら，プロゲステロンを併用することで適宜消退出血を起こし，一般女性の閉経年齢である50歳くらいまで治療を継続する．経口エストロゲン製剤としては，結合型エストロゲンであるプレマリン®，17β-エストラジオール製剤であるジュリナ®があり，経皮エストロゲン製剤としては，17β-エストラジオール製剤であるエストラーナ®，ル・エストロジェル®，ディビゲル®がある．エストロゲンの種類と投与経路

94

表1 エストロゲンの種類と投与経路による影響の違い

LDL 減少作用	経口＞経皮
HDL 増加作用	経口＞経皮
中性脂肪増加作用	経口結合型エストロゲン
インスリン抵抗性	経口 17β-エストラジオール
血液凝固系への影響	経皮は影響少

〔Stevenson, et al：Climacteric 2009；12：86-90 より引用〕

表2 エストロゲンの種類と投与量

種類	投与経路	薬剤と用量	投与量
結合型エストロゲン	経口	プレマリン®　1 錠　0.625 mg	1 錠
17β-エストラジオール	経口	ジュリナ®　1 錠　0.5 mg	1 〜 2 錠
		ウェールナラ®　1 錠　1.0 mg	1 錠
	経皮（貼付剤）	エストラーナ®テープ　1 枚　約 50 μg（放出量）	2 日に 1 枚
	経皮（ゲル）	ル・エストロジェル®　1 プッシュ　0.54 mg	1 〜 2 プッシュ
		ディビゲル®　1 包　1.0 mg	1 包

による影響の違いを**表1**に示す[1]．プレマリン®が使用されることが多いが，中性脂肪が増加することから，中性脂肪が高い症例はジュリナ®が望ましい．また，経皮製剤は皮膚のかぶれなどの問題があるが，肝臓への初回通過効果がなく，POI のように長期に及ぶ治療が必要な場合は適している．用量は通常量を用いる（**表2**）．

エストロゲンの補充に加え，子宮内膜増殖症や子宮内膜癌の発生を防ぐ目的で黄体ホルモン製剤の併用が必要となる．黄体ホルモン剤はプレグナン系およびエストラン／ゴナン系の薬剤が使用可能だが，エストラン／ゴナン系にはアンドロゲン作用があるため，脂質代謝に好ましくない影響がみられたり，耐糖能が低下しインスリン抵抗性が増大する可能性があるため，おもにプレグナン系が用いられる．投与方法としては，心筋梗塞発生のリスクが持続的投与で多いことから，周期的投与が推奨される．経口剤としてメドロキシプロゲステロン酢酸エステル（プロベラ®，プロゲストン®錠〔2.5 mg〕など）を 1 回 1 〜 2 錠 1 日 2 〜 3 回10 日間処方する．

●ホルモン補充療法の禁忌

エストロゲンの作用により重篤な有害事象が発生するリスクの高い場合が禁忌となる．乳癌などのエストロゲン依存性悪性腫瘍に現在罹患している場合は禁忌であり，既往の場合も慎重な投与が必要である．また，血栓症のリスクから静脈血栓塞栓症の既往や凝固系亢進を伴う疾患を合併する症例でも禁忌となる．さらに，心筋梗塞，冠動脈の動脈硬化性疾患などの既往も禁忌となる．

文献

1) Stevenson, et al：Climacteric 2009；12：86-90.

（河村和弘，河村七美）

Chapter 8 異常子宮出血

Q40 異常子宮出血(AUB)のFIGO分類とは？

A
性成熟期女性の異常子宮出血の原因となる器質的疾患・病態について，PALM-COEINと表して分類するシステムである．

　2011年にMunroらにより提唱された．異常子宮出血(abnormal uterine bleeding：AUB)の原因となる疾患の頭文字からPALM-COEIN分類とよばれている．P：Polyps ポリープ，A：Adenomyosis 子宮腺筋症，L：Leiomyoma 子宮筋腫，M：Malignant and hyperplasia 悪性疾患＋子宮内膜増殖症，C：Coagulopathy 血液凝固異常，O：Ovulatory disorders 排卵障害，E：Endometrial disorders 子宮内膜異常，I：Iatrogenic causes 医原性，N：Not classified 分類不能のそれぞれにつき，ありの場合「1」，なしの場合「0」と表記して，性成熟期女性の急性〜慢性異常子宮出血の原因が複数あったとしても正確に表示できる．

　さらに子宮筋腫(leiomyoma)については，発生場所によるサブ分類も付随しており，図1[1]のようにSM〜O〜Hybridの間に子宮筋腫の場所について「0」から「8」までの番号がつけられている．

　このシステムは，女性の疫学や治療方針について統計をとったり多施設間でのメタアナリシス，世界的治療標準を議論したりする際に有用であると考えられる．

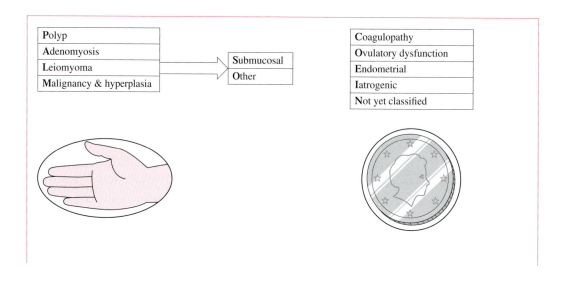

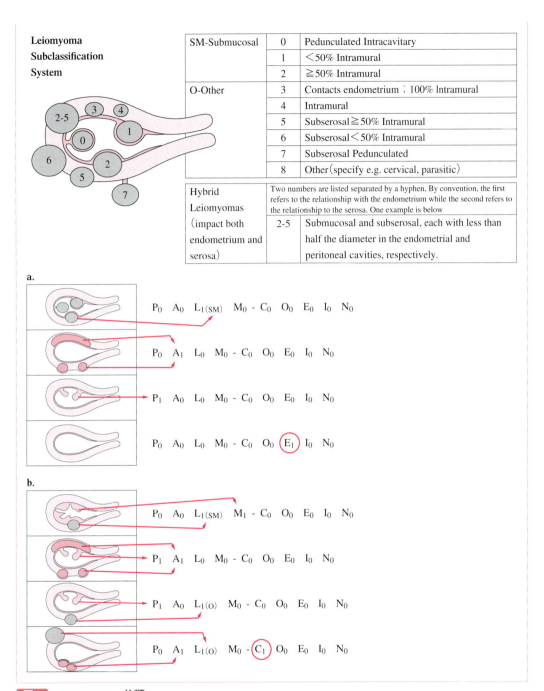

図1 PALM-COEIN 分類
〔Munro MG, et al：Int J Gynaecol Obstet 2011；113：3-13 より引用〕

文献

1) Munro MG, et al：Int J Gynaecol Obstet 2011；113：3-13.
2) Munro MG, et al：Fertil Steril 2011；95：2204-2208.

（金谷真由子，甲賀かをり）

Chapter 8 異常子宮出血

Q41 思春期の機能性異常子宮出血はどのように治療する？

少量で一時的な機能性出血であれば経過観察も可能だが，長期間にわたり異常子宮出血が持続している場合や多量の場合は，EP剤での止血が有用である．

●診断

思春期の異常子宮出血は，まずは器質的疾患や内分泌異常，頸管炎などの感染，妊娠などを否定することで機能性異常子宮出血と判断する．腹痛の有無や子宮出血の出現するタイミング，貧血症状，体重の増減をよく問診し，超音波など画像検索，必要であれば感染症検査や細胞診，妊娠反応，ホルモン値採血検査を行う．思春期女性では内診に抵抗を示す場合もあるが，性交経験がある場合は妊娠の可能性について尿中 hCG 検査などにより確実に否定する必要がある．また，感染症や子宮頸部異形成などの腫瘍性疾患を見逃さないために頸管／腟分泌物検査，細胞診も必要である．機能性異常子宮出血の原因には，出血傾向を示す内科的疾患も含まれるため，内服薬の有無や鼻出血・皮下出血などのその他の出血傾向がないかどうかを問診する．白血病・先天性血液疾患・自己免疫疾患等による血小板数低下，血小板機能異常，血液凝固異常を起こしていることもあるので留意し，必要であれば採血検査を行う．

思春期の機能性異常子宮出血の原因は，視床下部‐下垂体系の未成熟による無排卵性の子宮出血であることが多い．若年者で基礎体温が二相性を示さず，周期も不順である場合はまずこれを疑う．しかし排卵期に反復して起こる数日間の少量出血については，排卵前のエストロゲン上昇によって子宮内膜が反応して起こる破綻出血であり，必ずしも治療の必要はない[1]．

●治療

長期間にわたり異常子宮出血が持続している場合や多量の場合は，まずは止血剤やホルモン剤を用いて止血させる．反復して機能性子宮出血が起こる場合はいったん止血してから周期的ホルモン療法を一定期間（3〜6周期）行い，周期的な消退出血を起こしたのち，経過観察を行う．一定期間の周期的な消退出血が以後の機能性出血の再発予防になる．まれではあるが，急性の大量子宮出血をきたした際には，多くの場合に薬物療法で制御可能である．たとえば，結合型エストロゲン 2.5 mg（プレマリン® 4錠）を6時間ごとに投与し，止血後はエストロゲンを漸減したのちエストロゲン・プロゲスチン（EP）配合薬に変更して数日間維持したのちに消退出血させるという使い方も有効である[2]．

1. 止血剤

アドレノクロム製剤（アドナ® 30〜90 mg/日）＋トラネキサム酸（トランサミン® 750〜1,000 mg/日）を5〜7日間投与する．これで一時的な少量出血については止血できることが多い．

98

2. 卵胞ホルモン・黄体ホルモン配合薬

ノルエチステロン・メストラノール錠(ソフィア®A　1 錠/日)もしくはノルゲストレル・エチニルエストラジオール錠(プラノバール®　1 錠/日)を 7 〜 14 日間投与する．または，オバホルモンデポー®10 mg＋プロゲデポー®125 mg の筋注を行う．投与中にほとんどの場合は一時的に止血しうるが，投与終了後 3 〜 4 日目に再び消退出血が起こることも患者に伝えておく必要がある．

3. LEP

ヤーズ®配合錠・ルナベル®配合錠といった低用量エストロゲン・プロゲスチン配合薬(low dose estrogen progestin：LEP) 製剤で周期的に消退出血を起こさせることで，機能性子宮出血の治療にもなると考えられる[3]．

文献

1) 神崎秀陽，他(編)：臨床婦産 2014；68 suppl：49-54.
2) 日本産科婦人科学会，他(編)：産婦人科診療ガイドライン—婦人科外来編 2014. 2014：pp115-116.
3) 浦田陽子，他：基礎からわかる女性内分泌. 診断と治療社，2016：pp174-175.

(金谷真由子，甲賀かをり)

Chapter 8　異常子宮出血

Q42　更年期の機能性異常子宮出血はどのように治療する？

基本的には止血剤・プロゲスチン製剤を中心とした薬物療法であるが，過多月経を伴う場合は LNG-IUS の挿入や MEA などの手術療法が選択されうる．

●診断
　まずは，悪性疾患を含む器質的疾患の除外が重要である．出血の時期・程度・薬剤使用の有無をよく問診し，経腟超音波をはじめとする画像診断，子宮頸部・体部内膜細胞診を行う．また感染症，凝固能異常，内分泌異常の有無を検索するため，頸管／腟分泌物検査，血液凝固能検査，ホルモン値（LH，FSH，エストラジオール，プロゲステロン，テストステロン，プロラクチン，甲状腺ホルモンなど）測定などを適宜行う．更年期女性であると，患者自身が妊娠および流産に気づかずにいる場合もあるので，可能性があれば妊娠の除外のため，尿中 hCG の検査も忘れてはならない．器質的疾患や内分泌異常などが否定され，機能性異常子宮出血と判断された場合は，挙児希望について確認したうえで，治療方針を提示するとよい．

●治療
　更年期女性では，エストロゲンレベルが徐々に低下傾向にあることから，無排卵性周期性の破綻出血となっていることが多い．閉経直前の少量で反復しない出血であれば止血剤のみで経過観察も可能であるが，出血が多量であったり長期間に及んだりと，出血のコントロールが困難な場合はレボノルゲストレル放出子宮内システム（levonorgestrel-releasing intrauterine system：LNG-IUS）の挿入や手術療法（子宮内膜焼灼術・子宮全摘術）を検討する．思春期〜性成熟期女性と違い，血栓リスクの高さからエストロゲン・プロゲスチン（EP）配合薬の使用は注意を要する．体部内膜細胞診で異常がなく，子宮内膜肥厚がある場合は無排卵性破綻出血であり，エストロゲン製剤は使用せずにプロゲスチン製剤の長期投与による止血も有効である[1]．

1. 止血剤
　アドレノクロム製剤（アドナ® 30 〜 90 mg／日）＋トラネキサム酸（トランサミン® 750 〜 1,000 mg／日）を 5 〜 7 日間投与する．これで一時的な少量出血については止血できることが多い．

2. 黄体ホルモン製剤
　メドロキシプロゲステロン酢酸エステル（プロベラ® 7.5 mg／日）を継続して投与する．Holmstrom 療法のように間欠的に投与する方法はあまり有効でないことが多く，約 3 か月間継続して投与することで，子宮内膜の増殖が抑制され再発を防ぐことができる[2]．

3. GnRH アゴニスト（偽閉経療法）
　低エストロゲン状態とするため，副作用としてホットフラッシュやうつなどの更年期症状をもたらすことがある．長期的に使用する場合は，骨密度低下や血圧上昇に注意が必要であ

る．通常は閉経が近いと考えられる年齢の女性に行い，そのまま閉経になることに期待する「閉経逃げ込み療法」として行われるが，子宮筋腫など器質的疾患に対して用いられることが多く，過多月経・不正出血には保険適用はない．リュープリン® 3.75/1.88 mg，ゾラデックス® 1.8 mg，スプレキュア® MP・点鼻薬などを，月経周期 1 〜 5 日目から投与開始する．初回投与後数週間は flare up による出血の増量が起こりうることを患者に伝えておくべきである．

4. LNG-IUS

過多月経を伴う場合には LNG-IUS（ミレーナ® 52 mg）の挿入が有効である．プロゲスチンが局所的に投与されるため全身的な有害事象は少ない．2014 年に過多月経に対して保険収載され，特に経産婦であれば挿入も容易であることが多い．子宮内膜の肥厚を抑え月経時の出血を減らすことが目的であるが，約 2 割が無月経となるのでその点も事前に伝えておくべきである．子宮筋腫や腺筋症などによる過多月経にも効果的であるが，脱出したり LNG-IUS の位置がずれて摘出が困難になったりする場合があるので注意が必要となる．

5. 子宮内膜アブレーション手術（EA，MEA）

子宮内膜を焼灼する術式（endometrial ablation：EA）であり，昨今ではマイクロ波を用いた MEA（microwave endometrial ablation）という方法がよく行われている．子宮摘出術よりは侵襲が少なく合併症も少ないが，帯下の増加と再発率の高さから，他の治療法が無効である場合や，禁忌である場合に選択されることが多い．慢性の過多月経や機能性出血に対して有効であるが，不可逆的な子宮内膜へのダメージがあるので，妊孕性は失われることになる．EA 施行後に偶発的に成立した妊娠の継続や分娩は危険であるとされているため，術前によく説明しておく必要がある．MEA では最大 6 mm の深度までの焼灼が可能で，子宮内膜基底層までを焼灼することができ，根治性が高い．しかしながら子宮腔内全体にアプリケーターが到達できることが必要で，子宮内腔が激しく変形している場合や大きな場合には不完全な手術となりうる．粘膜下筋腫や内膜ポリープは適応となりにくく，子宮腔長が 12 cm 以下であることがよい適応の目安となる．また，子宮外への熱伝導を避けるため，最も薄い部分の子宮筋層の厚さが 10 mm 以上であることも必要条件である[3]．

6. 子宮全摘術

腹腔鏡下または腹式・腟式での子宮全摘術では，卵巣を残存させれば子宮からの出血をなくし卵巣欠落症状を起こすことがないので根本的な解決には至るが，少量の不正出血の治療としては侵襲性が高すぎるため，通常は器質的疾患を合併する場合に施行されることが多い．急性の多量出血で輸血が必要な状態であり，出血のコントロールがつかない場合には子宮内膜掻爬術もしくは子宮全摘術が選択されうる．その際，子宮内留置バルーンによるバルーンタンポナーデも手術までの時間稼ぎに有効であることが知られている．実施可能な施設では子宮動脈塞栓術（uterine artery embolization：UAE）も適応となる．

文献

1）日本産科婦人科学会，他（編）：産婦人科診療ガイドライン―婦人科外来編 2014．2014：pp115-118.
2）神崎秀陽，他（編）：臨床婦産 2014；68 suppl：56-58.
3）浦田陽子，他：基礎からわかる女性内分泌．診断と治療社，2016：pp171-179.

（金谷真由子，甲賀かをり）

Chapter 9　月経随伴症状

月経前症候群にはホルモン療法が有効か？

排卵抑制による治療目的で，LEP・OC 製剤が用いられる．エチニルエストラジオール・ドロスピレノン錠（ヤーズ®配合錠）には，身体症状改善効果だけでなく精神症状改善効果も認める．

●疾患概要

　月経前症候群（premenstrual syndrome：PMS）は，黄体期に続く多彩な精神症状・身体症状で月経開始 4 日以内に減弱・消失することを特徴とする（図1）．重症型で精神症状主体の場合は，月経前気分不快障害（premenstrual dysphoric disorder：PMDD）と分類する．PMS は産婦人科からの，PMDD は精神科からの診断であるが，重症型の PMS を PMDD とする場合が多い．病態は，セロトニン作動性ニューロンの黄体ホルモンへの感受性亢進説が有力である．日本人成人においては社会生活に支障がでる中等症以上の PMS が 5.4％，PMDD が 1.2％と報告されており[1]，また思春期においても成人と同等以上に発症を認め[2]，日本においても多くの女性の QOL を障害する．最も一般的な精神症状としては，イライラ感，憂鬱感，気分変調と不安感であり，PMS の女性の約 80～90％に認めると報告されている[3]．身体症状で最もよくあるのは，腹部膨満感，頭痛，乳房痛である．PMS の女性の約 48％に胃腸障害があり，18％がホットフラッシュを自覚する[4]．

●診断

　臨床症状に基づいて行われ，以下に示す 2 つの診断基準が用いられる．
　①米国産科婦人科学会（ACOG）PMS 診断基準（表1）
　②米国精神医学会診断統計マニュアル（DSM-5）における PMDD 診断基準（表2）

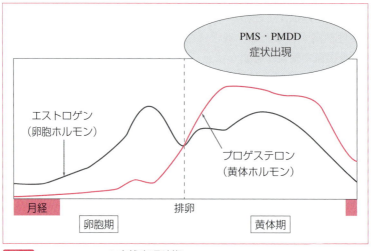

図1　PMS・PMDD の症状出現時期

102

| | | Q43　月経前症候群にはホルモン療法が有効か？ |

表1 月経前症候群診断基準（米国産科婦人科学会）

身体的症状	・乳房痛 ・腹部膨満感 ・頭痛 ・手足のむくみ	＜診断基準＞ ①過去3か月間以上連続して，月経前5日間に，以上の症状のうち 　少なくとも1つ以上が存在すること ②月経開始後4日以内に症状が解消し，13日目まで再発しない ③症状が薬物療法やアルコール使用によるものでない ④診療開始も3か月間にわたり症状が起きたことが確認できる ⑤社会的または経済的能力に，明確な障害が認められる
情緒的症状	・抑うつ ・怒りの爆発 ・いらだち ・不安 ・混乱 ・社会からの引きこもり	

〔日本産科婦人科学会，日本産婦人科医会（編）：産婦人科診療ガイドライン―婦人科外来編2014. 2014；p225より引用〕

表2 月経前不快気分障害の診断基準（DSM-5）

A. ほとんどの月経周期において，月経開始前最終週に少なくとも5つの症状が認められ，月経開始数日以内に軽快し始め，月経終了後の週には最小限になるか消失する
B. 以下の症状のうち，1つまたはそれ以上が存在する
　(1) 著しい感情の不安定性（例：気分変動：突然悲しくなる，または涙もろくなる，または拒絶に対する敏感さの亢進）
　(2) 著しいいらだたしさ，怒り，または対人関係の摩擦の増加
　(3) 著しい抑うつ気分，絶望感，または自己批判的思考
　(4) 著しい不安，緊張，および/または "高ぶっている" とか "いらだっている" という感覚
C. さらに，以下の症状のうち1つ（またはそれ以上）が存在し，上記基準Bの症状と合わせると，症状は5つ以上になる
　(1) 通常の活動（例：仕事，学校，友人，趣味）における興味の減退
　(2) 集中困難の自覚
　(3) 倦怠感，易疲労性，または気力の著しい欠如
　(4) 食欲の著しい変化，過食，または特定の食物への渇望
　(5) 過眠または不眠
　(6) 圧倒される，または制御不能という感じ
　(7) 他の身体症状，たとえば，乳房の圧痛または腫脹，関節痛または筋肉痛，"膨らんでいる" 感覚，体重増加
注：基準A〜Cの症状は，先行する1年間のほとんどの月経周期で満たされていなければならない
D. 症状は，臨床的に意味のある苦痛をもたらしたり，仕事，学校，通常の社会活動または他者との関係を妨げたりする（例：社会活動の回避：仕事，学校，または家庭における生産性や能率の低下）
E. この障害は，他の障害，たとえばうつ病，パニック症，持続性抑うつ障害（気分変調症），またはパーソナリティ障害の単なる症状の増悪ではない（これらの障害はいずれも併存する可能性はあるが）
F. 基準Aは，2回以上の症状周期にわたり，前方視的に行われる毎日の評価により確認される（注：診断は，この確認に先立ち，暫定的に下されてもよい）
G. 症状は，物質（例：乱用薬物，医薬品，その他の治療）や，他の医学的疾患（例：甲状腺機能亢進症）の生理学的作用によるものではない

〔髙橋三郎，他（監訳）：DSM-5 精神疾患の診断・統計マニュアル. 医学書院 2014；pp171-172より引用〕

　DSM-5のPMDD診断基準F項目に記載されているように，実際の診療の現場においては，暫定的な診断を下す（PMDD provisional）のが現実的な対応と思われる．

　他の精神疾患との鑑別，他の精神疾患の月経前増悪との鑑別が重要であるが，厳密な判断が難しい場合も経験される．DSM-5のPMDD診断基準のE項目に示すような基礎疾患となる精神疾患が存在する場合には，精神科への紹介あるいは共観での治療が望ましい．PMS症状としては非典型的な症状が認められる場合は，精神科や心療内科へのコンサルトが必要である．

●治療

　治療開始の絶対的な基準はない．日常生活で支障がでるようであれば治療を開始する．通常実施される治療は大きくカウンセリング・生活指導と薬物療法に分けられる．治療の第一

段階としては，疾患に関する正しい情報を患者に伝えることからスタートする．

1. 症状日誌

日々の症状を簡単に記録させ，疾患の理解，症状の出現するタイミング，重症度を本人に認識させる．また，症状出現のタイミングがわかることにより，不要不急の用事については調子の悪い時期を避けるなど，仕事の予定を調整する．

2. 食事指導

炭水化物摂取を促進し，精製糖・人工甘味料摂取の制限が一般的に推奨される．急激な血糖値の変動を避け，セロトニン産生のもととなるトリプトファンの脳への取り込みを促進する．カフェイン摂取の制限も推奨されるが，確かなエビデンス（EBM）は存在しない．

3. 生活習慣指導

規則正しい生活，十分な睡眠，適度な運動量のスポーツを定期的に行うことが推奨されている．ただし，運動による PMS 症状改善については，いくつかの観察研究による有効性報告があるだけで，これまでに EBM とよべるような裏づけは認めない．

4. 薬物療法

軽症例に対する対症療法と中等症以上に対する根本治療が行われる．

①対症療法

【処方例】

●下記を症状出現時に適宜併用使用する

・頭痛・腹痛時：ロキソニン®錠（60 mg）1 回 1 錠

・浮腫時：アルダクトン®A 錠（25 mg）1 回 1 錠　1 日 2 回　朝夕食後

・精神不安定・不安時：ソラナックス®錠（0.4 mg）1 回 1 錠　1 日 3 回　毎食後

・ツムラ加味逍遙散エキス®顆粒（2.5 g）1 日 3 包　食間　連日

---

②根本治療

黄体ホルモン抑制をターゲットとしたホルモン療法による排卵抑制と，脳内伝達物質であるセロトニンをターゲットとする選択的セロトニン再取り込阻害薬（SSRI）投与の 2 つの方法がある．

1) LEP・OC 製剤

日本において排卵抑制として，経口避妊薬（oral contraceptive：OC）がしばしば投薬されてきたが，文献的には従来からの低用量 OC は身体症状改善には有効であるが，精神症状改善の有効性は証明されていない．ドロスピレノンを含有した OC であるエチニルエストラジオール・ドロスピレノン（YAZ）の PMDD 患者に対する海外における検討では，精神身体症状ともにプラセボと比較して有意な改善効果を認める．YAZ は日本においては，月経困難症治療薬の低用量エストロゲン・プロゲスチン配合薬（low dose estrogen progestin：LEP）であるヤーズ®配合錠として販売されているが，月経困難症患者における PMS 症状改善の有効性が報告されている[5]．

2) GnRH アゴニスト

薬物療法による排卵抑制治療での最終手段である．長期投与では骨量減少に対する配慮が必要であり，エストロゲン併用によるアドバックが考慮される．基礎疾患としてのうつ病患者における月経前増悪に対しては，低エストロゲン状態からのうつ病増悪が危惧され，精神

科医との十分な連携が必要である.

3) SSRI

重症例である PMDD に対して使用する.保険適用上はうつに対しての投与となる.うつに使用するより少量の最低投与量でも十分効果を示す.セロトニンに対する根本的治療として作用する.最初は,症状が出現する黄体期にのみ投与し,効果が不十分な場合には全周期を通して投与する.未成年者への投与は,自殺企図増加の可能性があり,十分な注意が必要である.

文献

1）Takeda T，et al：Arch Womens Ment Health 2006；9：209-212.
2）Takeda T，et al：Arch Womens Ment Health 2010；13：535-537.
3）Bertone-Johnson ER，et al：J Wom Health 2010；19：1955-1962.
4）Mortola JF：Clin Obstet Gynecol 1992；35：587-598.
5）Takeda T，et al：J Obstet Gynaecol Res 2015；41：1584-1590.

（武田　卓）

Chapter 9　月経随伴症状

44 月経関連片頭痛はどのように治療する？

発作時にアセトアミノフェン・NSAIDs を投与する．これらでのコントロールが不良の場合や症状の強い場合には，トリプタン製剤を用いて治療を行う．

●疾患概要

　一次性頭痛の代表的な疾患として，片頭痛と緊張型頭痛があげられる．頻度的には緊張型頭痛が片頭痛の 2.5 倍と多いが，症状的には片頭痛のほうが重度であり，社会日常生活での障害度は片頭痛のほうが高い．わが国での一般人における片頭痛の有病率は 8.4％ であり，男女別では男性 3.6％，女性 12.9％ で女性のほうが高率である[1]．片頭痛の病態生理は確定していないが，三叉神経を中心とした神経血管に関する説が有力である．発作にはセロトニンやその受容体（5-HT1B/1D 受容体）に関連したものや血管拡張性物質である CGRP が関連しているとされる[2]．誘発因子としては，精神的因子（ストレス，精神的緊張，疲れ，不眠），内因性因子（月経周期によるホルモン変動），環境因子（天候の変化，温度差，頻回の旅行），食事性因子（アルコール）がある．前兆のあるなしにより，大きく 2 分類され，前兆のない片頭痛は月経との関連性がある場合が多く，月経数日前から月経終了までに重症度が高い．月経関連の片頭痛のほうが，持続時間が長いとされる．

●診断

　片頭痛の診断基準を**表 1** に示す[3]．前兆のない片頭痛と前兆のある片頭痛で 2 つの診断基準がつくられている．前兆症状は，視野の半分が欠けて見えたり，目の前をギザギザした光が閃いたあとに暗くなる閃輝暗転（せんきあんてん）といった症状がよくみられる．緊張型頭痛との鑑別としては，日常生活への障害度が高いようであれば，片頭痛と考えて間違いない．また，片頭痛の特徴を示す 5 つの頭文字からなる POUNDing が診断に有用である（**図 1**）[4]．

●治療

　生活習慣での誘発因子で明らかなもの（アルコールなど）は，避けるように指導する．低用量エストロゲン・プロゲスチン配合薬（low dose estrogen progestin：LEP）および経口避妊薬（oral contraceptive：OC）は片頭痛を誘発する．また，LEP・OC 製剤は前兆のある片頭痛に対する投与は禁忌であり，前兆のない片頭痛に対しては慎重投与となっており，注意が必要である．

表1 国際頭痛分類第3版beta版（ICHD-3β）：片頭痛診断基準

1.1 前兆のない片頭痛の診断基準
A. B〜Dを満たす発作が5回以上ある
B. 頭痛発作の持続時間は4〜72時間（未治療もしくは治療が無効の場合）
C. 頭痛は以下の4つの特徴の少なくとも2項目を満たす
　1. 片側性
　2. 拍動性
　3. 中等度〜重度の頭痛
　4. 日常的な動作（歩行や階段昇降など）により頭痛が増悪する，あるいは頭痛のために日常的な動作を避ける
D. 頭痛発作中に少なくとも以下の1項目を満たす
　1. 悪心または嘔吐（あるいはその両方）
　2. 光過敏および音過敏
E. ほかに最適なICHD-3の診断がない

1.2 前兆のある片頭痛の診断基準
A. BおよびCを満たす発作が2回以上ある
B. 以下の完全可逆性前兆症状が1つ以上ある
　1. 視覚症状　2. 感覚症状　3. 言語症状　4. 運動症状　5. 脳幹症状　6. 網膜症状
C. 以下の4つの特徴の少なくとも2項目を満たす
　1. 少なくとも1つの前兆症状は5分以上かけて徐々に進展するか，または2つ以上の前兆が引き続き生じる（あるいはその両方）
　2. それぞれの前兆症状は5〜60分持続する
　3. 少なくとも1つの前兆症状は片側性である
　4. 前兆に伴って，あるいは前兆発現後60分以内に頭痛が発現する
D. ほかに最適なICHD-3の診断がない，また，一過性脳虚血発作が除外されている

〔日本頭痛学会，他（訳）：国際頭痛分類 第3版 beta版．医学書院，2014より引用〕

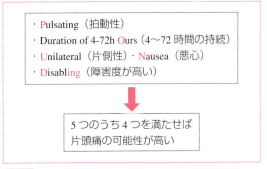

図1 POUNDing
〔Detsky ME, et al：JAMA 2006；296：1274-1283 より引用〕

1. 発作時に使用する薬剤

①軽度から中等度

アセトアミノフェンもしくはNSAIDsを処方する．

【処方例】
●下記のいずれかを用いる
・バファリン®配合錠A330　1回1〜2錠　頓用
・ロキソニン®錠（60 mg）1回1〜2錠　頓用

上記が無効の場合にはトリプタンを使用する．

Chapter 9　月経随伴症状

②中等度以上

トリプタン製剤（5-HT1B/1D 受容体作動薬）が第一選択薬とされる.

【処方例】

●下記のいずれかを用いる

・イミグラン®錠（50 mg）1 回 1 〜 2 錠　頓用

・アマージ®錠（2.5 mg）1 回 1 錠　頓用

　頭痛が始まってからなるべく早く内服する．効果不十分のときには 2 時間後（アマージ®は 4 時間後）に追加投与する．イミグラン®は 1 日 4 錠，アマージ®は 1 日 2 錠まで投与可能．アマージ®は作用時間が長く，月経時片頭痛に用いるとよいとされる.

③嘔気・嘔吐のある場合

制吐薬を併用する.

【処方例】

・ナウゼリン®錠（5 mg）1 回 1 〜 2 錠　頓用

2.　予防治療

　発作頻度や頭痛日数が多い場合で，発作時に使用する薬剤で効果が不十分の場合に使用する．月経時片頭痛の場合には症状出現の可能性の高い時期に限定した短期予防療法を考慮してもよい．妊娠前に予防治療を必要としていたケースでは，妊娠により発作頻度や重症度が軽減することが多く，予防治療が不要となる場合が多い.

【処方例】

●下記のいずれかを用いる

・ミグシス®錠（5 mg）1 回 1 〜 2 錠　1 日 2 回

・デパケン®R 錠（200 mg）1 日 2 〜 3 錠　1 日 2 回に分ける

　　＊妊娠中，妊娠の可能性のある女性には禁忌

・インデラル®錠（10 mg）1 回 1 〜 2 錠　1 日 3 回

文献

1）Sakai F, et al：Cephalalgia 1997；17：15-22.

2）Tfelt-Hansen PC, et al：Headache 2011；51：752-778.

3）日本頭痛学会, 他（訳）：国際頭痛分類 第 3 版 beta 版. 医学書院, 2014.

4）Detsky ME, et al：JAMA 2006；296：1274-1283.

（武田　卓）

Q45 挙児希望のない機能性月経困難症はどのように治療する？

鎮痛薬（NSAIDsなど）やエストロゲン・プロゲスチン配合薬（LEP）を選択する．実際には，服用の簡便さから，まず鎮痛薬が投与されることが多い．特に，挙児希望のない場合にはLEPが有用である．そのほかに，子宮内黄体ホルモン放出システム，漢方薬や鎮痙薬などの使用も考慮する．薬物療法が奏効しない場合には，カウンセリングによる心理療法が必要な場合もある．

● 思春期における月経困難症

機能性月経困難症とは，子宮内膜症や子宮筋腫などの器質的病変のないものを指す．10歳代の月経困難症のほとんどは機能性月経困難症であり，月経初日あるいは2日目ごろの経血量が多い時期に疼痛が強い．初経後3年以内に始まり，年齢を重ねるに伴い徐々に軽快する．次第に症状が増強する器質性月経困難症とは対照的である．おもな原因は，子宮頸管の狭小やプロスタグランジン（PG）の過剰産生による子宮筋の過収縮である．月経に対する不安や緊張などの心理的要因も関与するとされている．

最近では10〜20歳代での子宮内膜症も増加している．初経が早期に始まるほど，月経痛がひどいほど，将来の子宮内膜症発症のリスクが高いことが示されている[1]．子宮内膜症の存在は，将来的な妊孕性低下や，頻度は少ないとはいえ卵巣癌リスクも危惧されることから，早期診断・早期治療が重要である．

● 問診の重要性

月経に関する悩みや体調不良などを訴えることに消極的な思春期女性の特徴を理解して，心理面に配慮した診療を心がける．まず，ゆっくりと症状を問診し，十分なコミュニケーションと信頼関係を確立する．思春期では性腺機能が完成されていないこと，多くの場合には年齢とともに症状が緩和されること，将来の妊娠や分娩には悪影響を及ぼさないことを説明する．また，冷え，飲酒やストレスなどが月経痛を増強する原因となることを知らせる．

● 治療

1. 薬物療法

① NSAIDs

子宮内膜で産生されるPGの合成を阻害する「非ステロイド系消炎鎮痛薬（non-steroidal anti-inflammatory drugs：NSAIDs）」を用いる．第一選択として，シクロオキシゲナーゼ（COX）の酵素活性を抑制するPG合成阻害薬を用いる．アスピリン，ジクロフェナクナトリウム，メフェナム酸，イブプロフェンは，即効性が高い．

NSAIDsは，機能性月経困難症を訴える女性のおよそ80％に有効である．月経痛開始時，あるいはその直前から服用を開始する．6〜8時間ごとに2〜3日間服用してPGの再合成を抑える．

②エストロゲン・プロゲスチン(EP)配合薬：LEP

　NSAIDs で十分な疼痛緩和が得られない場合や副作用が問題となる場合には，低用量エストロゲン・プロゲスチン配合薬（low dose estrogen progestin：LEP）を選択する．排卵が抑制されるだけでなく，卵巣ステロイドホルモンの周期的な変動が消失することから，子宮内膜の増殖が抑えられる．PG 濃度が最も低い増殖期初期の状態を保つことが可能であり，子宮収縮を減少させる．LEP により，機能性月経困難症患者の 90％ 以上で疼痛が軽減される．月経困難症の治療には一相性の LEP が適しており，ヤーズ®配合錠，ルナベル®配合錠 ULD およびルナベル®配合錠 LD が保険適用となっている．

　機能性月経困難症に対するルナベル®配合錠 LD の臨床試験の成績を示す．投与 1 周期目終了後の月経から，疼痛は有意に低下し，4 周期目まで改善効果が維持された（**表 1**，**図 1**[2]）．ヤーズ®配合錠に関しても，同様の試験が実施され，機能性月経困難症と器質性月経困難症を 2 群に分けて解析された．両群とも，プラセボに対して月経痛スコアを低下させ，ほぼ同様の有効性を示した（**表 1**，**図 2**[3]）．

　副作用としては，静脈血栓症に注意する．服用当初には悪心がみられることがあるが，

表 1 月経困難症スコア

	程度	内容	スコア
月経困難症の程度	なし	なし	0
	軽度	仕事（学業・家事）に若干の支障あり	1
	中等度	横になって休息したくなるほど仕事（学業・家事）への支障をきたす	2
	重度	1日以上寝込み，仕事（学業・家事）ができない	3
鎮痛薬の使用	なし	なし	0
	軽度	直前（あるいは現在）の月経期間中に，鎮痛薬を 1 日使用した	1
	中等度	直前（あるいは現在）の月経期間中に，鎮痛薬を 2 日使用した	2
	重度	直前（あるいは現在）の月経期間中に，鎮痛薬を 3 日以上使用した	3

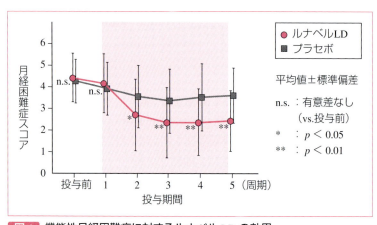

図 1 機能性月経困難症に対するルナベル LD の効果
〔Harada T, et al：Fertil Steril 2008；90：1583-1588 より引用〕

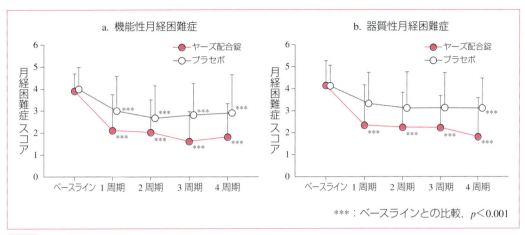

図2 ヤーズ投与と月経困難症スコア
〔百枝幹雄,他:産と婦 2010;77:977-988 より引用〕

徐々に軽快することを説明しておく.若年者に対する LEP 投与後の骨塩量を評価した成績が散見されるが,明らかな低下を示したものはない.

③漢方薬や鎮痙剤など

PG 産生抑制作用を有する芍薬を含む当帰芍薬散や芍薬甘草湯などの漢方薬も,選択肢の1つである.即効性はないが,4～12週間の投与で症状改善が期待できる.子宮の過収縮を抑制するブチルスコポラミン臭化物(ブスコパン®)が有効な場合もある.

経口剤のコンプライアンスが不良な場合や血栓症リスク(肥満,喫煙者,家族歴など)がある患者では,LNG-IUS(levonorgestrel-intrauterine system,子宮内黄体ホルモン放出システム:ミレーナ®52 mg)も有用である.経口剤による治療が難しい月経困難症・過多月経を有する若年女性(平均15.3歳)の90%以上で,LNG-IUS の使用が QOL を改善したと報告されている[4].

2.非薬物療法

規則的な運動,温熱療法あるいは低脂肪食が月経痛を改善するという報告や,オメガ3脂肪酸の摂取が PG やロイコトリエンの産生を抑えることで月経痛を和らげるとの報告がある[5].

月経に関する正しい知識を教育することも大切である.心理的なストレスを軽減し,症状の強いときには休息をすすめるなどライフスタイルの改善を指導する.月経に対して不安を訴えることも多く,情緒不安定,環境への不適応などの症状が出現する.痛みに伴うネガティブな心理的因子が,さらに痛みを悪化していると考えられる場合には,カウンセリングや心理療法によるアプローチを考慮する.

文献

1) Treloar SA, et al:Am J Obstet Gynecol 2010;202:534, e1-6.
2) Harada T, et al:Fertil Steril 2008;90:1583-1588.
3) 百枝幹雄,他:産と婦 2010;77:977-988.
4) Aslam N, et al:J Obstet Gynecol 2010;30:489-491.
5) Harel Z, et al:Am J Obstet Gynecol 1996;174:1335-1338.

(谷口文紀,原田 省)

Chapter 9 月経随伴症状

46 挙児希望のある機能性月経困難症はどのように治療する？

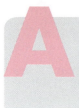
エストロゲン・プロゲスチン配合薬（LEP）は排卵を抑制するために，すぐに妊娠を希望される場合には使用できない．したがって，LEP を除いた，前項（Q45）で述べた機能性月経困難症に対する治療に準じた薬剤を用いる．それらに加え，デュファストン®は，排卵抑制のない黄体ホルモン剤で，挙児希望のある機能性月経困難症患者においては有用である．

●治療方針

挙児希望のある機能性月経困難症患者においては，疼痛を抑えつつ妊娠を得ることが，最善の治療である．薬剤の特徴，患者の特性や妊娠を希望される時期を総合的に判断して，最も有効な治療法を選択する．まずは，非ステロイド系消炎鎮痛薬（NSAIDs）を用い，必要に応じて漢方薬や鎮痙剤を適宜投与するとよい．

合成黄体ホルモン剤であるジドロゲステロン（デュファストン®）は，月経困難症や子宮内膜症に保険適用があり，副作用の発現頻度が少なく，安全性の高い薬剤である[1]．1 日 5 〜 15 mg（1 〜 3 錠）を 1 〜 3 回に分割経口投与する．エストロゲンやアンドロゲン等の他のホルモン作用は認められず，月経周期の正常化がみられる．排卵抑制作用がないので，妊娠希望者の治療に適している．

文献
1) Trivedi P, et al：Gynecol Endocrinol 2007；23 suppl 1：73-76.

（谷口文紀，原田　省）

Q47 月経移動の方法と留意点は？

次回の月経までの期間を短縮する場合は，月経周期 3 〜 7 日目からエストロゲン・プロゲスチン(EP)配合薬を 10 〜 14 日間投与する．延長する場合には，遅らせたい時期まで投与する．予定手術のために，月経を移動させる場合には，血栓の危険性を回避するために，術前 4 週以内は使用せず，その 1 周期前の月経を調節する．

●エストロゲン・プロゲスチン(EP) 配合薬による月経移動

試験，スポーツ，旅行などの理由で，月経を避けたい場合には，EP 配合薬による月経移動が可能である．また，過多月経で貧血症状を呈する場合や血液疾患による出血を防ぐ場合などにも有用である．

エストロゲン・プロゲスチン(estrogen progestin：EP) 配合薬としては，低用量経口避妊薬(oral contraceptive：OC)，中用量 OC，高用量 OC がある．低用量 OC を用いる場合には，1 相性のものが調節しやすい．中用量 OC のほうが確実に月経を移動させることができるが，嘔気や頭痛などの副作用がある場合には，低用量 OC をすすめる．

●投与法の実際

1. 月経を早める場合

月経 5 日目ごろから，1 日 1 錠を 2 〜 3 週間服用し，中止後 2 〜 3 日すると，月経が予定よりも早めに起こる．高用量 OC の場合は，5 〜 10 日以上，中用量 OC では，少なくとも 10 〜 14 日間以上は投与する．

低用量 OC の場合には，内服期間中に少量の子宮出血が起こることがあることを説明しておく．低用量 OC では，服用期間が 2 週間より短いと，消退出血が服用中止後に起こらないことがある．OC 中止後 7 日間経っても消退出血が起こらない場合には，妊娠していないことを確かめたのちに，その時点から月経を延ばしたい時期まで内服を継続する．

2. 月経を遅らせる場合

①卵胞期に受診された場合

卵胞期から服用を開始したほうが，効果は確実である．低用量ピルを次回の予定月経開始日の 3 日以上前から，4 〜 6 週間続けて服用し，希望する月経日の 2 〜 3 日前に中止する．低用量 OC を用いる場合には，前周期から休薬しないか，あるいはプラセボを服用しないまま，次周期のシートを連続投与し続けると，確実に月経を遅らせることができる．

②黄体期に受診された場合

次回月経が予測できる場合には，月経予定の 5 〜 7 日前より，中用量 OC やノルエチステロン(ノアルテン®)を遅らせたい時期まで投与する．排卵後の処方であるために，妊娠の可能性のあることを説明しておく．

（谷口文紀，原田　省）

48 現時点ではまだ挙児希望のない子宮内膜症の治療は手術か薬物療法か？

薬物療法を選択し，効果が得られない場合は手術療法を考慮する．手術を選択した場合，術後は可及的長期の（挙児希望あるまで）薬物療法が望ましい．

●手術療法と薬物療法の位置づけ

　子宮内膜症は，疼痛および不妊を主徴とするエストロゲン依存性の慢性炎症性疾患である．子宮内膜症の診断は，直視下の肉眼所見および組織学的確認によるが，この場合，観血的操作（腹腔鏡検査あるいは開腹術）が必要である．卵巣にチョコレート嚢胞があったり，直腸腟中隔に有痛性硬結が存在する場合は，婦人科的診察や画像検査等による診断が比較的容易だが，臨床症状のみからは子宮内膜症の鑑別が困難なことも少なくない．治療は薬物療法と手術療法に大別されるが，不妊症の場合は，エストロゲン作用を低減させるため排卵を抑制するような内分泌薬物療法は妊娠率を向上させるエビデンスがないため，手術や生殖補助医療（assisted reproductive technology：ART）を選択することが一般的である．一方，内膜症が疑われる女性で挙児希望がない場合，確定診断および病変除去を目的とした手術療法を薬物療法に先行して選択するか否かについては意見が分かれる．診断を目的とした腹腔鏡検査の際に内膜症病変を切除あるいは焼灼することは症状の改善に有用である．しかしながら，術後に薬物療法を適用しなければ，多くの場合いずれ再発する．また，将来の挙児希望のある未婚女性におけるチョコレート嚢胞に対する手術処置は，正常卵巣の機能維持に関する十分な考慮が必要である．周囲臓器と強固に癒着した深部病変を呈する症例では，完全切除の困難性と周術期合併症および術後の再発が問題である．手術と同様の症状の緩和が期待できるのであれば，診断的外科処置を経ずにひとまず薬物療法を開始することも考慮される[1)~3)]．

●薬物療法の選択について

　薬物療法は対症療法と内分泌療法に大別される（**表1**）．疼痛に対してまず考慮されるのは消炎鎮痛薬（NSAIDs）である．それらが無効の場合に内分泌療法を選択する．内分泌療法では，エストロゲンへの拮抗や逆流月経血の減少を目的に卵巣機能を抑制する作用を有する薬剤が主流である．薬理作用，投与経路，副作用，コストなどが異なる薬剤のなかから，患者の状況に適したものを選択する．挙児希望のない女性での薬物療法は比較的長期になることから，副作用の少ない薬剤が望ましい．現時点では，低用量エストロゲン・プロゲスチン配合薬（low dose estrogen progestin：LEP）あるいはプロゲスチンが第一選択である[3)]．いずれの薬剤も薬理作用，効果，副作用，コストが異なるため，年齢やBMI，合併症の有無などの患者背景を考慮して選択する．

●手術療法と術後薬物療法

　薬物療法で症状の緩解が得られない場合は手術療法を考慮する．その場合，MRIなどでどのような部位に病変が存在しているのか，あるいは合併する子宮筋腫や腺筋症の有無を十分検索し，将来の妊娠を考慮した可及的な機能温存と再発を予防するために十分な病変切除と

表1 子宮内膜症に対する薬物療法

対症療法	・非ステロイド系消炎鎮痛薬(NSAIDs) ・漢方薬 ・ロイコトリエン受容体拮抗薬
内分泌療法	・エストロゲン・プロゲスチン配合薬 　エチニルエストラジオール($50\,\mu$g) ＋ノルゲストレル* ・低用量ピル ・低用量エストロゲン・プロゲスチン配合薬 　エチニルエストラジオール($35\,\mu$g) ＋ノルエチステロン★ 　エチニルエストラジオール($20\,\mu$g) ＋ノルエチステロン★ 　エチニルエストラジオール($20\,\mu$g) ＋ドロスピレノン★ ・プロゲスチン 　ジエノゲスト* 　ジドロゲステロン* ・GnRH アゴニスト* ・GnRH アンタゴニスト ・レボノルゲストレル徐放型子宮内避妊システム(LNG-IUS)★ ・ダナゾール* ・アロマターゼ阻害薬

＊は適応症に「子宮内膜症」がある薬剤，★は「月経困難症」に適応がある薬剤

のバランスのとれた術式を選択する必要がある．術後は再発予防のための薬物療法は必須であり，少なくとも術後2年間の継続を目標とし，可及的長期間の薬物療法での管理が望ましい．診断と病変除去を目的とした手術を先にして，その後に薬物療法をするのか，あるいは，ひとまず薬物療法を行い挙児希望が出た場合に手術を行うか，いずれに優位性があるかコンセンサスは得られていない．

文献

1) Dunselman GA, et al：Hum Reprod 2014；29：400-412.
2) Practice Committee of the American Society for Reproductive Medicine：Fertil Steril 2014；101：927-935.
3) 日本産科婦人科学会，他(編)：産婦人科診療ガイドライン—婦人科外来編 2014. 2014.

（北島道夫，増﨑英明）

Chapter 10　子宮内膜症

Q49　挙児希望のある卵巣チョコレート囊胞は手術すべきか？

手術が考慮されるが，大きさや側性などの囊胞の性状，患者の年齢や卵巣予備能，その後の不妊治療の予定などから適否を判断する．高齢で卵巣予備能の低下が予想される例での手術は注意を要する．

●挙児希望女性におけるチョコレート囊胞の取り扱い

　子宮内膜症に対する内分泌薬物療法は排卵を抑制するため，治療期間中は当然だが妊娠は期待できない．また薬物療法中止後は症状が再燃・再発することが予想されることから，妊孕性向上を目的とした薬物療法はすすめられない[1]．大きなチョコレート囊胞を有する不妊症女性で，疼痛の軽減の可能性，術後の自然妊娠率や再発率からは囊胞摘出術がすすめられるとされる[1]．一方，卵巣チョコレート囊胞を摘出することによる妊娠率の向上の機序については明らかでなく，卵巣チョコレート囊胞そのものが不妊症の直接的な原因であるか否かについては結論が出ていない．卵巣・卵管の周囲癒着が強い場合や大きなチョコレート囊胞の場合に占拠性病変として卵のピックアップを障害し，卵管内での受精・胚発育を障害するかもしれない．チョコレート囊胞の存在が排卵を担う胞状卵胞の発育あるいは卵の質に影響するかは結論が出ていない．骨盤内の癒着，併存する活動性の腹膜病変や深部病変，あるいは子宮腺筋症や子宮筋腫が不妊に影響している可能性がある．卵巣チョコレート囊胞に外科処置を加えない腹腔鏡検査後の自然妊娠率は，卵巣チョコレート囊胞のない例と変わらなかったとする報告がある[2]．

●チョコレート囊胞に対する外科処置と術後の卵巣機能

　チョコレート囊胞に対する外科処置は正常卵巣組織にダメージを及ぼす危険性が少なからずある．特に両側チョコレート囊胞では術後に顕著な卵巣機能低下を呈するリスクが高い[3]．この観点から，高年齢の挙児希望のある女性でのチョコレート囊胞への外科処置は注意を要する．チョコレート囊胞への手術既往は，生殖補助医療（assisted reproductive technology：ART）での採卵キャンセル，採卵数あるいはゴナドトロピン投与量に有意に影響する．一方，最終的な妊娠率はチョコレート囊胞への処置の有無で変わらないとする報告が多く，採卵ができればある程度の妊娠を期待できるとも捉えられる[4]．手術療法を積極的に選択するかは，卵巣チョコレート囊胞の大きさ，患者の年齢，術前の卵巣予備能，片側性か両側性か，疼痛の有無，術者の経験，そして予定する不妊治療の内容等について考慮する必要がある．

●術式の選択と併用する不妊治療への影響（表1）

　チョコレート囊胞に対する外科処置には種々の方法がある．囊胞摘除術は標準的な外科処置と捉えられるが，場合によっては正常卵巣組織に大きなダメージを残し術後に卵巣予備能の低下が著明となることがある．レーザーやバイポーラーを用いた囊胞壁の焼灼やエタノール固定は，機能温存には有利かもしれないが，組織診断が困難になることや再発率の上昇が

表1 卵巣チョコレート囊胞に対する術式別のメリット・デメリット

術式	完遂性	組織診断	術後の卵巣予備能	再発予防	妊孕性
囊胞摘除	◎	○	△	◎	◎？
囊胞壁焼灼	○	×	○	△	○
エタノール固定	○	×	○？	△	○
吸引・洗浄	×	×	○？	×	？

問題となる．チョコレート内容液の吸引と洗浄のみでは，術後症状の低減や再発の観点から第一選択とはならない．病巣除去の完遂性（再発のリスク）と正常組織の保護（卵巣予備能への影響）を両立させることはもともと困難であるのかもしれない．ART を考慮する場合，卵巣チョコレート囊胞に対する外科処置は，ART の成績を改善する効果がないことが示唆されており，ART 前の手術療法の意義は，採卵術の安全性を確保することが目的となる[1]．両側チョコレート囊胞を有し，術前の血中 AMH 濃度などからすでに卵巣予備能の低下していることが予想される高齢女性では，術後に卵巣のゴナドトロピンへの反応性が著明に低下する可能性が高いため，ART の予定がある場合は手術の選択は慎重を期すべきである．

● 卵巣チョコレート囊胞と卵巣予備能

ところで，卵巣チョコレート囊胞の存在自体が卵巣機能に影響することが指摘されている．チョコレート囊胞はその形成過程において，正常の卵巣組織構造に影響し，そこに存在する原始卵胞の恒常性が破綻することで卵巣予備能に影響する可能性がある[5]．この観点からは，チョコレート囊胞を初期のうちに診断し介入して，内膜症による慢性炎症が卵巣局所に及ぼす作用を可及的に低減させることにより，卵巣予備能の低下を防止できる可能性がある．その場合，手術療法による周囲正常組織への影響の少ない術式の選択および工夫が肝要である．また，手術を考慮する場合，術前の卵巣予備能の評価は方針の決定の一助となり，血中 AMH 濃度の測定は簡便で有用と考えられる．

文献

1) Dunselman GA, et al：Hum Reprod 2014；29：400-412.
2) Ishimaru T, et al：Am J Obstet Gynecol 1994；171：541-545.
3) Coccia ME, et al：Hum Reprod 2011；26：3000-3007.
4) Hamdan M, et al：Hum Reprod Update 2015；21：809-825.
5) Kitajima M, et al：Fertil Steril 2011；96：685-691.

（北島道夫，増﨑英明）

Chapter 10 子宮内膜症

50 痛みのある深部子宮内膜症の治療は手術か薬物療法か？

まず薬物療法を選択し，症状の改善が得られない場合に手術を選択する．手術の場合には，診療科横断的なアプローチを要することがあり，また，周術期合併症も少なくないことに留意する．

●深部子宮内膜症の概念

「深部子宮内膜症」はダグラス窩直下の腹膜から直腸腟中隔に及び周囲の臓器（子宮・卵巣・尿管・直腸）を巻き込みながら強固な癒着と線維化を形成する結節性の子宮内膜症病変であり，病理学的には腹膜下の 5 mm 以上の深さに存在する子宮内膜症と定義され，子宮内膜症の最も重症型と捉えられる[1)~4)]．この病態には腸管や腟壁あるいは尿管へ直接浸潤するものもあり，月経困難症以外にも慢性骨盤痛，排便痛，性交時痛，排尿痛など著明な疼痛を主徴とする．腸管や尿路に病変がある例では，直腸あるいは腟の合併切除が必要となったり，尿管・膀胱への手術操作が必要となる症例も含まれる．深部子宮内膜症の重症度は様々であり，手術による合併症のリスクやその内容も異なる．

●深部子宮内膜症の診断

診断は重要で，問診，婦人科的診察，経腟超音波断層法や MRI により病変の部位や拡がりを推定して治療法を選択する．最近では，機器の発達から，深部子宮内膜症の病変の性状や拡がりの診断における経腟超音波断層法の有用性が認識されている[3)]．深部子宮内膜症にはチョコレート嚢胞や腺筋症を合併する症例も多く，将来の挙児希望のある女性で手術を選択する際には，病巣摘除の完遂性と同時に，妊孕性の改善と機能温存のバランスを考慮する必要がある．

●深部子宮内膜症における治療法の選択

治療には手術療法と薬物療法があるが，いずれを選択するかは，患者の年齢，症状の強さ，病変の性状（発生部位，拡がり，多発性がどうか，腸管あるいは尿路閉塞のリスク），挙児希望の有無などから総合的に判断する必要がある[2)4)]．症状の軽快と再発の防止のためには完遂度の高い手術が要求される．一方，深部子宮内膜症に対する手術療法では術後合併症（縫合不全，腸穿孔，感染，消化管・膀胱機能障害など）がまれでないことに留意する必要がある．このため，まず薬物療法を選択し，無効な場合に手術療法を考慮する[2)4)]．

●深部子宮内膜症に対する薬物療法

薬物療法では，他の部位の子宮内膜症と同様に，まず対症的な消炎鎮痛薬（NSAIDs）から開始するが，深部子宮内膜症に対する効果を評価したエビデンスの高い報告はない．内分泌療法では，プロゲスチン（ジエノゲスト）あるいは低用量エストロゲン・プロゲスチン配合薬（low dose estrogen progestin：LEP）あるいは経口避妊薬（oral contraceptive：OC）を第一選択とする．長期間の治療が必要になるため，GnRH アナログやダナゾールは副作用から長期薬物療法に適さない．一方，薬物療法は病変の活性に抑制的に作用するのみであり，線維化組織

が主体を占める深部病変の根本的な治癒は望めない．また，薬物療法中でも病変の進展が認められる場合があり，経腟超音波検査等での経過観察は必要である[2,4]．

挙児希望があり，疼痛が強い例では手術療法が考慮されるが，症状がそれほど強くない例ではひとまず生殖補助医療（assisted reproductive technology：ART）が考慮され，複数回施行して妊娠に至らなかった場合に手術が考慮される[4]．挙児希望例に薬物療法の適応はない．

●深部子宮内膜症に対する手術療法

手術療法では，病変の大きさや拡がりを考慮して術式を選択する．小さな孤発性の結節では単純な切除術が可能であるが，ダグラス窩の直腸・S状結腸を巻き込んでいる例では，病巣の大きさや深達度を考慮して必要な術式を決定する．比較的大きな深部病変で浸潤が腸管漿膜表層までの場合は，腸管表層から結節性病変を剝離しつつ摘除する，いわゆる"shaving technique"で対応が可能である．腸管への深達度が筋層を越えることが疑われたり，病巣が多発性のものは腸管部分切除が必要になることがあり，この場合は下部消化器外科，泌尿器科，麻酔科，放射線科などと領域複合的な対応が必要になる．適切に病変が評価され，完遂度の高い手術が施行されても，病変が遺残した場合には再発のリスクが高まる．深部内膜症に特化した術後薬物療法のエビデンスは確立されていないが，卵巣チョコレート囊胞の術後と同様に，可及的長期の術後薬物療法が自他覚症状の再発予防に有効と考えられる[4]．

文献

1) Koninckx PR, et al：Fertil Steril 2012；98：564-571.
2) Ferrero S, et al：Fertil Steril 2015；104：771-792.
3) Guerriero S, et al：Ultrasound Obstet Gynecol 2016；48：318-332.
4) Abrão MS, et al：Hum Reprod Update 2015；21：329-339.

（北島道夫，増﨑英明）

Chapter 10　子宮内膜症

51　稀少部位子宮内膜症の治療は手術か薬物療法か？

稀少部位子宮内膜症では，一般に組織学的証明が確定診断となるため，まず外科的処置が考慮される．発生臓器によっては外科的摘除が困難なこともあり，その場合，内分泌薬物療法が選択され，再燃や再発を考慮した場合，可及的長期の維持療法が望ましい．

●「稀少部位子宮内膜症」とは（表1）

　子宮内膜症は骨盤腹膜，卵巣が好発部位であり，時にダグラス窩腹膜下の深部病変を中心として強固な癒着を形成する．「稀少部位子宮内膜症」とは，「卵巣，子宮靱帯，ダグラス窩，腹膜，直腸腟中隔などの好発部位以外に発生する子宮内膜症」であり，比較的まれではあるが，消化管，泌尿器，呼吸器，皮膚など生殖器外あるいは骨盤外の様々な臓器に発生する．それぞれの発生部位において特有の症状を呈することがあり，診断・治療に苦慮することも少なくない[1)2)]．

　子宮内膜症の発生病理としては，経卵管逆流月経血を介した移植説あるいは骨盤腹膜の化生説が広く支持されているが，骨盤から遠隔臓器に発生する子宮内膜症を考慮すると，その病態を一元的に説明することは困難である[2)]．月経周期に関連して症状を呈するもの（catamenial symptom）が多いが，慢性疼痛など周期性のない症状を呈するものもある．骨盤から遠隔臓器になるほどエストロゲン受容体やプロゲステロン受容体の発現が一定でなくなり，性ホルモン依存性が少なくなることが報告されている[3)]．

●呼吸器に生じる子宮内膜症

　呼吸器（胸膜あるいは肺実質）に生じる子宮内膜症では，月経随伴性気胸，血胸あるいは喀血が主症状であり，胸腔ドレーン留置などの外科的な緊急処置を要する場合がある．胸腔鏡は開胸術に比べ低侵襲でかつ診断的・治療的意義が高く，術式の改良と器材の進歩から呼吸器の子宮内膜症の治療に積極的に用いられている．

●消化器に生じる子宮内膜症

　ダグラス窩から直腸腟中隔に発生する深部子宮内膜症から連続的に，あるいは多発性に直

表1 稀少部位内膜症の発生部位と症状

発生部位	主症状
消化器（大腸，小腸，虫垂，大網）	慢性腹痛，下血，排便痛，便秘，下痢，腹部膨満感
泌尿器（膀胱，尿管，腎臓実質）	血尿，排尿痛，頻尿，排尿障害，性交時痛，背部痛
呼吸器（胸膜，横隔膜，肺実質）	月経随伴性気胸，血胸，喀血，胸部痛
子宮頸部，腟，外陰	不正性器出血，性交時痛，外陰痛
鼠径（鼠径管，リンパ節）	鼠径部痛，鼠径部膨隆感
皮膚（手術創，臍）	疼痛，皮下出血

腸・S状結腸の筋層から粘膜面まで浸潤性病変を形成するものが多いが，虫垂や小腸に孤発性に発生するものがある．消化器の内膜症では，下血や腸管周囲に広範囲に強い線維化がある場合の通過障害に加えて，腹痛，便秘，下痢など過敏性腸症候群と同様の症状を呈することがある．

尿路に生じる子宮内膜症

仙骨子宮靱帯に結節病変を形成する深部子宮内膜症から直接尿管に浸潤し線維性結節を形成するものが多いが，まれに膀胱や尿管あるいは尿道に単独に存在する子宮内膜症もある．尿道に内膜症病変が生じた場合は，血尿や排尿痛，性交時痛が，膀胱の内膜症では頻尿や排尿困難を呈し，尿路の内膜症では時に急性の腎後性腎不全に至ることがある．

鼠径や臍に生じる子宮内膜症

鼠径や臍の子宮内膜症では，月経周期に一致した鼠径痛や腫脹・熱感・腫瘤感が生じる．皮下出血を呈することもある．

「稀少部位子宮内膜症」に対するアプローチ

治療には，手術療法と薬物療法がある．一般に，診断には病変の組織学的な証明が基本となるため，まず外科的切除が考慮されてよいが，発生する部位によっては，外科的アプローチが容易でなく，観血処置の侵襲性が高くなる．典型的な子宮内膜に類似する組織が必ずしも認められない例もあり，また，外科処置後の再発は少なくない．この場合，ひとまず子宮内膜症に対する内分泌療法を行い，症状に対する反応性をみることによる診断的な薬物療法を選択することもある．一方，最近では，いろいろな臓器における内視鏡的アプローチが試みられるようになり，より少ない侵襲で病変にアクセスできるようになっており，外科療法の選択肢は拡がっている．

骨盤の子宮内膜症と同様にエストロゲン依存性で内分泌療法が奏功するが，ホルモン感受性が少なく治療抵抗性を呈するものもある．奏功する場合は比較的長期の薬物療法が必要となるため，患者の背景を考慮して副作用の少ない長期投与が可能な製剤を選択する．この観点から，LEP・OC あるいはプロゲステロンチンが第一選択となる．子宮内膜症による月経随伴性気胸に対する内分泌療法で子宮出血(消退出血，破綻出血)が生じる際には，胸腔内の内膜症病変でも出血が生じて症状が増悪することがあるため，LEP・OC の連続投与が有効な場合があり，十分な患者への説明のうえ行う．症例によっては子宮出血と症状が関連しないものもあるため，その場合には通常の用法で維持する．

文献

1) 百枝幹雄：日エンドメトリオーシス会誌 2012；3：130.
2) 片渕秀隆：日エンドメトリオーシス会誌 2012；33：131-138.
3) Veeraswamy A，et al：Clin Obstet Gynecol 2010；53：449-466.

(北島道夫，増﨑英明)

Chapter 11　子宮筋腫・子宮腺筋症

52　現時点ではまだ挙児希望のない子宮筋腫はどのように治療する？

子宮内腔の変形をきたし症状を有する子宮筋腫に対してはホルモン療法や子宮筋腫核出術を考慮する．子宮筋腫の症状，部位，大きさ，個数，成長速度，妊娠希望の時期を考慮して，子宮筋腫核出術を検討する．

　子宮出血による症状（月経過多・貧血，不正出血など），圧迫症状（腹部症状，水腎症など）がみとめられる子宮筋腫の場合には，治療介入を考慮する．鉄剤やトラネキサム酸などの対症療法が有効でない場合にはエストロゲン・プロゲステロン配合薬，レボノルゲストレル放出子宮内システム，GnRHアナログなどのホルモン療法および子宮筋腫核出術を考慮する．子宮内腔の変形をきたす子宮筋腫に対しては，子宮筋腫核出術が子宮出血による症状の改善に加えて術後の妊孕能の改善をもたらす可能性がある．ただし，子宮筋腫核出術後に子宮筋腫再発の可能性があること，再発に対して有効な予防的薬物療法が確立していないこと，子宮筋腫核出術のおもな目的が手術時点でみとめられる症状の改善であること，子宮筋腫核出術後早期の妊孕性改善効果は報告されているものの長期的な予後は不明であること，などから，今後の挙児希望の予定などの状況を考慮して手術を行うかどうか，手術を行うとすればその時期を検討する．

　長径が5〜6 cmを超えたものや子宮筋腫の数が多いものでは手術を考慮してよく，子宮内腔の変形をきたしていない長径5〜6 cm以内の子宮筋腫の場合でも症状があれば治療を考慮してよい[1]．無症状で，子宮内腔の変形をきたしていない長径5〜6 cm以内の子宮筋腫についても他の婦人科手術時に同時に子宮筋腫核出術の施行を考慮してよい[1]．子宮筋腫の部位，大きさ，個数，成長速度，妊娠希望の時期を考慮して手術を行う．

　子宮筋腫の存在が将来的な不妊や流早産の原因になる可能性がある一方で，無症状の子宮筋腫に対する子宮筋腫核出術による妊娠合併症の予防効果や子宮内腔に変形のない筋層内筋腫と不妊との関連性についてはまだ議論の余地がある．また，子宮筋腫核出術後の子宮筋腫再発の可能性がある．これらの点を念頭において子宮筋腫核出術の適否や手術時期を個別に検討する．子宮筋腫は，加齢による影響と相まって不妊や早流産などの妊娠合併症のリスクを高めることが推測されることから，年齢を加味して子宮筋腫の治療やライフプランを考えるよう患者に情報提供を行っておくことも必要である．

　薬物療法については，過多月経，貧血に対して，トラネキサム酸や鉄剤の効果が不十分な場合，低用量エストロゲン・プロゲスチン配合薬（LEP）やレボノルゲストレル放出子宮内システム（LNG-IUS）を考慮する．LEPは月経過多に有効な場合が多いが，一部症例では効果が十分でない．LNG-IUSは子宮局所での黄体ホルモン作用のため全身的な副作用が少なく出血量の軽減が期待できるが，大きい子宮筋腫の場合のLNG-IUSの自然脱落や粘膜下筋腫の脱出の可能性が考えられる．GnRHアナログは子宮筋腫の縮小効果が大きい薬物療法である．術前投与が行われることがあり，子宮筋腫縮小と術中出血量減少の効果がある．低エス

トロゲンによるホットフラッシュや骨量減少などの副作用がみられる．長期間の連続投与が必要な場合や骨量減少をきたす場合には手術療法が望ましい．

　子宮筋腫核出術については，開腹手術，腹腔鏡下手術，子宮鏡下手術の3つの方法を選択する．多発筋腫や筋腫核が大きい筋腫の場合には術後に筋腫が再発しやすいことから，筋腫再発の可能性を十分説明しておく．手術により，術後の妊娠の際には帝王切開が必要になることも多い．視野確保の点から，小骨盤腔を越えない子宮に対して腹腔鏡下または腹腔鏡補助下筋腫核出術が行われることが多く，それ以上のサイズの子宮に対しては開腹手術が行われる．また，頸部筋腫や広間膜内に発育する筋腫や高度癒着症例なども開腹手術の適応となる．粘膜下筋腫に対して，子宮鏡下手術が選択される．一般的には，直径が3cm以下，突出率が50%以上，筋腫〜漿膜間距離が5mm以上の筋腫が適応となる[2]．

文献

1) 日本産科婦人科学会，他(編)：産婦人科診療ガイドライン―婦人科外来編 2014．2014；pp 80-81.
2) 廣田　泰：基礎からわかる女性内分泌．診断と治療社，2015；pp 200-201.

（廣田　泰）

11

子宮筋腫・子宮腺筋症

Chapter 11　子宮筋腫・子宮腺筋症

53　挙児希望のある子宮筋腫ではどのような場合に手術する？

子宮筋腫による月経過多や圧迫症状などの症状，子宮筋腫の大きさ（5〜6 cmを超えるもの），子宮筋腫の位置（子宮内腔の変形を伴うもの），個数や成長速度，そのほかの不妊因子，不妊治療歴や早流産歴，患者の希望や年齢などの臨床背景を考慮して，子宮筋腫核出術を選択する．

　症状，子宮筋腫の位置・大きさ・個数・成長速度，不妊治療歴，早流産歴，患者の希望などの臨床背景を考慮して，子宮筋腫核出術を選択する．挙児希望の場合の治療としては，妊孕性や妊娠時の安全性が明らかになっているという観点から，子宮動脈塞栓術（uterine artery embolization：UAE）より子宮筋腫核出術が望ましい．

　子宮出血や圧迫症状などの子宮筋腫による症状が認められる場合，子宮腔の変形をきたす粘膜下および筋層内筋腫を有する場合には子宮筋腫核出術を考慮する．子宮内腔の変形をきたす子宮筋腫に対しては，核出術が子宮出血による症状の改善に加えて術後の妊孕能の改善をもたらす可能性がある．子宮内腔変形をきたさない筋層内筋腫については，ほかの不妊因子の検索を進める必要があるが，不妊や流早産の原因になる場合があるため，核出術を個別に考慮する．前回妊娠分娩時に子宮筋腫に伴う妊娠合併症（早流産など）の既往歴がある場合には核出術を考慮する[1]．そのほか，長径が5〜6 cmを超えるものや子宮筋腫の数が多いものでは手術を考慮してよい[1]．無症状で，子宮内腔の変形をきたしていない長径5〜6 cm以内の子宮筋腫についても他の婦人科手術時に同時に核出術を考慮してよい[1]．子宮筋腫の存在が将来的な不妊や流早産の原因になる可能性がある一方で，無症状の子宮筋腫に対する核出術による妊娠合併症の予防効果や子宮内腔に変形のない筋層内筋腫と不妊との関連性についてはまだ議論の余地がある．これらの点を念頭において核出術の適否や手術時期を個別に検討する．

　不妊かどうかが不明な場合には，子宮筋腫以外の不妊因子の有無を調べるために，早期の不妊スクリーニング検査や一般不妊治療の開始を患者に勧める．高年齢や卵巣予備能低下の症例では，早期の生殖補助医療（assisted reproductive technology：ART）への移行を勧める．ARTと並行して子宮筋腫核出術を考慮している場合には，子宮筋腫核出術の施行前後に採卵・受精卵凍結保存を行って，術後の凍結胚融解胚移植に備えることが可能である．

　子宮筋腫核出術後の妊娠に関しては，核出時の筋層切開が全層にわたった場合や多数の子宮筋腫を核出した場合，筋層内筋腫核出と既往帝王切開がともにある場合には子宮破裂のリスクを考慮し陣痛発来前の選択的帝王切開術が行われる．これらの点を含む核出術後の注意点についても術前に患者への情報提供が必要である．術式に関しては，**Q52**を参照のこと．

文献

1) 日本産科婦人科学会，他（編）：産婦人科診療ガイドライン―婦人科外来編2014. 2014；pp 80-81.

（廣田　泰）

54 現時点ではまだ挙児希望のない子宮腺筋症はどのように治療する？

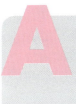

月経過多・貧血に対してはレボノルゲストレル放出子宮内システム（LNG-IUS）およびGnRHアナログを考慮する．月経困難に対しては低用量エストロゲン・プロゲスチン配合薬（LEP），ジエノゲスト（DNG），LNG-IUS，GnRHアナログを考慮する．ホルモン療法が有効でなく妊孕性温存の希望が強い場合には，子宮腺筋症切除術を考慮する．

　子宮腺筋症の存在が妊孕性に与える影響については不明な点が多く，子宮腺筋症の状態から不妊や早流産の発症を予測することが難しいこと，一方で，子宮腺筋症が不妊や早流産の原因となる可能性があることを説明し，可能であれば早期の挙児努力を勧める．挙児希望が生じた際には，早期の不妊精査・治療が望ましいことを説明する．

　現時点で無症状の子宮腺筋症に対しては経過観察とする．疼痛（月経困難，慢性骨盤痛），子宮出血（月経過多・貧血，不正出血など），圧迫症状（腹部症状，水腎症など）がみとめられる子宮腺筋症の場合には，症状の程度により治療介入を考慮する．鉄剤やトラネキサム酸，NSAIDsなどを用いた対症療法が有効な場合には，症状の程度や腺筋症の所見をフォローアップしながら経過観察とする．対症療法が有効でない場合にはホルモン療法を考慮する．子宮出血がおもな症状の場合には，LNG-IUSおよびGnRHアナログを考慮する．疼痛がおもな症状の場合には，LEP，DNG，LNG-IUS，GnRHアナログを考慮する．LEPは深部静脈血栓症・肺塞栓症のリスクを考慮し，十分な説明のうえで投与する．

　ホルモン療法が有効でなく妊孕性温存の希望が強い場合には，子宮腺筋症切除術を考慮する．子宮腺筋症切除術のメリットは，疼痛および子宮出血の症状改善が期待できること，妊孕性を温存できることである．一方で，切除術に関する有効性と安全性のエビデンスが十分でなく，切除術後の妊孕性改善効果が明らかになっていないこと，術後再発の可能性があること，術後の有効な再発予防法が確立していないこと，切除術のおもな目的が手術時点での症状改善であること，術後妊娠時の子宮破裂や癒着胎盤などの周産期リスクがあること，術後の分娩様式が原則的に帝王切開となること，などについても念頭にいれて患者と治療方針を相談する．特に，術後妊娠・分娩時の安全性に関するエビデンスが十分でなく手術によって新たに生ずる周産期リスクがあることを術前に十分に説明しておく必要がある．

　切除術の術式に関しては，高周波切除器を用いた方法，子宮筋の3重フラップ法，逆H字切開法，腹腔鏡下手術による方法などの様々な手術の工夫が試みられている[1)-3)]．

文献
1) Nishida M, et al：Fertil Steril 2010；94：715-719.
2) Osada H, et al：Reprod Biomed Online 2011；22：94-99.
3) Fujishita A, et al：Gynecol Obstet Invest 2004；57：132-138.

（廣田　泰）

Chapter 11 子宮筋腫・子宮腺筋症

55 挙児希望のある子宮腺筋症ではどのような場合に手術する？

症状に対してはNSAIDsや鉄剤などの対症療法で対応する．不妊精査・治療を早期に開始し，早期のARTへのステップアップを考慮する．症状が強い場合，GnRHアナログ処置後の凍結融解胚移植などの選択肢が考えられる．症状が強く不妊治療継続が困難な症例では子宮腺筋症切除術を考慮する．

　挙児希望がある場合，子宮腺筋症以外の不妊因子の検索のため，不妊スクリーニング検査や一般不妊治療の早期開始を患者に勧める．不妊治療に関しては，一般不妊治療から生殖補助医療（assisted reproductive technology：ART）への早期のステップアップを推奨する．なお，子宮腺筋症合併妊娠では，流早産・妊娠高血圧症候群・胎位異常・弛緩出血等の周産期合併症のリスク上昇や帝王切開率増加の可能性があること，高次周産期施設での周産期管理が望ましいことなどについて，患者へ情報提供を行っておく．

　無症状や症状が軽度の子宮腺筋症に対しては通常経過観察とし，患者の挙児努力を促し必要に応じて不妊治療を先行する．疼痛，子宮出血，圧迫症状が認められる子宮腺筋症の場合には，鉄剤・NSAIDsなどの対症療法を行い，早期の妊娠が得られるよう不妊精査・治療をアレンジする．症状が強く，対症療法が有効でない場合には，ARTを前提として，GnRHアナログによるultralong法を用いた体外受精胚移植（in vitro fertilization embryo transfer：IVF-ET）や，凍結胚の融解胚移植前にGnRHアナログを数コース投与し病変を縮小させたのちに融解胚移植を行う方法などが試みられている[1)2)]．

　症状が強く不妊治療継続が困難な場合や子宮腺筋症が原因と考えられる不妊症（反復着床不成功）や早流産既往の場合には，子宮腺筋症切除術を考慮する[3)]．ただし，切除術に関する有効性と安全性のエビデンスが十分でなく，術後の妊孕性改善効果が明らかになっていないこと，術後再発の可能性があること，術後の有効な再発予防法が確立していないこと，切除術のおもな目的が手術時点での症状改善であること，術後妊娠時には子宮破裂や癒着胎盤などの周産期リスクがあること，術後の分娩様式が原則的に帝王切開となること，などについても念頭にいれて患者と治療方針を相談する．子宮腺筋症切除術後の妊娠・分娩時の安全性に関するエビデンスが十分でなく手術によって新たに生ずる周産期リスクがあるため，術後妊娠の際には高次周産期施設でのフォローアップが望ましい．

　子宮腺筋症切除術の術式については，**Q54**を参照のこと．

文献

1) Mijatovic V, et al：Eur J Obstet Gynecol Reprod Biol 2010；151：62-65.
2) Niu Z, et al：Gynecol Endocrinol 2013；29：1026-1030.
3) 廣田　泰：基礎からわかる女性内分泌．診断と治療社，2015；pp 204-205.

（廣田　泰）

Q56 流産予防にプロゲスチンやhCGは有効か？

プロゲスチン製剤や黄体を賦活化するhCG製剤の投与は，黄体機能不全や子宮内膜脱落膜化の障害に伴う流産の予防効果に期待できるが，その明確な有効性は明らかではない．

　妊娠において，排卵後の黄体ホルモン（プロゲステロン）の上昇により子宮内膜は脱落膜化し，胚受容能を獲得する．卵管膨大部で受精した胚は，移動しながら分割を繰り返し，着床能を獲得した胚盤胞となり，LHサージ後6〜10日目の着床時期（window of implantation）に脱落膜化した子宮内膜に接着する．着床と胎盤形成，妊娠維持にとって，①胚の子宮内膜への侵入の制御，② semi-allograftである胚を受容する免疫学的妊娠維持機構の獲得，③胚と子宮に十分な酸素と栄養を供給するための血管新生・血管リモデリングが重要である．このように，胚と子宮内膜の着床部位での緻密なネットワークの構築により，妊娠が成立し維持される．またこれらのネットワークの異常が流産のリスクにつながる可能性がある．

　臨床的に確認された妊娠の約15%が流産となり，妊娠歴のある女性の約40%が流産を経験している．妊娠初期流産の約80%は胚に偶発的に生じた染色体異常が原因であり，特に散発性の流産の多くは胚の偶発的な染色体異常である．しかし3回以上流産を繰り返す習慣流産の場合，染色体異常以外の流産のリスク因子を有している可能性があり，原因検索が推奨される．しかし検査を行っても50%以上が流産のリスク因子を認めない[1]．一部の原因不明習慣流産は，子宮内膜脱落膜化の異常が関与していると考えられている．また最近，子宮内膜脱落膜細胞は不良胚を淘汰する胚選択能を有していることが報告され，子宮内膜脱落膜化の異常は，子宮内膜局所の異常増殖した子宮ナチュラルキラー（NK）細胞と異常発育した新生血管と関与し，胚選択能が欠如していることが報告されている[2]．さらに排卵後の着床時期が遅延すると流産率が著明に上昇することがわかっている（図1）[3]．習慣流産の一部は

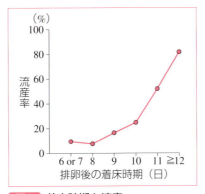

図1 着床時期と流産
〔Wilcox AJ, et al：N Engl J Med 1999；340：1796-1799より引用〕

不適切な子宮内膜脱落膜化による不良胚の選択能の欠如や着床時期の遅延により流産が誘導されることが示唆されている.

　プロゲステロンは，子宮内膜脱落膜化に必須のホルモンであり，着床や妊娠維持に重要である．またプロゲステロンは，着床不全や習慣流産と関与する異常増殖した血清 NK 細胞や子宮 NK 細胞を適度に制御し，かつ妊娠の免疫寛容に重要な Th2 細胞を産生する．さらに子宮平滑筋の弛緩効果もあるため，胚受容と妊娠維持にとって重要である．そのため黄体機能不全などで至適なプロゲステロン値が持続できない場合に，流産を引き起こす可能性がある．そのため胚の染色体異常を認めず，子宮内膜脱落膜化の異常や黄体機能不全を伴う患者であれば，プロゲスチン製剤の補充や黄体を賦活化する hCG の投与が，流産を予防する可能性がある．しかしプロゲスチン製剤の流産予防効果は指示する論文もあるが，いまだ十分なエビデンスは得られていない[4]．さらに原因不明の習慣流産に対するプロゲスチン療法の study も行われた．おもに天然型プロゲステロン腟錠を妊娠 12 週まで投与されているが，残念ながらプラセボ群と有意差は認めなかった（生児獲得率プロゲステロン製剤投与群 65.8% vs プラセボ投与群 63.3%）[5]．

　プロゲスチン製剤の流産予防効果を証明できない理由は 2 つ考えられる．1 つはほとんどの流産は胚に偶発的に生じた染色体異常が原因のためである．胚の異常がある場合は，どんな治療を行っても流産を避けることは難しい．もう 1 つは，流産と精神的なストレスの関係にある．習慣流産の場合，繰り返す流産に伴う精神的な負担は計り知れない．精神的なストレスと流産の関与は明らかであり，精神的なサポート（tender loving care）が流産率を低下させることが厚生労働省不育症研究班の報告でも明らかである[1]．**表1** に習慣流産に対して行われてきた試験的な治療を示す．抗血栓療法や免疫療法などが行われてきたが，いずれも無作為化比較試験で有意な結果は得られていない．注目すべき点はすべての study で，プラセボ群の生児獲得率が高いことである．習慣流産の患者はプラセボ薬でも治療を受けていることで，精神的なストレスが軽減されているのかもしれない．精神的なサポートとしてプラセボ効果も期待するのであれば，抗炎症作用があり着床を阻害する可能性のある低用量アスピリンやステロイド製剤よりも，至適な子宮内膜脱落膜化を誘導し胚に対する免疫寛容を制御するプロゲスチン製剤や hCG 製剤が有効かもしれない.

表1 習慣流産に対して行われてきた試験的な治療	
抗血栓療法 　低用量アスピリン療法	（Schisterman FE, et al. Lancet, 2014）
免疫療法 　大量ヒト免疫グロブリン療法 　夫リンパ球療法 　ステロイド（プレドニゾロン）療法	（Wong LF, et al. Cochrane, 2014） （Ober C, et al. Lancet, 1999） （Tang AW, et al, Hum Reprod, 2013）
プロゲスチン療法	（Coomarasamy A, et al. N Engl J Med, 2015）

文献

1）齋藤　滋，他：本邦における不育症のリスク因子とその予後に関する研究．厚生労働省不育症班研究，2010.
2）Gellersen B，et al：Endocrine Reviews 2014；35：851-905.
3）Wilcox AJ，et al：N Engl J Med 1999；340：1796-1799.
4）Wahabi HA，et al：Cochrane Database of Systematic Reviews 2011；CD005943.
5）Coomarasamy A，et al：N Engl J Med 2015；373：2141-2148.

（黒田恵司）

Q57 早産予防にプロゲステロンは有効か？

A 有効である．その有効性については海外での研究により立証されているものしかなく，そもそもの早産率や再発率がわが国のものとは異なることに注意が必要である．また，早産予防と切迫早産治療の概念が混同しがちであるが，示されている有効性は既往早産や頸管短縮例への投与である．

　黄体ホルモンには，天然型と人工合成薬がある．生体内で黄体ホルモンとして働いている物質のほとんどが天然型プロゲステロンであり，妊娠初期には体内のコレステロールより卵巣の黄体にて生成され，妊娠中期以降は胎盤で産生される．その作用は，卵胞発育の抑制，子宮内膜の肥厚，妊娠維持，乳腺発育などである．その他の天然型としては，プロゲステロンから17ヒドロキシラーゼによって変換された17α-hydroxyprogesterone（17OHP）がある．一方，人工的に合成された黄体ホルモン作用をもつ類似物質は，17α-hydroxyprogesterone caproate（17OHPC）とよばれ，プロゲスチンやプロゲストーゲンと総称される（図1）．プロゲスチンは産婦人科領域では筋肉注射として広く普及している．

　天然型プロゲステロンは，経口投与された場合，腸管から吸収されたのち肝代謝により大部分が薬理作用を失うため，経口投与としては肝代謝の影響を抑えた17OHPCが治療薬として用いられている．しかし近年では，肝代謝を受けない経腟投与（腟坐薬，ジェル）として天然型プロゲステロンそのものを使用する方法も増えている．

図1 プロゲステロンとプロゲスチン

2003 年に Meis ら[1]は，1960 〜 1970 年代に報告されていた黄体ホルモン製剤の早産予防効果に再注目し，妊娠 16 〜 20 週から 17OHPC 250 mg/回またはプラセボを，36 週まで週 1 回筋肉注射して，プロゲステロンの早産予防効果を検討した．その結果，早産率はプラセボ群 153 人（54.9%）に対し 17OHPC 群 310 人（36.3%）であり，プロゲステロンが早産率を引き下げる可能性が示唆された（相対リスク：0.66，95% 信頼区間：0.54-0.81）．また，35 週未満（30.7% vs 20.6%，相対リスク：0.67），32 週未満（19.6% vs 11.4%，相対リスク：0.58）についても，有意に早産リスクが低くなった．また，2007 年の Facchinetti ら[2]の報告や 2010 年の Berghella ら[3]の報告でも同様に早産予防効果を得たと報告された．また，天然プロゲステロン坐剤に関しても，2003 年および 2007 年に Fonseca ら[4)5)]が既往早産あるいは頸管短縮例に投与し，同様に早産率が有意に低下したと報告している（**表 1**）．

一方，既往早産歴のない頸管短縮例に対する大規模ランダム化比較試験[6]や，治療的縫縮術後の投与[7]，双胎妊娠に対する投与[8]，子宮収縮抑制剤使用後の投与[9]についてなど否定的な報告もある．2008 年の systematic review[10]では，総勢 2,425 名の妊婦を対象とした 11 のランダム化比較試験を検討し，早産既往もしくは頸管長短縮を認める妊婦には 34 週以前の分娩が有意に減少するものの，多胎に関して早産率に有意差を認めなかったと報告した．

早産予防機序の解明は，ラット，マウス，ウサギなどのモデル動物とヒトの陣痛発来メカニズムが大きく異なっていることにもより，その全貌がなかなか明らかにならない．モデル動物では，妊娠末期に母体血中プロゲステロン濃度が急激に低下することにより陣痛発来が起こることがわかっているのに対し，ヒトは分娩前のプロゲステロン濃度に大きな変化がない．そのため，現在では，プロゲステロン濃度減少ではなく，その受容体反応性の低下によって，プロゲステロンによる妊娠維持作用が抑制される可能性が示唆されている．

プロゲステロンには，2 つの核内受容体（PR-A，PR-B）が存在し，PR-A は inhibitor domain で，PR-B に存在する転写活性ドメインが欠如しているため，PR-B 抑制受容体となる．妊娠中は PR-B により子宮収縮が抑制されているが，陣痛が発来すると PR-A 発現が上昇し，PR-B の相対的抑制力が減弱することで，PTGS2 活性や $PGF2\alpha$・PGE2 産生などの子宮収縮刺激物質を放出し，子宮収縮・頸管熟化が促されると考えられている．サイトカインとの関連については 2008 年に Facchinetti ら[11]が報告しており，切迫早産と診断された 45 例に対し

表1 過去の臨床論文比較

使用薬剤	投与	使用量	報告者	適応と使用	時期	結果
17OHPC	筋注/週	250 mg	Meis ら（2003）	前回早産	16w｜36w	・37w，34w，32w 未満の早産減少 ・新生児予後の改善
	筋注/2 週	341 mg	Facchinetti ら（2007）	頸管短縮 切迫早産徴候	20w｜24w	頸管超短縮の改善 37w 未満の早産減少
	筋注/週	250 mg	Berghella ら（2010）	前回早産 頸管短縮（25 mm 以下）	16w｜36w	頸管縫縮術併用での早産予防効果減少
天然型プロゲステロン	腟錠/日	100 mg	Fonseca ら（2003）	前回早産	24W｜34W	37w 未満の早産減少
	腟錠/日	200 mg	Fonseca ら（2007）	頸管短縮（15 mm 以下）	20-25W｜34W	34w 未満の早産減少

週2回の17OHPC 341 mg筋注群と経過観察群の2群において，7日目および21日目における子宮頸管長と子宮頸管分泌物におけるIL-1，IL-6，IL-8，TNFαなどの一連の炎症性因子を比較検討している．結果，17OHPC群でIL-1値のみ有意に低く，子宮頸管長は有意に長く，早産率は有意に低かったことから（17OHPC群 vs 経過観察群 21.7% vs 54.5%），高用量17OHPCは子宮頸管の熟化を抑制し，IL-1を遮断することで早産を予防するのに有効であると報告している．

黄体ホルモンと早産については，徐々には明らかになっているものの，まだまだ研究の余地があり，これからもその機序解明が待たれる．臨床研究については，海外での報告よりプロゲステロン投与による早産予防効果が数多く立証されているものの，わが国での大規模studyはなく，日本人における適切な適応および投与量はいまだ確立されていないのが現状である．また，早産予防と切迫早産治療の概念が混同しがちであるが，諸外国では切迫早産治療よりも予防に重きをおいており，プロゲステロン無効例への介入のタイミングも異なる．

文献

1）Meis PJ, et al：N Engl J Med 2003；348：2379-2385.
2）Facchinetti F, et al：Am J Obstet Gynecol 2007；196：453.
3）Berghella V, et al：Am J Obstet Gynecol 2010；202：351.
4）da Fonseca EB, et al：Am J Obstet Gynecol 2003；188：419-424.
5）da Fonseca EB, et al：N Engl J Med 2007；357：462-469.
6）Grobman WA, et al：Am J Obstet Gynecol 2012；207：390.
7）Berghella V, et al：Am J Obstet Gynecol 2010；202：351.
8）Norman JE, et al：Lancet 2009；373：2034-2040.
9）Rozenberg P, et al：Am J Obstet Gynecol 2012；206：206.
10）Dodd JM, et al：Obstet Gynecol 2008；112：127-134.
11）Facchinetti F, et al：Am J Perinatol 2008；25：503-506.

（牧野真太郎）

Q58 オキシトシンによる分娩誘発・促進のコツは？

オキシトシンによる分娩誘発や促進を成功させるには頸管熟化が重要である．頸管熟化には器械的拡張以外の方法はなく海外で使用されているプロスタグランジンE腟投与などの代替療法の承認が望まれる．また近年ニーズの多い無痛分娩においてはオキシトシンの有効性には議論の余地がある．

●頸管熟化とオキシトシン

わが国においてオキシトシンは分娩誘発や分娩促進の際，最も多く使用される薬剤である．オキシトシンは待機的管理と比べて経腟分娩不成功率をRR 0.16と減少させることがCochran reviewにおいても述べられているが，わずかではあるがRR 1.17と帝王切開率が上昇することも知られている[1]．特に，頸管熟化が悪い例においてはRR 1.42と経腟分娩不成功の可能性が高まる．つまり，オキシトシンによる経腟分娩成功には頸管の熟化が必須である．頸管熟化の方法として日本では分娩誘発前の器械的な拡張しかない．PROBAAT-P trialではプロスタグランジンE_2（PGE_2）の腟坐剤とFoley catheterによる分娩誘発をランダム化比較試験（RCT）として検証しており，その有効性に差はないと結論づけている[2]．この研究ではFoley catheterのほうが子宮筋のhyperstimulation例がより少ないことも報告しており，バルーンは多く使用されてきた．しかし，近年ではPGE徐放製剤の局所投与が開発され，頸管熟化に使用されるようになってきた．特に破水例では腟坐剤単独でもオキシトシンと帝王切開率が変わらず，分娩誘発としても使用可能である[1]．腟坐剤とオキシトシンを両方とも使用する方法も一般的に行われており，オキシトシン単独例においては24時間以内の分娩の不成功率がRR 1.85と高いことがCochran reviewでも示されている[1]．日本でも現在，Dinoprostoneの第3相試験が進行中であり，その早期の承認が望まれている．

●卵膜剝離とオキシトシン

卵膜剝離はオキシトシン使用量を減らし（6.6±0.6 vs 10.11±1.4 mU/分，$p=0.01$），正常経腟分娩率を上昇させた（82.8% vs 58.6%，$p=0.01$）[3]．また，Bishop scoreの低い初産婦で人口破膜の前に卵膜剝離を行った群では分娩誘発開始から分娩までの時間を短縮させ（5.9±2.9 vs 10.9±2.6時間，$p=0.04$），オキシトシンの最大投与量も減少させた（9.8±1.1 vs 15.2±1.1 mU/分，$p=0.01$）．今まで経験的に行われてきた卵膜剝離の有効性が示されたことにより，今後も頸管熟化が不十分である分娩誘発例では特に卵膜剝離による積極的な介入も行うべきであるといえる．

●無痛分娩におけるオキシトシン

近年では無痛分娩のニーズも高まっている．無痛分娩は分娩時間を延長させないという報告もあるが[4]，分娩第1期や分娩第2期の時間が延長するという報告も多く存在する[5]．またその結果，器械分娩率や帝王切開率が増加するという報告も散見される．そのため分娩促進が不可欠であるが，Cochran reviewにおいては無痛分娩中のオキシトシン使用は帝王切開

術や器械分娩の頻度は減少させられないと結論づけている[6]．このため，無痛分娩例においてはオキシトシンの使用よりもプロスタグランジンによる分娩誘発や分娩促進を検討するべきであり，今後 RCT などによるエビデンスの構築が望まれる．

●自閉症とオキシトシン

オキシトシンは自閉症関連疾患の症状を改善させるが，過剰なオキシトシンはオキシトシンレセプター（OXTR）を down regulation し，自閉症関連疾患発症につながるという説を Hollander は発表し[7]，オキシトシンと自閉症に関しても近年話題となっている．自閉症はセロトニン分泌の異常がその病態生理として関与しており，セロトニンの分泌がセロトニン神経細胞の OXTR を介して調節されているためと考えられている．また，一部の自閉症（セロトニン異常）の患者には OXTR 遺伝子異常がみられる．動物実験では，OXTR 遺伝子欠損母胎に乳汁分泌障害は起こるが分娩，繁殖，性的行動に異常はない結果であった[8]．また OXTR 遺伝子欠損マウスは社会行動にも影響が出ることがわかっており，オスにおける攻撃行動の増加，メスにおける保育障害，新生仔マウスにおける母仔分離の際の超音波音声発生頻度の低下，新生仔マウスの行動量の増加（多動）が起こる[9]．

前述の説をサポートする論文もある．North Carolina Birth Recordand Education Research Databases ではオキシトシンによる分娩誘発・促進によって自閉症の発症の odds ratio が 1.21 であるとし，特に男児 2/1,000 でそのリスクは高いとしている（女児は 3/10,000）[10]．

このように，オキシトシンと自閉症は密接な関係にある可能性が高いが，分娩誘発や促進で使用されるオキシトシンが自閉症の発症を増やす明確な確証はない．そもそもオキシトシンの投与は自閉症の改善と関与がないという Systematic review もある[11]．ACOG Committee Opinion No.597 にもあるようにガイドラインに現時点では変更はなく[12]，今後もエビデンスの蓄積が期待される．

📑 文献

1) Kelly AJ，et al：Cochrane Database Syst Rev 2001；CD003246.
2) Jozwiak M，et al：Eur J Obstet Gynecol Reprod Biol 2013；170：137-145.
3) Al-Harmi J，et al：J Matern Fetal Neonatal Med 2015；28：1214-1218.
4) Tibi N，et al：J Gynecol Obstet Biol Reprod（Paris）．2001；30：674-679.
5) Ye Y，et al：Reprod Sci 2015；22：1350-1357.
6) Costley PL，et al：Cochrane Database Syst Rev 2013；CD009241.
7) Hollander E，et al：Neuropsychopharmacology 2003；28：193-198.
8) Nishimori K，et al：Proc Natl Acad Sci USA 1996；93：11699-11704.
9) Nishimori K，et al：Prog Brain Res 2008；170：79-90.
10) Gregory SG，et al：JAMA Pediatr 2013；167：959.
11) Ooi YP，et al：Pharmacopsychiatry 2017；50：513.
12) Obstet Gynecol 2014；123：1140-1142.

（竹田　純，竹田　省）

Chapter 12　妊娠・分娩・産褥

59　産褥の乳汁分泌抑制はどのように行う？

授乳を中止しなければならない場合，カベルゴリン(カバサール®)，テルグリド(テルロン®)などを投与し，乳汁分泌を停止させる．

●乳汁分泌の生理(図1)[1]

乳腺は妊娠によるエストロゲンやプロゲステロンの作用により乳管や乳腺組織が増殖することで発育し，乳汁生成は妊娠中期より以下の3段階によって行われる．

1. **I期**

妊娠16週ごろから産後2日までで，乳腺房の上皮細胞が分泌細胞に分化し，乳腺葉が大きくなるため乳房サイズも大きくなる．この時期に分泌される乳汁を「初乳」とよび，分泌量は少なく，10〜100 mL/日，平均30 mL/日程度である．初乳にはタンパク質や鉄などのミネラル，免疫抗体(IgA)，ラクトフェリンなどが多く含まれる．

2. **II期**

産後3〜8日目ごろまでで，この時期の母乳を「移行乳」とよぶ．胎盤が娩出され，プロゲステロン・エストロゲン・ヒト胎盤性ラクトーゲン(hPL)の急激な低下が引き金となって乳汁分泌が増加し，さらに児が吸啜刺激することにより，下垂体前葉からのプロラクチンが乳汁を産生し，下垂体後葉からのオキシトシンが射乳を起こす．平均500 mL/日が分泌され，免疫抗体やタンパク質濃度は低下，脂肪分や糖分が増加する．

3. **III期**

産後9日以降の乳汁で，「成乳」とよばれる．その産生量は個人差があり，初乳に比してカ

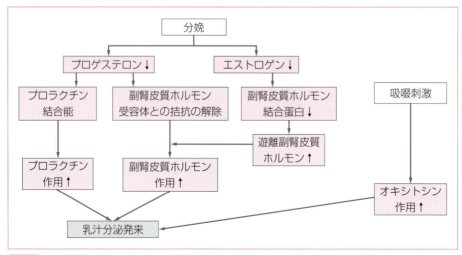

図1 哺乳刺激による反射性プロラクチン・オキシトシン分泌とその抑制

〔武谷雄二，他：プリンシプル産科婦人科学．メジカルビュー社，2014；pp170-172より引用・一部改変〕

ロリーが高く，脂質や乳糖が多く含まれる．

●断乳に使用する乳汁分泌抑制薬

　授乳を中止しなければならない場合，プロラクチン分泌を抑制する薬剤を使用する．投与方法として，カベルゴリン（カバサール®）1 mg を 1 回，テルグリド（テルロン®）0.5 mg を 2 錠分 2 で 14 日間投与などがある．ただし，いずれも血管収縮作用から高血圧を増悪させる可能性があるため，心臓弁に異常のある女性，妊娠高血圧症候群，産褥期，高血圧の患者には禁忌となっている．

【処方例】

●下記のいずれかを用いる

・カバサール®（1 mg）1 回 1 錠　1 回食後

・テルロン®（0.5 mg）1 回 1 錠　1 日 2 回　朝夕食後　14 日間

文献

1）武谷雄二，他：プリンシプル産科婦人科学．メジカルビュー社，2014；pp170-172.

（平井千裕，竹田　省）

Chapter 13　避妊

Q60　OCの使い分けは？

①わが国で発売されているOCについては，避妊効果に大差がない．したがって，どれを選ぶかは服用希望者に任せても問題がない．
②避妊効果を維持するのはエストロゲンではなくプロゲスチンである．
③エチニルエストラジオール(EE)用量の低いOCほど血栓症リスクが低い．
④一相性が周期調節性に適したOCであるという根拠は乏しい．
⑤思春期におけるOC選択に際しては，骨密度を維持するためにEE用量の少ないほうが好ましい．

●わが国で発売されているOCの特徴(表1)

わが国で発売されている経口避妊薬(oral contraceptives：OC)には，一相性・三相性，21錠・28錠，Day1スタート・Sundayスタートのタイプがある．エストロゲンはすべてエチニルエストラジオール(ethinylestradiol：EE)であるがプロゲスチンにはノルエチステロン(norethisterone：NET)，レボノルゲストレル(levonorgestrel：LNG)，デソゲストレル(desogestrel：DSG)のタイプがあり，プロゲスチンの種類によってそれぞれ第一世代，第二世代，第三世代と分類されている．いずれのOCも避妊効果には大差はないので，どのOCを選択するかは服用希望者に任せても問題がない．

●避妊効果を維持するのはプロゲスチンである

一般的に，OCには合成卵胞ホルモン(エストロゲン)と合成黄体ホルモン(プロゲスチン)が含有されているが，「ピルの母」とよばれるGregory Goodwin Pincus(1903〜1967年)らは，妊娠中排卵が起こらないのはプロゲステロン(P4)が高濃度に存在するためである考え，プロゲスチン単剤の避妊薬を構想した．そんな彼らがOCにエストロゲンを加えたのは，プロゲスチンだけだと破綻出血が頻繁に起こるからであった．また，7日間の休薬(あるいは偽薬)を導入したのは，当時の女性が周期的に出血の起こること期待していたからである．

●EE用量の低いOCほど血栓症や乳癌リスクが低い

OC開発の歴史を振り返ると，1960年の発売直後から静脈血栓症(venous thromboembolism：VTE)騒動を起こすことになった．これを契機に，EE含有量をいかに減少させるかが製薬会社の使命となった．VTEが当局に注目されたころ，市場にはEEとして高用量OCと中用量OCが存在し，イギリスでは中用量OCを使うことを勧告したが，米国食品医薬品局(FDA)では推奨に留まった．その結果，アメリカでは1980年代まで高用量OCが市場に残ることとなった．EEを減少させる勧告あるいは推奨の根拠として，精度の高い疫学研究はなかったが，減少させるほうが安全に決まっているという考えに基づいて当局の意思決定がなされた．2016年になって初めて明確にEEを減少させることでVTEのリスクが低下することが証明された(表2)[1]といえる．

血栓症に限らず，乳癌リスクについても1錠あたりEE 30 μg以上を含有する製剤では有

表1 わが国で発売されている OC の成分，用量などの特徴

	ホルモン配合パターン		1周期当たりの総量(mg)		錠数	服用開始日	商品名	会社名
			エストロゲン	プロゲストーゲン				
一相性	DSG 0.15 mg（21日間）／EE 0.03 mg（休薬またはプラセボ）1日〜21日〜28日		EE 0.63	DSG 3.15	21 28	Day1 スタート	マーベロン®21 マーベロン®28	MSD
							ファボワール®錠21 ファボワール®錠28	富士製薬工業
	NET 1 mg（21日間）／EE 0.035 mg（休薬）1日〜21日〜28日		EE 0.735	NET 21.0	21	Day1 スタート	オーソ®M-21錠	持田製薬
三相性	NET 0.5 mg／0.75 mg／1 mg（7日間×3）／EE 0.035 mg（休薬）1日〜21日〜28日		EE 0.735	NET 15.75	21	Day1 スタート	オーソ®777-21錠	持田製薬
	NET 0.5 mg（7日間）／1 mg（9日間）／0.5 mg（5日間）／EE 0.035 mg（プラセボ）1日〜21日〜28日		EE 0.735	NET 15.0	28	Sunday スタート	シンフェーズ®T28錠	科研製薬
	LNG 0.05 mg（6日間）／0.075 mg（5日間）／0.125 mg（10日間）／EE 0.03 mg・0.04 mg・0.03 mg（休薬またはプラセボ）1日〜21日〜28日		EE 0.680	LNG 1.925	21 28	Day1 スタート	トリキュラー®錠21 トリキュラー®錠28	バイエル薬品
							アンジュ®21錠 アンジュ®28錠	あすか製薬
							ラベルフィーユ®21錠 ラベルフィーユ®28錠	富士製薬工業

NET：ノルエチステロン　DSG：デソゲストレル　LNG：レボノルゲストレル　EE：エチニルエストラジオール

表2 EE 用量と血栓症リスク

		EE 用量	
		20 μg	30 〜 40 μg
婦人年		1,423,797	3,880,507
肺塞栓症	イベント数	454	1,300
	相対リスク（95%CI）	0.75（0.67-0.85）	1
虚血性脳梗塞	イベント数	193	800
	相対リスク（95%CI）	0.82（0.70-0.96）	1
心筋梗塞	イベント数	44	333
	相対リスク（95%CI）	0.56（0.39-0.79）	1

〔Weill A. et al：BMJ 2016；353：i2002 より引用・抜粋〕

意なリスクの上昇が認められていたが，最近用いられている 1 錠あたり EE 20 μg 含有の製剤では OR 1.0（0.6-1.7）と有意差を認めず，低用量ではリスクが下がる可能性が示唆されている[2]（図1）[3].

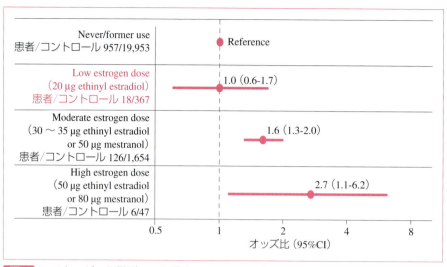

図1 エストロゲン用量別にみた乳癌リスクの比較（海外データ）
〔Beaber EF, et al：Cancer Res 2014；74：4078-4089 より引用・作成〕

　EEを減少させることで安全性が高まったことはいうまでもないが，避妊効果への影響を懸念する向きもある．LNGのミニピルでは0.06 mg以上，NETの場合にはNETの前駆分子であるLynestrenolとして0.5 mgあればパール指数が0.9で配合薬OC並の避妊効果を維持することが確認されているので[4]，プロゲスチンの種類にもよるがEEを減少させることが必ずしも避妊効果を低下させない．

● 一相性が周期調節性に適したOCであるという根拠は乏しい

　OCの成分含有量を段階的に変更する二相性以上の製品は開発当初，EEの段階的変化は体内のエストラジオール（estradiol：E_2）の動態をより適切にまねたものであると説明されてきたが，一相性OCとの比較でもマイナートラブルや避妊効果に差はない．また，わが国でOCが発売された直後から，一相性のOCは調節性に優れていると評価を下す医師が少なくなかったが，筆者の経験からは，服用者の特性によるのか，いずれのタイプのOCも容易に周期調節が可能で，一相性，三相性にこだわる理由はない．

　当院での三相性OCの連続投与での経験では服用者が特別のQOL低下も訴えなかったことから，一般的には三相性OCも一相性OCと同様に連続投与が可能であると考えられる[5]．

● 思春期におけるOC選択では，骨密度の維持のためにEE用量の少ないほうが好ましい

　添付文書の記載から，思春期女子がOCを処方された場合に骨成長および骨密度（BMD）に対して悪影響が及ぶのではないかとの懸念をしばしば耳にする．OC処方で長い経験のある欧米においては，思春期のOC処方で骨成長（すなわち身長）に影響したという証拠はまったくない．というのは，初経時にE_2サージの効果は直ちに全身に及び閉鎖プログラムが発動するので，その途中でOCを処方されてももはや閉鎖プログラムに何ら影響を与えないからである．

　BMDに関しては，OCが将来に向けてどのような影響を与えるのかいまだ疫学研究の成果はなく，確かなことはいえないが，EEはE_2と異なり，骨芽細胞の分化を抑制し骨形成を損なうことを示唆する結果が報告されている[6]．これによれば，BMDを維持するためには理論上EEの投与量は少ないほうが望ましいといえる（図2）．

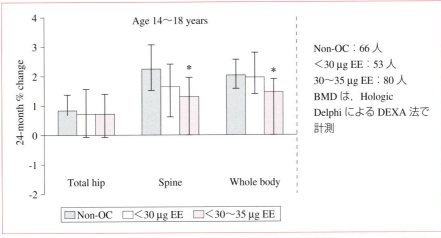

図2 14〜18歳女性のOC非服用者とEE用量別にみた24か月間でみたBMDの平均変化率（%）

〔Scholes D, et al：J Clin Endocrinol Metab 2011；96：E1380-1387 より引用〕

文献

1) Weill A, et al：BMJ 2016；353：i2002.
2) 日本産科婦人科学会（編・監）：OC・LEP ガイドライン 2015 年度版．2015；pp57-59.
3) Beaber EF, et al：Cancer Res 2014；74：4078-4089.
4) Friedrich E, et al：Am J Obstet Gynecol 1975；122：642-649.
5) Shulman LP：Contraception 2005；72：105-110.
6) Scholes D, et al：J Clin Endocrinol Metab 2011；96：E1380-1387.

（北村邦夫）

Chapter 13 避妊

61 OCを勧めるコツと，服用を継続させるコツとは？

①生殖可能年齢にあるすべての女性がOC服用によってQOLを向上させられることを医師・コメディカル共に認識する．
②OCには確実な避妊に加えて月経トラブルの解決に役立つことを医師・コメディカル共に力説することが重要．
③OC服用を中断する理由の上位には体重増加や悪心があげられている．このようなマイナートラブルの訴えに適宜助言できるように努める．
④不安や疑問を速やかに解決できる相談体制を整備する．

● OCを勧めるコツとは？[1]

1. 医師からの積極的な声掛け

　性教育・避妊教育に熱心な産婦人科医からなる全国組織「避妊教育ネットワーク」会員の所属する施設において，経口避妊薬(oral contraceptives：OC)の服用を決心した際に，最も影響したのは誰かを「医師」「医療スタッフ」「パートナー」「友達」「母親」などの選択肢をあげて問いかけた結果，「最初から自分で決めた」が20.8％いるが，46.9％は「医師」と回答し他を圧倒していた(図1)[2]．さらに，医師から発せられた「月経痛などの月経トラブルの改善に役立つ」(25.3％)，「副作用がない・少ない／安心」(24.9％)という言葉が行動に直接影響を及

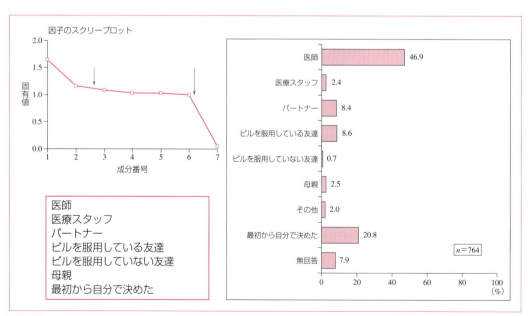

図1 OCの服用を決めた時に最も影響された人
〔北田和代，他：日産婦会誌 2011；63：482 より引用〕

140

ぽすことが明らかとなった．同調査では，OC の非服用者に，「医療機関で OC を勧められたことがあるか」を聞いたが，「聞いていない」が 67.2% に上っており，OC の普及は医師から患者に対して自信をもって OC を勧められるかにかかっているといえる．

2. 気軽に相談できるクリニックを

筆者らが 2 年ごとに実施している全国調査「第 7 回男女の生活と意識に関する調査」（2014 年）では，「低用量ピルがもっと普及するためには，どのようなことが必要か」について聞いているが，女性からは「気軽に相談できるクリニックを増やす」がトップにあげられている．次いで「健康保険が使えるようにする」「費用を安くする」となっている（**表1**）[3]．「婦人科の敷居は高い」といわれて久しいが，女性が安心して受診し，気軽に相談できる体制づくりが OC の普及には重要である．それなくしては OC を勧める機会を失うことになりかねない．

3. 副作用に対する丁寧な説明を

同調査では[3]，「低用量ピルを『使えない』『使いたくない』理由」についても聞いている（**表2**）．2004 年以降でみてもトップは常に「副作用が心配」で 5 割近くを占めている．特に，2013 年に起こった「ピルと血栓症死亡」報道の影響か 2014 年調査では 2012 年調査に比べて 5.5 ポイント上昇している．その背景に「血栓症」に対する不安がある以上，服用希望者あるいは服用している女性が納得するまで根気強く話をしていくことが重要である．

筆者のクリニックでは，**図2** を提示しながら，OC を服用していない女性の VTE のリスクは年間 10,000 人あたり 1 ～ 5 人であるのに対し，OC 服用女性では 3 ～ 9 人との報告があること，その一方で妊娠中および分娩後 12 週間の静脈血栓症（venous thromboembolism：VTE）リスクは，それぞれ年間 10,000 人あたり 5 ～ 20 人および 40 ～ 65 人となっており，妊娠中や分娩後に比較すると OC による VTE の頻度はかなり低いことがわかっていることなどを説明している[4]．重要なのは OC 服用中に血栓症の兆候（ACHES）[5]（**表3**）があった場合には処方医などの医療機関受診を促す指導を徹底することである．

表1 低用量ピルがもっと普及するためには，どのようなことが必要か

	女性	16 ～ 19 歳	20 ～ 24 歳	25 ～ 29 歳	30 ～ 34 歳	35 ～ 39 歳	40 ～ 44 歳	45 ～ 49 歳
総数	615	38	51	88	97	97	118	126
気軽に相談できるクリニックを増やす	44.2	50.0	56.9	38.6	47.4	39.2	38.1	48.4
健康保険が使えるようにする	39.5	15.8	41.2	35.2	49.5	44.3	42.4	34.9
費用を安くする	35.3	28.9	45.1	36.4	45.4	33.0	33.9	27.8
CM 等の広報をする	19.3	5.3	11.8	28.4	24.7	17.5	19.5	17.5
国や地方自治体が費用を無料にする	15.1	13.2	15.7	15.9	17.5	12.4	15.3	15.1
気軽にできる電話相談を増やす	7.2	7.9	7.8	6.8	5.2	3.1	8.5	10.3
その他	1.5	-	3.9	1.1	1.0	2.1	0.8	1.6
特にない（必要ない）	14.1	13.2	7.8	15.9	9.3	16.5	18.6	13.5
無回答	5.0	5.3	5.9	4.5	4.1	4.1	5.1	6.3
回答計	181.3	139.5	196.1	183.0	204.1	172.2	182.2	175.4

（○はいくつでも）（女性回答者）

〔北村邦夫：第 7 回 男女の生活と意識に関する調査報告書 2014 年─日本人の性意識・性行動 CD-ROM．日本家族計画協会，2015 より引用〕

表2 低用量ピルを「使えない」「使いたくない」ことの最も大きな理由は？（女性）

	2004年	2006年	2008年	2010年	2012年	2014年
該当者	759	653	643	713	564	489
副作用が心配	59.3	52.5	53.0	49.5	45.0	50.5
毎日飲まなければならないのは面倒	6.1	6.4	7.6	7.3	9.6	9.0
すでに使っている避妊法で十分	6.9	8.7	8.2	9.1	8.3	7.6
医師の検査・診察を受けるのが面倒	3.6	3.8	4.0	3.4	5.3	4.7
情報が入手できない	5.3	8.0	6.1	6.0	6.0	4.1
女性だけに負担がかかる	2.9	3.4	4.7	3.6	2.7	3.3
性感染症やエイズを予防できない	1.4	2.1	1.7	2.9	2.0	2.7
費用がかかりすぎる	2.1	2.3	2.5	3.2	2.5	1.6
病気があるため使えない	1.3	1.1	0.5	0.8	0.7	1.4
相談する場所がない	0.4	0.6	0.3	0.3	0.9	0.8
年齢が高いので使えない	0.7	0.5	0.5	1.3	0.9	0.4
配偶者やパートナーが反対している	0.4	0.2	0.2	0.3	0.2	-
親が反対している	-	-	-	-	-	-
この中にはない	8.4	9.8	10.3	11.6	15.1	13.7
無回答	1.2	0.6	0.4	0.7	0.8	0.2

〔北村邦夫：男女の生活と意識に関する調査 2004, 2006, 2008, 2010, 2012, 2014 より引用・作成〕

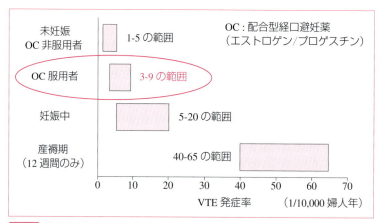

図2 生殖年齢における女性の VTE 発症の可能性

〔The American College of Obstetricians and Gynecologists：COMMITTEE OPINION 2012；540：1239-1242 より引用〕

● OC の服用を継続させるコツとは？

1. OC の服用を中断する理由を知り適宜必要な助言を

　OC の服用を開始した女性のうち約 25 ～ 50% が，1 年以内に服用を中断するといわれているが，15 ～ 44 歳の服用者の大半が自分の判断で，3 分の 1 が医師の指導によって中断したとしている[6]．自己判断で OC の服用を中断した女性についてみると[6]，原因として一番大きかったのが体重増加（11.4%），次いで悪心（10.2%），頭痛（6.4%）や不正性器出血（6.0%），血栓／心疾患（3.2%），高血圧（1.2%）の順であった．これらの副作用がどの程度に起こったかはっきりしないが，これら中断理由を十分に把握しながら，受診の機会を逃さず

表3 VTEの発症を疑わせる兆候

A：abdominal pain（激しい腹痛）
C：chest pain（激しい胸痛，息苦しさ，押しつぶされるような痛み）
H：headache（激しい頭痛）
E：eye/speech problems（見えにくい所がある，視野が狭い，舌のもつれ，失神，けいれん，意識障害）
S：severe leg pain（ふくらはぎの痛み・むくみ，握ると痛い，赤くなっている）

〔Prescribing Contraceptives for Women over 35 Years of Age. Am Fam Physician 2003；68：547-54 より引用・作成〕

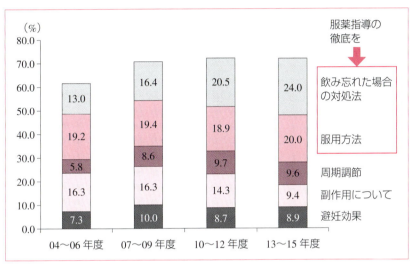

図3 OC サポートコールの 12 年間（相談内容の 5 位まで）

適宜必要な助言を行うことが大切である[7]．

2. 不安や疑問を解決できる相談体制を整備する

日本家族計画協会ではOC発売企業3社から委託された3つの相談事業を実施しているが，その1つにバイエル薬品から委託されている「OCサポートコール」がある．2005年2月から2016年3月までに受けた相談は 59,007 件．服用者からの相談が9割を超えているが，平均年齢が30歳を超え，年々高くなる傾向にあることが気になっている．OC発売以来17年目を迎え，相談内容も変化している．上位を占めるのは「飲み忘れた場合の対処法」「服用方法」「周期調節」「副作用について」など（図3）．これらの不安や悩みに適確に答えられる相談体制を整備することがOCを継続させるコツであることはいうまでもない．全国を見渡すと服用者からの相談を 24 時間体制で受け付けて成果を上げている施設もある．

文献

1) 北村邦夫：日産婦会誌 2014；66：2127-2131.
2) 北田和代，他：日産婦会誌 2011；63：482.
3) 北村邦夫：第7回 男女の生活と意識に関する調査報告書 2014 年―日本人の性意識・性行動 CD-ROM．日本家族計画協会，2015.
4) The American College of Obstetricians and Gynecologists：COMMITTEE OPINION 2012；540：1239-1242.
5) Prescribing Contraceptives for Women over 35 Years of Age. Am Fam Physician 2003；68：547-548.
6) Pratt WF, et al：Fam Plann Perspect 1987；19：257-266.
7) 北村邦夫：薬事 1999；41：69-76.

（北村邦夫）

Chapter 13 避妊

62 緊急避妊薬の使い方は？

① 避妊措置に失敗した，あるいは避妊措置を講じなかった性交（UPSI）後72時間以内にレボノルゲストレル（LNG）単剤（1.5 mg 錠）を経口投与する．
② 緊急避妊薬（ECP）の作用機序を踏まえ，性行動が活発な女性には，ECP服用の翌日から一定期間のOCの服用を求める．
③ 性犯罪被害者に対する公費負担制度の一環として，性被害に遭遇した女性に対しては，医療機関，ワンストップセンターなどではノルレボ®錠を無料で提供できるが，警察への被害届が必要な都道府県もある．

　緊急避妊法（emergency contraceptive：EC）とは，避妊措置に失敗した，あるいは避妊措置を講じなかった性交（unprotected sexual intercourse：UPSI）後に緊急的に用いる避妊法であって，経口避妊薬（oral contraceptives：OC）や子宮内避妊具（intrauterine device：IUD）のように計画的に妊娠を回避するものではない最後の避妊手段である．

● ECの適用

　筆者のクリニックの緊急避妊外来での受診理由は図1のとおりである．
　性犯罪被害者に対する公費負担制度の一環として，性被害に遭遇した女性に対しては，医療機関，ワンストップセンターなどではノルレボ®錠を無料で提供できるが，警察への被害届が必要な都道府県もある．
　UPSI後に妊娠のリスクがないといえる時期はほとんどない（図2）．特に，月経周期が不規則であるか，あるいは最終月経が不確かである場合はなおさらである．精子の生存期間を考慮した妊娠可能期間は1月経周期中に6日間あり，月経周期の長短から，この期間での性

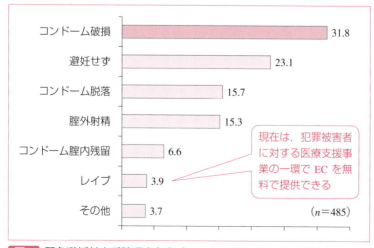

図1　緊急避妊外来受診理由（%）（2005年4月～2013年3月末）

144

行為で妊娠する可能性は全体の30％程度であることが前向きコホート研究によって明らかにされている[1]．しかし，実際に受診する個々の女性が妊娠可能期間のなかに入っているか否かを判別するのは容易ではない．

【処方例】（図3）
・ノルレボ®錠（1.5 mg）1回1錠
　UPSI後72時間以内にできるだけ速やかに1錠服用する

　添付文書上はUPSI後72時間以内の服用が原則であるが，WHOによる大規模無作為化比較対照試験により，UPSI後72時間を超えてレボノルゲストレル（levonorgestrel：LNG）を投与した場合でも，予想される妊娠率を低下させられるという研究成果が示されている[2]．ちなみに，わが国で実施された市販後使用成績調査の結果によれば，妊娠率0.70％，妊娠阻止率90.8％であった[3]．

　また1月経周期のなかで2回以上緊急避妊薬（emergency contraceptive pills：ECP）を使用することがある．ECPを繰り返し投与することで月経周期が乱れる可能性があるが，仮にLHサージが起こる前であれば，複数回のUPSIに対して，LNG-ECPを繰り返し使用することは可能である[4]．

● 使用に際しての留意点
　服用禁忌・慎重投与，併用薬に関する留意点などは添付文書を参考とされたい．

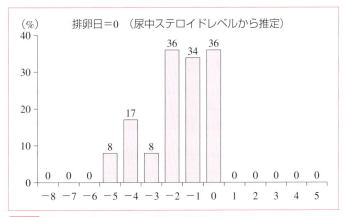

図2　排卵周辺期における妊娠の可能性

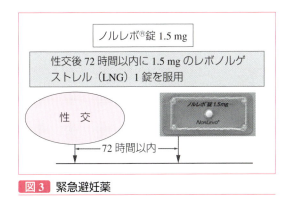

図3　緊急避妊薬

Chapter 13　避妊

●緊急避妊外来：ファーストコンタクト時のチェックポイント

当クリニックでのファーストコンタクト時のチェックポイントを以下列挙した．通常使用している診察録に必要事項を満たすとともに，以下，必ず問いかけることとしている．

---

①最近の月経が始まった日：（　　）月（　　）日
（確実に月経といえるか，中間期出血ということはないかを尋ね，不安を訴える女性に対しては妊娠検査を実施することもある）
②避妊なしの性交があった日：（　　）月（　　）日（　　）時（　　）分頃
③その日（②）は月経初日（①）から：（　　）日目
④来院時はUPSIから約（　　）時間（　　）分経過
（UPSIから72時間以内であることを確認する．72時間を超過している場合には，ECPの限界と可能性を説明してECPを処方するかどうかを決める）
⑤①～②の間の性交日をすべて尋ね，その時にどのような避妊法が使われたかを知る．
（ECP服用を希望してきた女性は，72時間以内の行為だけにこだわっていることが少なくないが，コンドームや膣外射精など避妊効果の低い方法が使われている場合には，その性交が妊娠に直結する危険性がある．その点を十分に伝えておくことで，仮にECP服用後妊娠を回避できないことがあってもトラブルに巻き込まれることを防止できる）

●緊急避妊薬の処方手順（図4）

1. ECPを必要とする場合

①必要な情報を聴取したのち，ECPを必要とするのであれば，妊娠経験の有無を尋ね，妊娠経験があり，今後しばらく妊娠を望まないのであれば銅付加子宮内避妊具（Cu-IUD）の

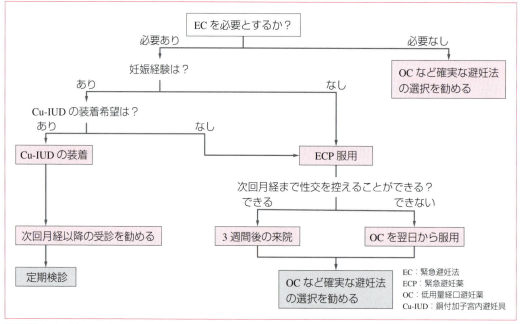

図4 緊急避妊法選択のアルゴリズム
〔日本産科婦人科学会（編）：緊急避妊法の適正使用に関する指針　平成28年度改訂版．2016〕

表1 緊急避妊薬の有効性は，LNG 投与後に性行為が行われたか否かに影響される

1.5 mg の LNG を 1 回服用したあとに性行為が行われたか否かと緊急避妊薬の有効性

緊急避妊薬を服用したあとの性行為	対象数	妊娠数（失敗数）	実際の有効率（%）	回避された妊娠率(%)（95% CI）
なし	952	13	98.6	83（69-91）
あり	388	12	96.9	64（36-80）

〔von Hertzen H, et al：Lancet 2002；360：1803-1810 より引用〕

使用を勧める．この場合，UPSI から 120 時間まで有効である．その後は，IUD の使用後の対応に準じる．

②Cu-IUD の使用を希望しない場合には，ECP を服用することになる．その際，ECP の服用が排卵遅延を招くことがあるので，次回月経までに性交が行われると，そのために妊娠する危険性が高まること（**表1**）[2]，次回月経前に性交が行われる可能性があれば，妊娠を確実に回避するために，ECP 服用の翌日から 21 日間，あるいは妊娠を早めに否定したい場合には 14 日間 OC を服用させることで，確実な避妊法への行動変容を促すことができる．この場合，OC の適正な服用方法ではないので，服用開始 7 日間はコンドームなどをバックアップとして使用する必要がある．その後は，OC を継続的に服用するような指導を怠らないこと．ただし，OC 服用中止後 7 日間ほど経過しても消退出血がなければ妊娠を疑う．

　ECP 服用後嘔吐した場合には，服用後 2 時間以内であれば，できるだけ速やかに ECP 1 回分を服用する．また嘔吐が繰り返される場合には，妊娠経験のある女性であれば Cu-IUD による EC を考慮する．ECP 服用後 2 時間が経過していればホルモンが十分吸収されているので，その後嘔吐しても追加服用はいらない．

　仮に，次回月経まで性交を待てるのであれば，月経様出血があったら OC の服用を開始するように勧め，ECP 服用の 3 週間後に来院してもらう．その後は OC を継続して服用できるような指導を行う．

③ECP を必要とした女性が来院した際，「必要なし」と判断した場合でも，OC など確実な避妊法の選択を勧める．その後は，OC を継続して服用できるような指導を行う．

④筆者が ECP から OC への行動変容を積極的に求めるのには理由がある．LNG-ECP の妊娠率は 0.7% であるが[3]，これは ECP を 1 回だけ服用した際の妊娠率であって，OC のように使用開始 1 年間の失敗率（妊娠率）とは単純に比較できない．仮に，性交のたびごとに ECP を服用することになったら，1 年間を通じた妊娠率は異常に高くなってしまう．一方，わが国で実施された OC の第 3 相試験では，延べ 4,514 例の女性の避妊効果が評価されているが，13 例の妊娠（0.29%）が報告されているにすぎず，ECP に比べて格段に避妊効果が高い[5]．

文献

1）Wilcox AJ, et al：BMJ 2000；321：1259-1262.
2）von Hertzen H, et al：Lancet 2002；360：1803-1810.
3）あすか製薬：緊急避妊剤ノルレボ®錠 使用成績調査結果．2016 年 8 月
4）Croxatto HB, et al：Contraception 2004；70：442-450.
5）松本清一，他；日本家族計画協会医学員会（編）：メディカルファイルダイジェスト版．1996；pp44-54.

（北村邦夫）

Chapter 13 避妊

まだ日本に導入されていない避妊法には どのようなものがある？

①新しい避妊法の開発が世界で最も遅れている国といっても過言ではないだけでなく，わが国の避妊法の選択肢が年々狭まっている．
②世界にはホルモン避妊法に分類される注射法，腟リング，皮膚貼付薬，新しい緊急避妊法などが続々と登場している．
③避妊法ではないものの，世界では手術による中絶法に替わって経口妊娠中絶薬などもすでに使用されている．

●わが国のお粗末な避妊法の現状

　1999 年 6 月に低用量経口避妊薬（low dose oral contraceptives：LOC）が，2011 年 2 月にはレボノルゲストレル（levonorgestrel：LNG）単剤の緊急避妊薬が承認されたことで，先進国への仲間入りをしたかにみえるが，実際には表1のように，新しい避妊法が加わる一方，従来から使用されていた避妊法が市場から消えている．安全性と有効性が保障されるのであれば，避妊法の選択肢は多数あることが望ましいという立場をとってきた筆者として，避妊法をめぐるわが国のこのような状況を憂慮している．

　世界ですでに開発されて久しいとはいえ，わが国にとっては「新しい避妊法」（図1）を紹介したい[1]．

表1　わが国の避妊法の動向（低用量経口避妊薬承認以降）

年	出来事
1999 年	OC の承認・発売．ゼリー型殺精子剤（FP ゼリー）発売中止
2000 年	女性用コンドーム（マイフェミィ®）発売
2001 年	フィルム型殺精子剤（マイルーラ®）製造中止（3 月）
2005 年	銅付加子宮内避妊具「マルチロード CU250R」「ノバ®T380」発売
2006 年	「低用量経口避妊薬の使用に関するガイドライン（改訂版）」を作成／女性用コンドーム（フェミドーム®）発売
2007 年	黄体ホルモン放出型子宮内避妊システム（ミレーナ®52 mg）発売
2008 年	低用量 EP 剤「ルナベル®配合錠」発売／ユウセイリング発売中止
2010 年	低用量 EP 剤「ヤーズ®配合錠」発売
2011 年	6 月に女性用コンドームの発売中止／緊急避妊薬「ノルレボ®錠」承認・発売／日本産科婦人科学会編「緊急避妊法の適正使用に関する指針」発表／OC のジェネリック発売／殺精子錠剤「ネオサンプーン・ループ®錠」製造中止
2013 年	IUD「マルチロード®」発売中止
2014 年	「ルナベル®配合錠 ULD」「ルナベル®配合錠 LD」発売
2015 年	低用量 EP 剤のジェネリック「フリウェル®配合錠 LD」発売
2016 年	「オーソ®777-21 錠／オーソ®M-21 錠」の製造発売中止

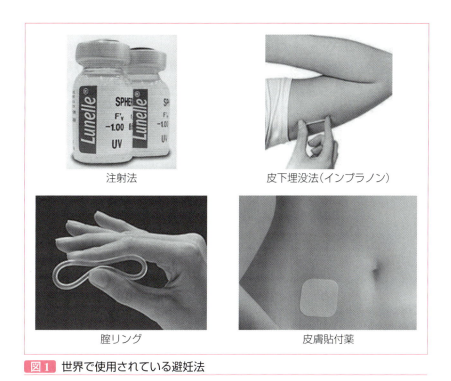

図1 世界で使用されている避妊法

● 注射法[2]

　1992年に米国食品医薬品局(FDA)は長期作用型の注射法としてデポメドロキシプロゲステロンアセテート(depo medroxyprogesterone acetate：DMPA)の使用を承認している．通常，注射法とは，150 mgのプロゲスチンを3か月ごとに筋肉内注射するという方法が採られており，体内に徐々に溶解し放出される．避妊目的を達成するためにプロゲスチンが14週間以上にわたって維持される．

　注射法については，月経周期の異常を改善するための対策が検討されている．たとえば，エストロゲンとプロゲスチンを含有する注射法が開発されるならば，月経周期調節を容易にさせるだけでなく，継続率をも改善できるものと思われる．長期作用型注射法に加えて，1か月間避妊効果を維持する注射法が考案され，once-a-month pillとよばれている．

● 腟リング(CVR)[2)3)]

　腟リング(contraceptive vaginal ring：CVR)はドーナツ状の形態を有する避妊具で，プロゲスチン単独あるいはエストロゲンとプロゲスチンを持続的に放出することによって避妊効果を維持する避妊法である．プロゲスチンの単剤を使ったCVRは，silasticな管を通して1日20 μgのLNGを放出し，腟上皮に達するもので，肝臓を経ないという利点がある[4]．一方，腟壁への刺激があるのではないかとの懸念もある．これらは，3週間CVRを挿入し，1週間休むというように経口避妊薬(oral contraceptives：OC)と同様に扱われる．CVRの利点は，挿入と抜去を使用者本人が行えることである．CVRはちょうどペッサリー程度の大きさであり，性交の間，腟内に留め置かれ，2，3時間で除去しても避妊効果を減弱させることはない．

　WHOによる大規模な多施設研究では，1,005人の女性のうち1年間の使用での失敗率は4.5%，CVRがきちんと装着されたままになっていた女性での失敗率は3.7%であった[4]．

●皮膚貼付薬

　エストロゲンとプロゲスチン含有の皮膚貼付薬は，腕，腹部，殿部に貼付することによって，ホルモンを徐々に放出し避妊効果を維持するものである．皮膚貼付薬には，OC と比較していくつかの利点と欠点が認められている．皮膚貼付薬は 1 週間程度のホルモン剤を供給することから，使用者にとっては，OC のように毎日服用する必要がないので，コンプライアンスは OC より高い．また，ホルモン剤が消化管を経ないので，悪心や嘔吐などの副作用が少ない．一方，皮膚貼布薬であることから，皮膚刺激の原因となったり，過度の発汗や入浴などによって剥がれ落ちることもあり，避妊効果を低下させてしまうことがある．

●選択的プロゲステロン受容体修飾薬(SPRM)による避妊法・経口妊娠中絶薬[5]

　選択的プロゲステロン受容体修飾薬(selective progesterone receptor modulators：SPRM)は避妊など様々な領域で使われ始めている．第 1 は緊急避妊法(emergency contraceptives：EC)で，現在ミフェプリストン(mifepristone：MFP)とウリプリスタルアセテート(ulipristal acetate：UPA)が開発されている(図2)．EC としての MFP は，性交後 120 時間以内に 10 mg，UPA は 30 mg が投与されるが，わが国で 2011 年 2 月承認，5 月に発売された LNG 単剤(1 回投与量 1.5 mg)よりも避妊効果が高い．第 2 は OC としての SPRM で，MFP 1 日量 2 mg の投与法で排卵を抑制できるが，長期間避妊法(long acting contraception：LAC)としての可能性については研究途上にある．今のところ，CVR などへの応用が進んでいる．第 3 は経口妊娠中絶薬．原則妊娠 49 日までに MFP 600 mg(Day1)，その後 Day2 あるいは Day3 にミソプロストール(プロスタグランジン E_1 アナログ)を投与する方法である．

●その他の避妊法

　世界で広く使用されている避妊法としては，前述した以外に皮下埋没法(implanon)がある．さらに，①男性避妊法，②免疫学的避妊法，③ HIV を含む性感染症の病原体に対する殺病原体効果を期待できるバリア(障壁)法などの研究開発が進められている[6]．また，近未来の避妊法として大きさが 20×20×7 mm の極小デバイスで，使用者の殿部・上腕部・腹部の皮膚下に埋め込んだチップから LNG が 16 年間放出される遠隔操作可能な無線式避妊インプラントが登場することになっている[7]．

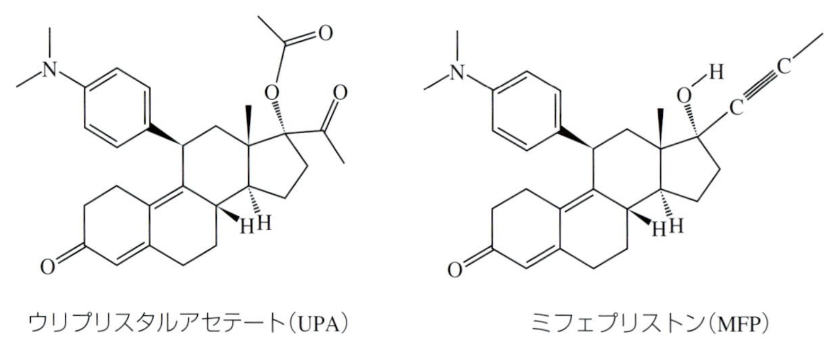

ウリプリスタルアセテート(UPA)　　　　ミフェプリストン(MFP)

図2 避妊法として使われている SPRM の化学構造

文献

1）北村邦夫：産婦治療 2004；89：61-68.

2）Dannemiller Memorial Educational Foundation：The CONTACEPTION Report 2000；10：6.

3）Mishell DR Jr：Ann Med 1993；25：191-197.

4）Koetsawang S, et al：Contraception 1990；41：105-124.

5）北村邦夫：HORM FRONT GYNECOL 2016；23：71-77.

6）Henry L, et al：Future Methods, Contraceptive Technology 17th Edition. Ardent Media, 1998；pp615-622.

7）Dave Lee：'Remote control' contraceptive chip available 'by 2018', BBC News, http://www.bbc.com/news/technology-28193720 ＜ 2016年 11 月 15 日＞

（北村邦夫）

64 更年期障害に対するHRTの使い分けは？

それぞれの薬剤の特徴や投与方法の差異による効果の違い，有害事象の可能性などを十分理解したうえで，年齢やHRTの目的および有害事象を考慮して，投与薬剤・投与量・投与方法を決める．

　ホルモン補充療法(hormone replacement therapy：HRT)とはエストロゲン製剤を投与する治療の総称であり，子宮摘出後の女性ではエストロゲン単独投与(estrogen therapy：ET)でよいが，有子宮者にはエストロゲンによる子宮内膜増殖症や子宮内膜癌を予防するために黄体ホルモン製剤の併用療法(estorogen/progestogen therapy：EPT)が必須である(図1)．HRTの適応のアルゴリズム(図2)のとおり，外陰・腟萎縮症状のみの場合にはエストリオール(E_3) 腟

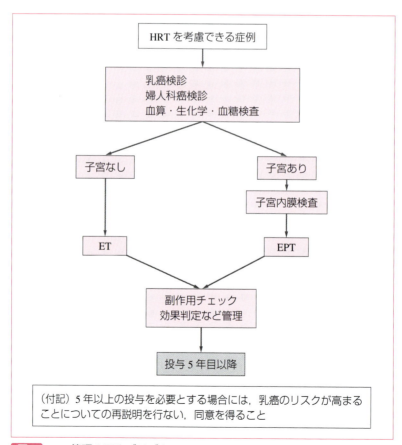

図1 HRT管理のアルゴリズム
〔日本産科婦人科学会，日本女性医学学会（編）：ホルモン補充療法ガイドライン2012年度版．2012；p83より引用〕

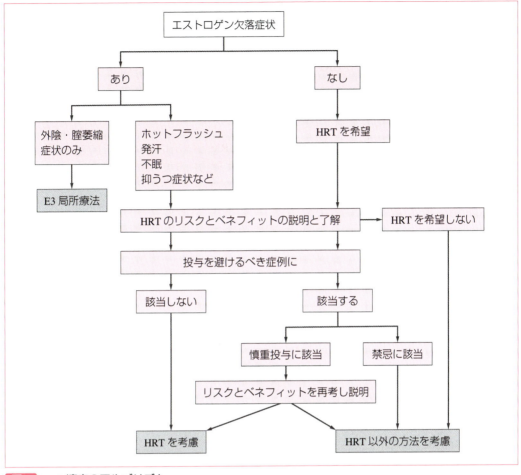

図2 HRT 適応のアルゴリズム
〔日本産科婦人科学会，日本女性医学学会（編）：ホルモン補充療法ガイドライン 2012 年度版．2012；p82 より引用〕

表1 日本で使用できる HRT 製剤

		低用量	通常量
経口		ジュリナ® 0.5 mg	プレマリン® 0.625 mg ジュリナ® 0.5 mg（2 錠） ウェールナラ®配合錠
経皮	貼付	エストラーナ®テープ 0.36 mg （0.09 mg，0.18 mg）	エストラーナ®テープ 0.72 mg メノエイド®コンビパッチ
	ゲル	ル・エストロジェル 0.54 mg （1 プッシュ）	ディビゲル® 1 mg ル・エストロジェル 1.08 mg（2 プッシュ）

投与がすすめられるが，それ以外の場合における製剤や投与方法の選択に関するコンセンサスはない．それぞれの特徴を理解したうえで，年齢や HRT の目的および合併症を考慮して投与薬剤・投与量・投与方法を決定する[1]．実際の処方例については他書を参照されたい[2]．

●投与製剤の選択

1. エストロゲン製剤

①エストロゲンの種類

現在，日本で使用できる HRT 製剤を**表1**にまとめる．エストロゲンの種類に関しては，結合型エストロゲン（CEE）としてプレマリン®があり，その他の製剤はすべて 17β-エストラジオール（E_2）である．CEE は単一物質ではなく，天然水溶性のエストロゲン複合体である．エストロン（E_1）をはじめ，最低10種類のエストロゲン活性をもつ物質が含まれているとされており，多くの代謝産物を含むため，SERM（選択的エストロゲン受容体モジュレーター）様の作用があるといわれる一方で，ヒト生体内にはない物質や乳癌リスクに関連していると考えられる代謝産物を含んでいる可能性がある．また，17β-E_2 と比較して，静脈血栓塞栓症（venous thromboembolism：VTE）リスクが高いという報告もあるため[3]，理論上は 17β-E_2 が好ましいように思われるが，条件を合わせて差異を直接検討した臨床研究は少なく，欧米においてもどちらも使用されている．

②エストロゲンの投与経路

表1に示したとおり，現在わが国ではエストロゲン製剤の投与経路として，主として経口と経皮（貼付・ゲル）がある．経口剤においては，消化管における吸収後に肝臓における初回通過効果（hepatic first-pass effect）を受けるが，経皮剤ではこれが回避されるため，脂質プロファイル，動脈硬化，凝固系，胆嚢疾患，乳癌リスクなどに好影響を示すといわれている[4]．しかし，これらはエストロゲンの種類や投与量にも関連するため，北米閉経学会（NAMS）の position statement でも「経口投与に比較すると，非経口投与は長所も短所もともにある」[5]とされており，患者のライフスタイルやかぶれやすさなどを含めて勘案し，本人の希望でどちらでも可であると考えている．

2. 黄体ホルモン製剤

①黄体ホルモンの種類

黄体ホルモンの併用は子宮内膜保護の意味だけである．HRT においては，理由は不明であるが，初期からメドロキシプロゲステロン酢酸エステル（MPA）が主として用いられてきた．しかし，HRT による乳癌リスクへの影響は主としてエストロゲンに併用される合成黄体ホルモンによることが明らかになっており，わが国にはいまだ導入されていないが，欧米では経口の天然型プロゲステロン（micronized progesterone）が多く用いられている．また，生殖医療における黄体補充に用いられているジドロゲステロン（デュファストン®）はプロゲステロンの立体異性体であり[6]，プロゲステロン同様に乳癌リスクへの影響が少ないことが報告されていることから，日本では使用が増えている．

黄体ホルモンの代わりに閉経後骨粗鬆症に用いられる SERM を用いる方法もある．バゼドキシフェン（BZA：ビビアント®）では CEE 0.625 mg と閉経後骨粗鬆症用の通常量である BZA 20 mg の12か月投与において子宮内膜増殖症リスクを上昇させないことが報告されており，不正出血も少ないという．米国食品医薬品局（FDA）は CEE 0.45 mg ＋ BZA 20 mg の合剤をホットフラッシュと骨粗鬆症の適応で認可している．

②黄体ホルモンの投与経路

過多月経と月経困難症に対して用いられるレボノルゲストレル放出子宮内システム（LNG-IUS：ミレーナ®52 mg）も HRT におけるエストロゲン製剤との併用での子宮内膜保護作用が報告されている．閉経前から閉経後の HRT へのシームレスな移行を志向した際の選択肢の

1つとして考慮してよい方法であると考えられる．定期的な服用や貼付が不要であることやターゲットである子宮内膜への直接効果を考慮すると理想に近い方法とも考えられるが，LNG-IUS に含有されているレボノルゲストレルは合成黄体ホルモンであるため，子宮内投与であっても乳癌リスクが上昇するという報告がある．

●投与量の選択

従来より，「効果のある最低量から開始し，必要に応じて増量すべきである」とされているとおり，低用量＝推奨用量ではなく，また，常に低用量でなければいけないというわけでもない．

エストロゲン製剤については，2015年からはエストラーナ®テープの低用量製剤も利用可能であり，選択肢も増えてきた．一方，黄体ホルモンについては，エストロゲン製剤の投与量に応じたレジメンが臨床試験から確立している．したがって，安易な減量や隔日投与，3か月に一度の投与などはすすめられない．

●投与方法の選択

有子宮者に対する HRT には，基本的に出血を見ない持続的併用投与法と消退出血が期待される周期的併用投与法がある（図3）[1]．閉経後早期では，不正性器出血の観点から周期的併用投与法が望ましいという意見がある．一方，周期的併用投与法では，子宮内膜癌発症リスクが上昇するという報告があり[7]，黄体ホルモン併用の意味を勘案すれば，早めに持続的併用投与法に切り替えることを考慮すべきである．

●HRT のレジメン選択に関する最近の考え方

HRT に関する最近のコンセプトは「最も有効，かつ適切な低用量で，目的に応じた期間のあいだ施行する」ことである[8]．2016年に改訂された関連諸学会による世界的なコンセンサスにおいても「製剤間のリスク／ベネフィットに関するエビデンスは限られており，HRT の目的，患者の背景因子などによって個別化されるべきである」とされているとおり，HRT の使い分けに関するコンセンサスはない[8]．そのうえで，米国 Endocrine Society のガイドライ

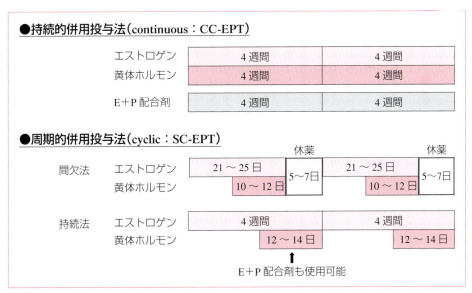

図3 有子宮女性における HRT のレジメン
〔日本産科婦人科学会，日本女性医学学会（編）：ホルモン補充療法ガイドライン2012年度版．2012；p71 より引用・改変〕

ンでは，経口剤との直接比較によるランダム化比較試験はいまだないものの，低用量の経皮剤は，VTE リスクをもつ女性への使用には好ましく，また，高血圧・高 TG 血症・肥満・メタボリック症候群・糖尿病・胆石の既往をもつ女性にも好ましいかもしれないとしている[9].

文献

1) 日本産科婦人科学会，他（編）：ホルモン補充療法ガイドライン 2012 年度版．2012；pp66-74.
2) 髙松　潔，他：Medical Practice 2014；31：1139-1145.
3) Smith NL，et al：JAMA Intern Med 2014；174：25-31.
4) 髙松　潔：Medicament News 2014；2152：9-11.
5) The North American Menopause Society：Menopause 2013；19：257-271.
6) Fournier A，et al：Breast Cancer Res Treat 2008；107：103-111.
7) Sjögren LL，et al：Maturitas 2016；91：25-35.
8) de Villiers TJ，et al：Climacteric 2016；19：313-315.
9) Stuenkel CA，et al：J Clin Endocrinol Metab 2015；100：3975-4011.

（髙松　潔）

Q65 HRT以外の更年期障害の治療法は？

漢方療法，SSRI/SNRIなどの向精神薬，カウンセリングや心理療法，エクオール含有サプリメントなどが考慮される．

日本においては，更年期障害に対するホルモン補充療法（hormone replacement therapy：HRT）以外の治療法として，漢方薬を用いる漢方療法，選択的セロトニン再取り込み阻害薬（SSRI）やセロトニン・ノルアドレナリン再取り込み阻害薬（SNRI）を中心とした向精神薬投与などが，また，非薬物療法としてカウンセリング，各種心理療法などが施行されている．これらの特徴を表1[1]にまとめる．

●漢方療法

日本においては従来より漢方療法が頻用されており，患者サイドの認知度も高く，コンプライアンスもよい．

更年期障害に適応をもつ漢方方剤は多数あるが，なかでも三大漢方婦人薬とよばれる当帰芍薬散，加味逍遙散，桂枝茯苓丸が頻用されている．使い分けについては，いわゆる証によるべきであるとされているが，不安・抑うつなど精神的症状が合併する場合には加味逍遙散の効果が優れると考えられており[2]，われわれは加味逍遙散を第一選択にすることが多い．また，十全大補湯や補中益気湯といった，いわゆる補剤も有効であると報告されており，身体的症状や意欲の改善に効果が高いといわれている．

HRTとの比較では，症状によっては効果は同等という報告があり，加味逍遙散とHRTを

表1 更年期障害に対する各治療法の比較

	ホルモン補充療法（HRT）	漢方療法	向精神薬（SSRI/SNRI）	カウンセリング心理療法
長所	・一般的に有効性が高い ・他の退行期疾患（脂質異常症，骨粗鬆症など）にも効果がある	・知名度が高い ・副作用が少ない ・種類が豊富である ・複数の生薬を含むため，1剤で幅広い対応が可能	・心理的背景をもつもののみならず，一般的に有効性が高い ・比較的安全	・心理的背景をもつものに効果が高い ・安全
短所	・有害事象の問題 　・悪性腫瘍リスク（乳癌，卵巣癌など） 　・冠動脈疾患，脳卒中，血栓症 　・不正性器出血 　・肝機能障害 　・マイナートラブル（乳房痛，嘔気など） ・保険の問題	・証の問題 　－どの漢方方剤を選択するのか？ ・切れ味が悪い 　－8〜12週間の服用が必要 ・飲みにくい	・副作用の問題 　－消化器症状 ・効果発現までに時間がかかる ・薬剤相互作用に注意が必要 ・服薬への心理的抵抗感	・治療へのモチベーションが難しい ・治療への心理的な抵抗がある ・専門的知識と経験が必要 ・治療時間とスペース，スタッフの確保が必要である

〔髙松　潔，他：産婦治療 2007；94 suppl：241-250 より引用・改変〕

比較検討した全国28施設での多施設共同ランダム化比較試験(RCT)においても，抑うつ，不安，不眠などは投与終了時での比較での有意差を認めておらず，めまいに対してはHRTよりも加味逍遙散のほうが効果が高かったという[3]．

向精神薬

欧米では漢方方剤が利用できないため，ホルモン剤を使わない治療として様々な方法が模索されてきた．その1つが抗うつ薬，特にSSRIやSNRIを用いる方法である．実際，メタアナリシスにおいて，ホットフラッシュの回数が1日あたり0.93回(95% CI 0.37-1.49)減少することが示されている[4]．なかでもパロキセチンについては，4週間の投与で有意に回数が減少したと報告されており，米国食品医薬品局(FDA)は，2013年にパロキセチン7.5 mg錠をホットフラッシュに対する初めてのnon-hormonalな製剤として承認している(日本ではパキシル®であるが，7.5 mg錠はない)．最近の米国におけるホットフラッシュに対する治療アルゴリズムにおいても，HRTの禁忌症例，あるいはHRTを望まない症例に対し，「低用量のパロキセチン，ベンラファキシン，あるいはよく検討されたSSRI/SNRIを考慮する」とされている[5]．

パロキセチンやベンラファキシン(イフェクサー®SR)以外に日本で使用できるものとしては，エスシタロプラム(レクサプロ®)において有意な改善を示したRCTの結果が報告されている．一方，セルトラリン(ジェイゾロフト®)については，システマティックレビューからはやや効果が低いと考えられている．

日本ではデパス®などのマイナートランキサイザーが第一選択で処方される場合も少なくないようであるが，依存性や離脱の問題などを考慮し，安易な処方は控えるべきである．

非薬物療法

カウンセリングや心理療法も有用である[6]．

愁訴をカウンセリングマインドで総て受けとめることは重要であり，カウンセリングとまでいかなくても，十分に傾聴するだけで症状が軽快することはしばしば経験する．2015年に発表された北米閉経学会(NAMS)の血管運動神経障害様症状に対するホルモン剤以外での対応方法に関するposition statementにおいては認知行動療法と催眠療法が「推奨」されている[7]．

サプリメント

サプリメントにはエビデンスレベルが低いものが多く，上記のposition statementにおいても「大豆イソフラボンなどのサプリメントは，現段階で十分なエビデンスがないため推奨しない」とされている．

一方，大豆イソフラボンの代謝物であるエクオール含有サプリメント(エクエル®)は日本人におけるRCTにおいてホットフラッシュや肩こりなどに対する有効性が報告されており[8]，2014年より市販されている．食品という範疇であり，安全性は高い．また，処方箋が不要であり，比較的手軽に試せることから，薬剤などによる治療へのイントロダクションとしての有用性も期待される．また，このサプリメントには骨粗鬆症，メタボリック症候群，皮膚のシワへの効果なども示されている．

その他

プラセンタ製剤にも更年期障害に適応をもつものがあるが，エビデンスレベルは低い．

欧米ではHRTやSSRIの有害事象への懸念からこれらの代替となる治療法が盛んに模索されている．従来から，GABA(γ-アミノ酪酸)誘導体の抗てんかん薬であるガバペンチン

や中枢性降圧薬であるクロニジンなどが用いられてきており，ホットフラッシュへの有効性に関するメタアナリシスの報告もある．上記の NAMS position statement においてもこの 2 剤は「推奨」されている．

文献

1）髙松　潔，他：産婦治療 2007；94 suppl：241-250.
2）髙松　潔：産婦人科漢方研究のあゆみ 2006；23：35-42.
3）樋口　毅：ツムラ漢方スクエア 121 号．http：//www.kampo-s.jp/magazine2/121/index2_kiji.htm#sw4
4）Shams T，et al：J Gen Intern Med 2014；29：201-213.
5）Kaunitz AM，et al：Obstet Gynecol 2015；126：859-876.
6）髙松　潔：日更医誌 2008；16：44-51.
7）The North American Menopause Society：Menopause 2015；22：1155-1174.
8）Aso T，et al：J Womens Health 2012；21：92-100.

（髙松　潔）

Q66 HRTの禁忌・慎重投与は？

HRTには禁忌症例，慎重投与ないしは条件付きで投与が可能な症例があるため，施行前にチェックすることが必要である．

　ホルモン補充療法（hormone replacement therapy：HRT）は中高年女性のQOLの向上に極めて有用なツールの1つであるが，副作用のない薬剤はないことは自明であり，HRTについても禁忌症例や慎重投与ないしは条件付きで投与が可能な症例が存在する．「ホルモン補充療法ガイドライン2012年度版」にまとめられている禁忌症例を**表1**に，また，慎重投与ないしは条件付きで投与が可能な症例を**表2**に示す[1]．

　これらは多岐にわたるため，チェック漏れを防ぐためには，「ホルモン補充療法ガイドライン2012年度版」にAppendixとして掲載されているHRT問診票をコピーして利用するとよい[1]．患者に自記式で記入していただき，確認するが，基本的に回答は「いいえ」になるように設問を設定してあるため，「はい」の項目についてチェックする．

表1　HRTの禁忌症例

- 重度の活動性肝疾患
- 現在の乳癌とその既往
- 現在の子宮内膜癌，低悪性度子宮内膜間質肉腫
- 原因不明の不正性器出血
- 妊娠が疑われる場合
- 急性血栓性静脈炎または静脈血栓塞栓症とその既往
- 心筋梗塞および冠動脈に動脈硬化性病変の既往
- 脳卒中の既往

〔日本産科婦人科学会，日本女性医学学会（編）：ホルモン補充療法ガイドライン2012年度版．2012；p58より引用〕

表2　HRTの慎重投与ないしは条件付きで投与が可能な症例

- 子宮内膜癌の既往
- 卵巣癌の既往
- 肥満
- 60歳以上または閉経後10年以上の新規投与
- 血栓症のリスクを有する場合
- 冠攣縮および微小血管狭心症の既往
- 慢性肝疾患
- 胆嚢炎および胆石症の既往
- 重症の高トリグリセリド血症
- コントロール不良な糖尿病
- コントロール不良な高血圧
- 子宮筋腫，子宮内膜症，子宮腺筋症の既往
- 片頭痛
- てんかん
- 急性ポルフィリン症
- 全身性エリテマトーデス（SLE）

〔日本産科婦人科学会，日本女性医学学会（編）：ホルモン補充療法ガイドライン2012年度版．2012；p58より引用〕

文献

1）日本産科婦人科学会，日本女性医学学会（編）：ホルモン補充療法ガイドライン2012年度版．2012；pp58-65．

（髙松　潔）

HRT は何歳まで続けてよいか？

HRT の投与継続を制限する一律の年齢や投与期間はなく，HRT の目的に応じて何歳まで続けてもよい．

　ホルモン補充療法(hormone replacement therapy：HRT)には更年期障害に加えて，骨代謝や脂質プロファイルに対するベネフィットがあり，閉経後のヘルスケアに有用であることには言を待たない[1]．さらに，アンチエイジングに対する HRT の効果なども考慮すると[2]，長期の施行も検討される．しかし，HRT の継続期間については誤解が多く，有子宮女性に対する HRT における乳癌リスクが 5 年以上で有意に上昇するという WHI 研究の結果から「ホルモン補充療法ガイドライン 2012 年度版」において，「5 年以上の投与を必要とする場合には乳癌のリスクが高まることについても再説明を行い，同意を得ること」という文言があること[1]，従来，「必要な最短期間施行する」と強調されてきたことから，施行後 5 年で中止することを考慮するといった誤った考えがいまだにあるように思われる．

　HRT の継続期間に関しては，エビデンスといえる報告はないものの，近年，パラダイムシフトがある．2016 年に改訂された閉経や内分泌に関連した 7 つの国際学会による Global consensus においては「治療目的に応じて，投与量や期間を決めるべきである」[3]と記載されており，また，2016 年に発表された国際閉経学会(IMS)の HRT に関する推奨でも「HRT の施行に一律の期間を決める理由はない」[4]とされているとおり，HRT 施行に明確な目的があり，ベネフィットがリスクを上回る場合には，施行の「継続」を考慮してよいと考えられている．つまり，投与継続を制限する一律の年齢や投与期間はなく，基本的には何歳まで HRT を継続してもよい．

　もちろん，患者が継続を希望していること，また，「ホルモン補充療法ガイドライン」に従って，乳房検診や婦人科癌検診，血液検査などを含めた有害事象のチェックが定期的に行われていること，さらに，1 年に一度，あるいは来院ごとに患者と HRT 継続の必要性とリスク評価を共有し，インフォームドコンセントが得られていることが必要であることはいうまでもない．

文献
1) 日本産科婦人科学会, 他(編)：ホルモン補充療法ガイドライン 2012 年度版．2012.
2) 髙松　潔：アンチエイジングの基礎と臨床．メジカルビュー社，2015；pp342-345.
3) de Villiers TJ, et al：Climacteric 2016；19：313-315.
4) Baber RJ, et al：IMS Writing Group：Climacteric 2016；19：109-150.

（髙松　潔）

Chapter 15 閉経後のヘルスケア

Q68 閉経後の骨粗鬆症の予防に HRT は有効か？

A Women's Health Initiative（WHI）の結果，結合型エストロゲン（CEE）とメドロキシプロゲステロン酢酸エステル（MPA）の連続併用投与で腰椎と大腿骨の骨密度（BMD）はいずれも増加し，骨折リスクは椎体，大腿骨頸部，すべての部位で減少することが示されている．また，メタアナリシスによってもエストロゲンは骨折リスクを 27% 低減することが証明されており，その効果は 60 歳以下の女性で高く，骨折リスクが低い健常女性でも期待できることがわかっている．

● 女性の経年的な BMD の変化

骨密度（bone mineral density：BMD）は骨吸収と骨形成のバランスにより決定される．骨リモデリングは種々の因子により調節されているが，女性では特に卵巣から分泌されるエストロゲン量の変化と密接な関係がみられる．女性の骨量は思春期のエストロゲン上昇とともに増加し，規則的な排卵周期が確立する 18 歳前後で最大骨量（peak bone mass：PBM）が獲得される．この PBM は正常な排卵周期を有する 40 歳ころまでほぼ一定に維持されるが，卵巣機能の低下に伴い徐々に低下し，閉経によるエストロゲン欠乏により急激に減少する．PBM は男性に比較して女性が低いことに加え，閉経によるエストロゲン低下で多くの骨量が失われるため，骨粗鬆症の頻度は女性に高率である．また，骨折リスクは BMD の減少に伴い増加し，骨粗鬆症女性（T スコア ≦ －2.5）で高い．以上のことから，閉経による骨量減少を予防することで，その後の骨粗鬆症・骨折リスクを軽減させることができる．

● エストロゲンの骨量増加・骨折抑制効果

エストロゲンは骨吸収を抑制し，BMD を増加させる．45 〜 64 歳の健康な閉経後女性に結合型エストロゲン（CEE）を投与した postmenopausal estrogen/progestin interventions（PEPI）trial では，CEE 単独あるいは CEE にメドロキシプロゲステロン酢酸エステル（MPA）を併用した場合でも，腰椎と大腿骨の BMD の増加が示されている[1]．また，エストロゲンはその種類，投与方法にかかわらず，BMD を上昇させることもわかっている．ホルモン補充療法（hormone replacement therapy：HRT）の骨折予防効果に関するメタアナリシスでは，1 年間以上のエストロゲン投与により非椎体骨折の相対リスクは 0.73 と有意に低いことが示されている（図 1）[2]．また，この試験に含まれた 22 のランダム化比較試験のうち半数は健常女性を対象としたものであり，HRT は骨折リスクが低い女性に対しても骨折予防効果を発揮する．また，骨折予防効果は 60 歳以下の女性で高いこともわかっている．

WHI では，5.2 年間の試験期間において，HRT 群は大腿骨頸部骨折の相対リスクが 0.66 と有意に低いことが報告されている[3]．また，腰椎と大腿骨の BMD は HRT により，それぞれ 7.5%，3.3% 増加し，骨折リスクも大腿骨頸部で 33%，椎体で 35%，すべての部位で 24% 減少したことが示されている[4]．一方，乳癌などの有害事象も報告されており，WHI 報告後の HRT の使用減による骨折増加は危惧されていた．実際に，2008 年までに HRT の使用者

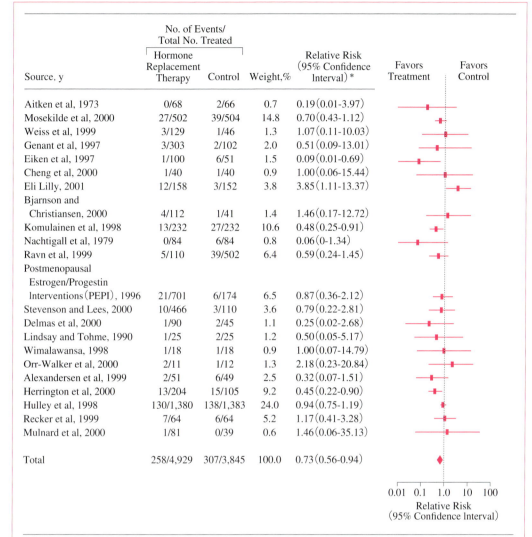

図1 HRTの骨折予防効果のメタアナリシス

〔Torgerson DJ, et al：JAMA 2001；285：2891-2897 より引用〕

（60歳以上）が 85% から 18% に減少したのとは対照的に，HRT の中止後の日数に依存して骨折リスクが上昇し，5年後には 77% にまで増加することが報告している（図2）[5]．したがって，HRT は閉経後女性の BMD 増加，骨折抑制に対して有効と考えられる．

●エストロゲン製剤と骨量増加・骨折予防効果

1. 結合型エストロゲン（CEE）

40〜65歳の閉経後4年以内の健康な女性を対象とした CEE 0.625 mg/日の投与試験では，投与開始早期より骨吸収マーカー，骨形成マーカーともに有意に低下させる．また，腰椎 BMD の2年間の増加率は 2.43% で，プラセボ群と比較し有意に高値である[6]．また，WHI でも HRT の BMD 増加および骨折抑制効果が確認されている[4]．

Chapter 15　閉経後のヘルスケア

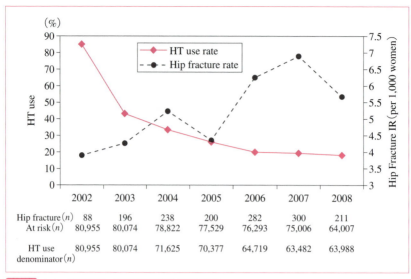

図2 HRT使用率と大腿骨頸部骨折罹患率
〔Karim R, et al：Menopause 2011；18：1172-1177 より引用〕

2. 17β-エストラジオール(E₂)

日本人の閉経後骨粗鬆症患者を対象に行われ試験において，2年間の経口 17β-E₂ 0.5 mg，1.0 mg/日（±レボノルゲストレル 40 mg）の投与により，腰椎 BMD はそれぞれ 7.96％，10.15％ 増加させ，どの投与量においても骨形成，骨吸収いずれの骨代謝マーカーも有意に低下したことが報告されている[7]．

文献

1) The Writing Group for the PEPI：JAMA 1996；276：1389-1396.
2) Torgerson DJ, et al：JAMA 2001；285：2891-2897.
3) Rossouw JE, et al：JAMA 2002；288：321-333.
4) Cauley JA, et al：JAMA 2003；290：1729-1738.
5) Karim R, et al：Menopause 2011；18：1172-1177.
6) Lindsay R, et al：JAMA 2002；287：2668-2676.
7) Mizunuma H, et al：Climacteric 2010；13：72-83.

（若槻明彦）

閉経後の脂質異常症の予防に HRT は有効か？

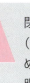

閉経後のエストロゲン低下により，LDL コレステロール(LDL-C)と中性脂肪(TG)は上昇し，HDL コレステロール(HDL-C)は変化がないか軽度低下するため，脂質異常症の頻度は上昇する．閉経直後からのホルモン補充療法(HRT)が脂質異常症の発症予防に効果的かどうかの証明はないが，経口エストロゲンは LDL-C を低下させ，HDL-C を上昇させる．しかし，TG も同時に上昇させる．一方，経皮エストロゲンは，LDL-C と HDL-C いずれにも影響しないが，TG を低下させる．

●閉経後女性の脂質代謝特性

自然閉経のみならず外科的に閉経した女性では，エストロゲンの低下により血中 LDL-C と LDL アポ蛋白 B 濃度が高値を示す(図 1)[1]．LDL アポ蛋白 B は LDL 1 粒子に 1 分子存在するので，LDL アポ蛋白 B 濃度は血中の LDL 粒子数を推測できるといわれており，低エストロゲン環境になると血中 LDL 粒子数が増加すると考えられる[1]．この要因として，エストロゲンの低下に伴い，肝の LDL 受容体が減少するため，LDL の取り込みが低下し，血中に LDL が停滞することが報告されている．また超低比重リポタンパク質(VLDL)から LDL への代謝を制御する酵素の 1 つであるリポ蛋白リパーゼ活性がエストロゲン濃度の低下により亢進することも報告されている．

また，低エストロゲン状態では HDL-C に変化ないが，TG は高値を示す[1]．これは内臓脂

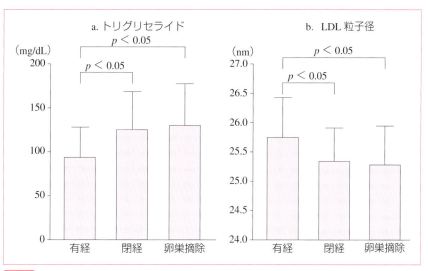

図1 トリグリセライドと LDL 粒子径
〔Ikenoue N, et al：Obstet Gynecol 1999；93：566-570 より引用〕

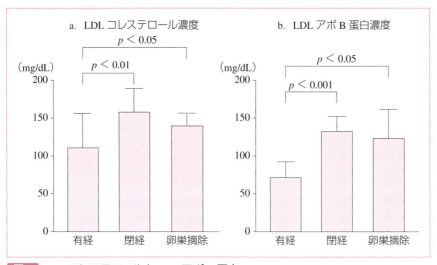

図2 LDL コレステロールと LDL アポ B 蛋白
〔Ikenoue N, et al：Obstet Gynecol 1999；93：566-570 より引用〕

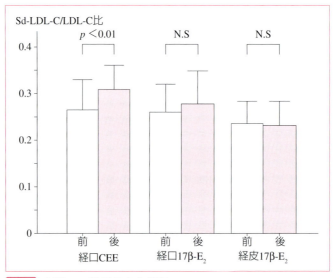

図3 小型 LDL 粒子の血中分布
〔Nii S, et al：J Atheroscler Thromb 2016；23：810-818 より引用〕

肪の増加に起因したものと考えられている．高 TG 血症は，より動脈硬化に促進的な小型の LDL 粒子（small dense LDL）と関係することが注目されている．small dense LDL が動脈硬化の進行に際して超悪玉である理由として，肝の LDL 受容体との親和性に乏しいため肝に取り込まれにくく血中に LDL が停滞しやすいことや，血管壁内で酸化変性されやすくなるため，マクロファージに取り込まれやすいことなどがあげられる．

このようにエストロゲン濃度の低下は血中 LDL 粒子数を増加させ，TG の上昇とともに small dense LDL を増加させることが示されており（図2)[1]，閉経後の冠動脈疾患発症のリスク要因になっている可能性が高い．

●エストロゲンの脂質代謝への影響

結合型エストロゲン(CEE)は LDL-C を低下し，HDL-C を増加する脂質代謝改善作用を有するが，TG も増加させる．この TG 増加は LDL を小粒子化させる[2]．経口 17β-エストラジオール(E$_2$)は LDL-C と TG は変化しないが，HDL-C を増加させる．一方，経皮 17β-E$_2$ は LDL-C や HDL-C には影響しないが，初回の肝通過効果がないため逆に TG は低下し，LDL は大型化する[2]．small dense LDL の血中分布を検討してみると，CEE では TG 上昇のため，small dense LDL の分布は増加するが，経口，経皮 17β-E$_2$ は増加させない(**図 3**)[3]．このようにエストロゲンの投与ルートや種類によって作用は異なり，17β-E$_2$ は経口，経皮いずれの場合も small dense LDL の分布の増加はなく，エストロゲン自身の抗酸化作用により，血管壁内での LDL の酸化に抑制的に作用するため，粥状硬化への進展を遅らせる可能性がある．

●黄体ホルモンの脂質代謝への影響

メドロキシプロゲステロン酢酸エステル(MPA)を併用すると，エストロゲンの有する LDL-C 低下作用は温存されるが，エストロゲンで上昇した HDL-C は MPA の併用量と用量依存的に低下する[4]．この HDL-C に対する MPA の悪影響は合成型黄体ホルモンのテストステロン作用によるもので，男性ホルモン作用のない天然型黄体ホルモンには HDL-C への悪影響は少なく，エストロゲンの好影響が温存されることも示されている[5]．

文献

1）Ikenoue N, et al：Obstet Gynecol 1999；93：566-570.
2）Wakatsuki A, et al：Circulation 2002；106：1771-1776.
3）Nii S, et al：J Atheroscler Thromb 2016；23：810-818.
4）Wakatsuki A, et al：Circulation 2001；104：1773-1778.
5）The Writing Group for the PEPI Trial：JAMA 1995；273：199-208.

（若槻明彦）

Chapter 15 閉経後のヘルスケア

Q70 閉経後の心血管疾患の予防に HRT は有効か？

A Women's Health Initiative（WHI）により，結合型エストロゲン（CEE）とメドロキシプロゲステロン酢酸エステル（MPA）の併用投与で心血管疾患（CVD）の発症リスクが上昇すると報告された．しかし，その後の研究で，閉経後早期の HRT の開始，経皮エストロゲンの使用で CVD リスクは低下することが報告されている．

● WHI 試験の結果

1990 年代に多くの観察試験を中心としたホルモン補充療法（hormone replacement therapy：HRT）と心血管疾患（cardiovascular disease：CVD）リスクに関する臨床試験が行われ，HRT は CVD リスクを低下させると考えられていた．このエビデンスをもとにアメリカの内科学会，循環器学会，National cholesterol education program などから，CVD 発症予防の目的で閉経後の HRT が推奨されていた．しかし，健康な閉経後女性を対象とし，ランダム化比較試験（RCT）で行われた WHI 試験では，CEE と MPA の連続併用投与で心筋梗塞を 29%，脳卒中を 41% 上昇させる結果となり，多くの閉経後女性が HRT を中止することとなった（図 1）[1]．

● HRT の開始時期

WHI の対象者の平均年齢が 60 歳を超えていたことから，HRT の開始時期が問題ではないかと考えられていた．その後の解析で，HRT の開始時期が早期であると冠動脈疾患リスクはむしろ低下し，高齢になるに従い，上昇する傾向にあることがわかった（図 2）[2]．これらの結果から，HRT は閉経後早期に開始することで CVD リスクは低下すると考えられる．

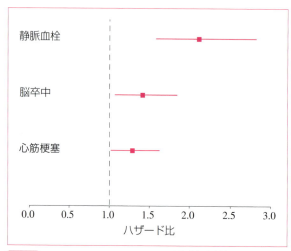

図 1 Women's Health Initiative の試験解析結果
〔Writing Group for the Women's Health Initiative Investigators：JAMA 2002；288：321-333 より引用〕

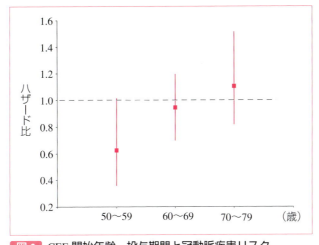

図2 CEE 開始年齢，投与期間と冠動脈疾患リスク
〔Hsia J, et al：Arch Intern Med 2006；166：357-365 より引用〕

●エストロゲンの投与ルートによる差異

　CEE は LDL コレステロール(LDL-C)を低下させ，HDL コレステロール(HDL-C)を上昇させる脂質改善効果があるが，中性脂肪(TG)を上昇し，LDL を酸化されやすい小型粒子に変化させることが報告されている[3]．また，CEE は蛋白分解酵素の matrix metalloproteinase（MMP）を上昇させ，MMP に抑制的に作用する tissue inhibitor of MMP（TIMP）を低下させること，高感度 CRP や血清アミロイド蛋白 A(SAA)，interleukin-6(IL-6)などの急性血管炎症マーカーを上昇させることから[4]，血管炎症に促進的な作用も有する．一方，経皮 17β- エストラジオール(17β-E_2)は TG を低下させるので LDL は大型化し[3]，血管炎症マーカーや MMP の上昇はなく，TIMP はむしろ低下することから[4]，血管炎症には抑制的に作用する．このように経口 CEE と経皮エストロゲンでは作用が大きく異なる．欧州における臨床結果では，経皮エストロゲン使用で心筋梗塞が有意差をもって約40%低下することが報告されている(図3)[5]．

●黄体ホルモンによる差異

　CEE は TG 上昇作用や炎症促進作用などの悪影響以外にも，血管内皮機能の改善効果や HDL-C 上昇効果など抗動脈硬化作用も有する．しかし，MPA を併用すると，CEE で上昇した血管内皮機能と HDL-C は MPA の併用量と用量依存的に低下する[6]．この内皮機能や HDL-C に対する MPA の悪影響は合成型黄体ホルモンのテストステロン作用によるものと考えられ，男性ホルモン作用のない天然型黄体ホルモンには悪影響は少なく，エストロゲンの好影響が温存されることが示されている．

● CVD 発症予防のための管理指針

　閉経後女性の診察では，CVD の家族歴や喫煙の有無などを問診し，糖・脂質代謝，血圧，腎機能の検査を施行する．併せて更年期症状についてもスクリーニングすることが重要である．脂質異常症の診断基準を満たした場合，リスク因子の存在などからカテゴリー分類をする．

　更年期症状のない女性の場合，生活習慣の改善を基本とする．生活習慣の改善のみで管理目標値に達することができない場合にはスタチンなどを使用する．更年期障害のある場合には HRT が適応となる．この場合，生活習慣の改善に併せて，HRT の副次的効果でもある脂

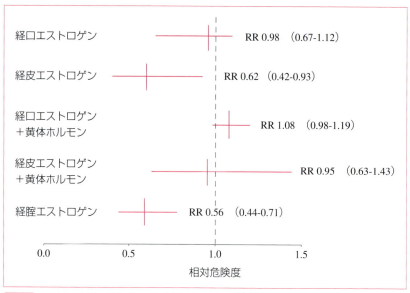

図3 エストロゲン投与ルートの違いによる心筋梗塞のリスク
〔Løkkegaard E, et al：Eur Heart J 2008；29：2660-2668 より引用〕

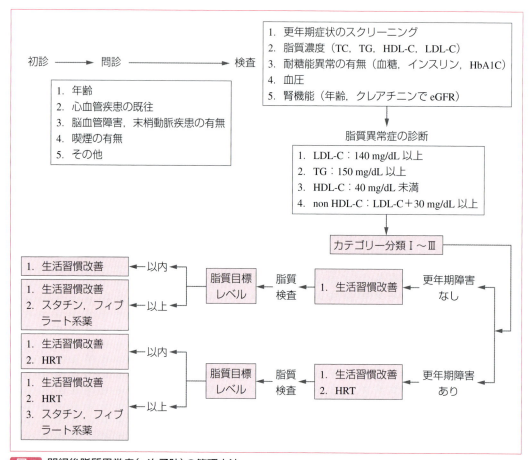

図4 閉経後脂質異常症（1次予防）の管理方法
〔日本女性医学学会：女性の動脈硬化性疾患発症予防のための管理指針 2013年度. 2014 より引用・改変〕

質代謝改善効果に期待してもよい．生活習慣の改善とHRTでも目標値に達することができない症例にはスタチンなどを併用する（図4）[7]．

文献

1) Writing Group for the Women's Health Initiative Investigators：JAMA 2002；288：321-333.
2) Hsia J, et al：Arch Intern Med 2006；166：357-365.
3) Wakatsuki A, et al：Circulation 2002；106：1771-1776.
4) Wakatsuki A, et al：Arterioscler Thromb Vasc Biol 2003；23：1948-1949.
5) Løkkegaard E, et al：Eur Heart J 2008；29：2660-2668.
6) Wakatsuki A, et al：Circulation 2001；104：1773-1778.
7) 日本女性医学学会：女性の動脈硬化性疾患発症予防のための管理指針2013年度．2014.

（若槻明彦）

Chapter 15　閉経後のヘルスケア

閉経後の糖尿病の予防に HRT は有効か？

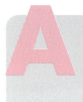

閉経を境に糖尿病の有病率が高まるとは必ずしもいえないが，一方で閉経期ホルモン療法(MHT)がインスリン抵抗性を改善して糖尿病新規発生のリスクを低下させることは確実であり，その効果は経皮ホルモン療法よりも経口ホルモン療法において強い．

● 閉経と糖尿病

　女性の糖尿病有病率は，心血管疾患有病率に並行して閉経を境に上昇するのだろうか．閉経移行期のスペイン人女性 475 人に関する縦断的研究では，閉経に移行した女性の 2 型糖尿病発症率が閉経前にとどまった女性よりも高かったが，年齢・BMI による補正を加えるとこの差は有意でなくなった[1]．また，閉経移行期のオーストラリア人女性 7,239 人を追跡した縦断的研究では，外科的閉経女性の糖尿病発症リスクが閉経前女性よりも高かったが，補正後にはやはりこの差は有意でなくなった[2]．米国人女性に関するコホート研究 SWAN では，閉経移行期女性 949 人の空腹時血糖値(FPG)の縦断的検討により，閉経前後で大きな変化がないことが明らかにされている[3]．これらの研究結果を見る限りでは，閉経が糖尿病発症に大きな影響を与えるとは言い難い．しかしながら，7,864 人の女性を対象とする欧州の国際的住民コホート研究である EPIC においては，40 歳未満で閉経した早発卵巣不全女性の 2 型糖尿病発症リスクは，補正を加えてもなお，50 ～ 54 歳で閉経した女性に比べて有意に高かった(図 1)[4]．以上より，閉経を境に女性の糖尿病有病率が高まるとは必ずしもいえないが，エストロゲンの糖尿病発症への影響を完全に否定することはできない．

● MHT と糖尿病

　閉経期ホルモン療法(menopausal hormone therapy：MHT)，あるいはホルモン補充療法(hormone replacement therapy：HRT)が「万病の薬」と期待されていた 1990 年代には，糖尿病女性に対しての MHT も躊躇なく行われていた．25 人の 2 型糖尿病女性に対するプラセボ対照二重盲検ランダム化比較試験(RCT)によって MHT の効果をみた研究では，MHT 群において FPG と HbA1c が有意に低下した[5]．米国の第 3 次国民栄養調査(NHANES)を基にして 830 人の糖尿病女性に関して行われた横断的研究においても，現在 MHT を受けている女性では FPG やグリコヘモグロビンが低いことが示された[6]．これらはあくまで小規模 RCT や横断的研究の結果であるが，大規模 RCT でも同様の傾向が示されている．

　HERS(Heart and Estrogen/progestin Replacement Study)は，冠動脈疾患(coronary heart disease：CHD)を有する平均 67 歳の閉経後女性 2,763 人を対象に行われた MHT の CHD 2 次予防効果に関する大規模 RCT であり，結合型エストロゲン(CEE) 0.625 mg ＋メドロキシプロゲステロン酢酸エステル(MPA) 2.5 mg が 1 年目にむしろ CHD のリスクを 52% 高めることを明らかにしたことで有名であるが，4 年間の糖尿病新規発症率はプラセボ群の 9.5% に対し MHT 群では 6.2%，調整ハザード比(95% 信頼区間)は 0.67(0.49-0.93)と有意に低かっ

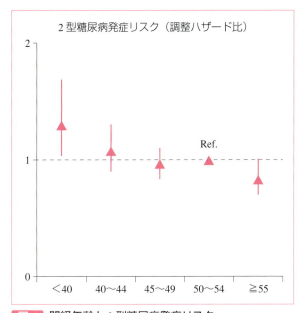

図1 閉経年齢と2型糖尿病発症リスク
〔Brand JS, et al：Diabetes Care 2013；36：1012-1019 より引用・作成〕

表1 MHTが糖尿病リスクに対して与える影響

	糖尿病女性	非糖尿病女性
HOMA-IR ↓	35.8%　[19.8-51.7%]	12.9%　[8.6-17.1%]
FPG ↓	11.5%　[5.1-18.0%]	2.5%　[1.5-3.5%]
Fasting Insulin ↓	20.2%　[4.2-36.3%]	9.3%　[4.9-13.7%]
糖尿病新規発症リスク比		0.7　[0.6-0.91]

〔Salpeter SR, et al：Diabetes Obes Metab 2006；8：538-554 より引用・作成〕

た[7]．同様に，WHIは比較的健康で子宮を有する閉経後女性16,608人（平均年齢63歳）に対するエストロゲン・黄体ホルモン療法（estorogen-progestogen therapy：EPT）と，子宮を有さない閉経後女性10,739人（平均年齢64歳）に対するエストロゲン単独療法（estrogen therapy：ET）のCHD1次予防効果に関する大規模RCTであるが，糖尿病新規発症率（年平均）はCEE 0.625 mg＋MPA 2.5 mgによるEPTではプラセボ群0.76%に対しMHT群では0.61%，調整ハザード比は0.79（0.67-0.93）と有意に低く[8]，またCEE 0.625 mgによるETではプラセボ群1.30%に対しMHT群では1.16%，調整ハザード比は0.88（0.77-1.01）と，有意ではないものの低かった[9]．これらを基にSalpeterらが行った107件のRCTのメタアナリシスでは，MHTは糖尿病女性・非糖尿病女性ともにHOMA-IR・FPG・空腹時インスリン（FI）を有意に低下させ，非糖尿病女性においては糖尿病新規発症リスクを0.7（0.6-0.9）と有意に低下させた（**表1**）[10]．

● エストロゲンの投与経路と糖尿病

以上の研究結果より，MHTがインスリン抵抗性を改善し，糖尿病リスクを低下させることは確実であるといえるが，この作用に関して投与経路による違いはあるだろうか．上述の107件のRCTのメタアナリシスでは，非糖尿病女性のHOMA-IR低下率は経皮MHT

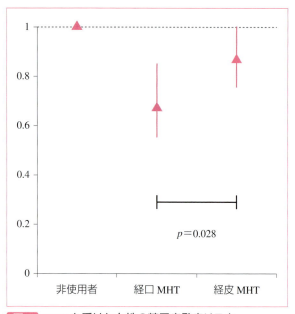

図2 MHT を受けた女性の糖尿病発症リスク
〔de Lauzon-Guillain B, et al：Diabetologia 2009；52：2092-2100 より引用・作成〕

−6.8％，経口 MHT −13.5％ と，経口 MHT においてより大きかった[10]．糖尿病の新規発症に関しても経口 MHT と経皮 MHT とを比較したコホート研究が 1 件存在する．また，フランスのおもに教師が参加する健康保険の被保険者を対象とする前向きコホート研究 E3N では，63,624 人の閉経後女性を平均 10.4 年間追跡して 1,220 例の新規糖尿病発症を確認したが，経口 MHT のハザード比は 0.68（0.55-0.85）と経皮 MHT の 0.87（0.75-1.00）より有意に低かった（p for homogeneity ＝ 0.028）（図 2）[11]．以上より，糖尿病発症抑制に関しては，経口投与の有効性が経皮投与よりも高い可能性がある．

文献

1) Soriguer F, et al：Menopause 2009；16：817-821.
2) Mishra GD, et al：Diabetes Care 2007；30：1418-1424.
3) Janssen I, et al：Arch Intern Med 2008；168：1568-1575.
4) Brand JS, et al：Diabetes Care 2013；36：1012-1019.
5) Andersson B, et al：J Clin Endocrinol Metab 1997；82：638-643.
6) Crespo CJ, et al：Diabetes Care 2002；25：1675-1680.
7) Kanaya AM, et al：Ann Intern Med 2003；138：1-9.
8) Margolis KL, et al：Diabetologia 2004；47：1175-1187.
9) Bonds DE, et al：Diabetologia 2006；49：459-468.
10) Salpeter SR, et al：Diabetes Obes Metab 2006；8：538-554.
11) de Lauzon-Guillain B, et al：Diabetologia 2009；52：2092-2100.

（寺内公一）

Q72 アルツハイマー病の予防にHRTは有効か？

アルツハイマー病の女性患者数は男性の約3倍であり，観察研究の結果からも閉経期ホルモン療法（MHT）にその予防効果が期待されていた．Women's Health Initiative Memory StudyによってMHTが認知症のリスクをかえって増加させることが報告されて以降この期待感は急速に薄れてしまったが，閉経後早期の経皮E_2投与がアミロイドβ沈着を減少させるという研究結果が最近報告され，再び話題を集めている．

●認知症とエストロゲン

　アルツハイマー病（Alzheimer's disease：AD）は認知症の約半数を占めるとされる疾患である．これまでの閉経期ホルモン療法（menopausal hormone therapy：MHT）と認知障害に関する研究は認知症全般を対象とするものが多く，ADに限定したものは少ない．本稿ではMHTと認知症またはADとの関係について，あえて両者を混在させて記述する．

　平成26年厚生労働省患者調査によれば，社会の超高齢化に伴って急速に増加しつつあるADの総患者数は，女性が男性の2.7倍である[1]．この差は女性のほうがより長命であることに由来するようにも思えるが，単位人口に対する総患者数（有病率）の年齢分布をみると，同一年齢層において常に男性よりも女性に多いことから（図1）[1,2]，患者数の性差が単なる寿命の差だけでは説明できず，エストロゲンが何らかの影響を及ぼしていることが推察される．エストロゲンの神経保護作用についてはこれまで様々な検討が行われており，神経細胞に直接的に，あるいはグリア細胞を通して間接的に，①成長因子の供給を促進する，②炎症を抑制する，③アポトーシスを抑制する，④神経細胞とシナプスの活動を促進する，⑤フ

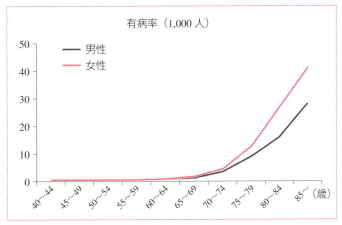

図1 日本におけるアルツハイマー病有病率の男女差
〔厚生労働省：平成26年患者調査．2015，総務省統計局：平成23年人口推計，2012より引用・作成〕

リーラジカルを捕捉する，などの作用を及ぼすことが明らかにされている[3]．

● MHT と認知症

これらの知見から期待される MHT，またはホルモン補充療法(hormone replacement therapy：HRT)の認知症発症予防効果については，数多くの研究が行われてきた．これらの結果は必ずしも一定の傾向を示さなかったが，1998 年に発表されたメタアナリシスによれば，2 つの前方視的コホート研究に限定すると，MHT 使用者の認知症発症オッズ比(95% 信頼区間)は 0.48(0.29-0.81)であった[4]．

これらはいずれも小規模なコホート研究であったので，MHT の認知症予防効果について冠動脈疾患と同様にプラセボ対照二重盲検ランダム化比較試験(RCT)による検証が求められ，その役割を担ったのが Women's Health Initiative Memory Study(WHIMS)である．WHIMS は，WHI 被験者のうちで 65 歳以上かつ試験開始時点で認知症ではない女性を対象とした解析であり，主要アウトカムを認知症，副次アウトカムを軽度認知障害の発生率として，子宮を有する閉経後女性に対するエストロゲン・黄体ホルモン療法(estorogen-progestogen therapy：EPT)と，子宮を有さない閉経後女性に対するエストロゲン単独療法(estrogen therapy：ET)の効果が検証された．4,532 人の女性を対象とする WHIMS-EPT では，期待に反して MHT はむしろ認知症発症リスクを増加させた[5]．2,947 人の女性を対象とする WHIMS-ET においても，主要アウトカムの認知症発症については差がなかったものの，認知症と軽度認知障害を合わせた複合アウトカムでは MHT 群において有意に発生率が高く，EPT と ET とを併せた解析では，認知症，および認知症＋軽度認知障害のいずれに関しても MHT 群において有意に発生率が高かった(図2)[6]．

● 認知症予防における MHT のタイミング仮説

WHIMS 報告の反響は大きく，2000 年代半ば以降，「MHT には AD を予防する効果があ

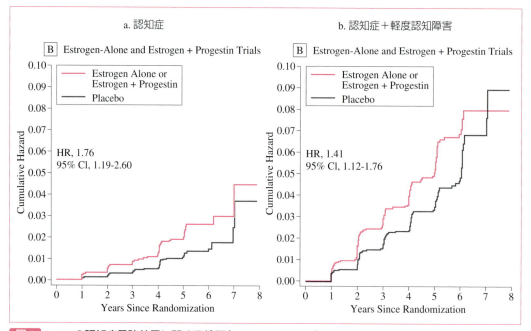

図2 MHT の認知症予防効果に関する検証(WHIMS-EPT&ET)

〔Shumaker SA, et al：JAMA 2004；291：2947-2958 より引用〕

る」という言説は影を潜めるようになった．しかしながら，冠動脈疾患と同様に観察研究とRCTの結果に大きな食い違いが認められることは，MHTを開始する時期が鍵を握る，とする「タイミング仮説」がこの領域においても成り立つことを推測させる．たとえば426人のAD女性を対象とする症例対照研究では，50～63歳という比較的若年の女性において，MHTによるAD発症抑制効果が認められている[7]．また米国の健康保険に加入する5,504人の閉経後女性を対象とするコホート研究では，老年期(平均76歳)のみにMHTを受けていた女性では認知症発症リスクが高く，一方で更年期(平均49歳)のみにMHTを受けていた女性では認知症リスクが低いことが示されている．更年期にも老年期にもMHTを受けていた女性の認知症リスクは，両方とも受けていなかった女性と同等であった(図3)[8]．これらの研究結果はタイミング仮説を支持するものと考えられたが，その後に発表された50～55歳の閉経後女性1,326人を対象にしたWHIMSの若年者版であるWHIMSY(Women's Health Initiative Memory Study of Younger Women)では，結合型エストロゲン(CEE) 0.625 mgを用いたMHTはプラセボと比べてこれらの女性の認知機能にまったく影響を与えなかった[9]．また，アテローム硬化に関するタイミング仮説を実証したEarly vs Late Intervention Trial with Estradiol(ELITE)研究の認知機能に関する結果も最近報告され，閉経後6年未満(平均年齢55歳)と閉経後10年以上(平均年齢65歳)の2群の女性において，経口E_2 1.0 mgが認知機能に与える影響はプラセボとの間にまったく差がないことが明らかにされた[10]．このように，最近の研究結果からは，MHTの認知機能に与える影響に関してタイミング仮説が支持されるとはいえない．

● エストロゲンの投与経路と認知症

心血管疾患と同様に，エストロゲンの投与経路が認知機能に与える影響についても検討が行われている．36件のRCTを対象とするメタアナリシスによれば，経皮投与は経口投与よりもよいアウトカムと関連する傾向にあった($p=0.10$)．特に経口投与は言語記憶に対して負の効果を示す傾向にあったが，経皮投与ではそのような傾向はみられなかった($p<0.05$)[11]．すなわち，認知機能に関しては経皮投与は経口投与よりもよい影響を及ぼす可能性がある．最近大きな話題をよんだのは，ELITEと同じくタイミング仮説を検証する目的をもったKronos Early Estrogen Prevention Study(KEEPS)からの報告である．KEEPSは閉経後3年未満の42～59歳の心血管疾患の既往のない女性を経口CEE 0.45 mg，経皮E_2 50 μg，またはプラセボに割り付けて4年間経過を観察したが，その一部についてPETを用いた検討

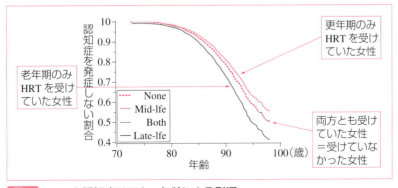

図3　MHTと認知症リスク：年齢による影響
〔Whitmer RA, et al：Ann Neurol 2011；69：163-169より引用〕

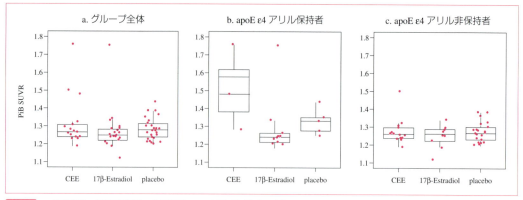

図4 Eの種類・投与経路によるアミロイドβ沈着度の違い
〔Kantarci K, et al：J Alzheimers Dis 2016；53：547-556 より引用〕

が行われた．その結果，プラセボ群に比べて経皮 E_2 投与を受けた女性ではアミロイドβ（Aβ）の脳への沈着が有意に少なく，その傾向は特に AD の高リスク者とされるアポリポプロテイン E ε4（apoE ε4）アリルの保持者で顕著であった．経口 CEE 投与ではそのような傾向はみられなかった（図4）[12]．観察研究と RCT，および ELITE と KEEPS の結果の差異を併せて考えると，閉経移行期の経皮 E_2 投与には AD を予防する効果が期待できるのかもしれない．

文献

1) 厚生労働省：平成26年患者調査. 2015.
2) 総務省統計局：平成23年人口推計. 2012.
3) Arnold S, et al：J Neurochem 2009；110：1-11.
4) Yaffe K, et al：JAMA 1998；279：688-695.
5) Shumaker SA, et al：JAMA 2003；289：2651-2662.
6) Shumaker SA, et al：JAMA 2004；291：2947-2958.
7) Henderson VW, et al：J Neurol Neurosurg Psychiatry 2005；76：103-105.
8) Whitmer RA, et al：Ann Neurol 2011；69：163-169.
9) Espeland MA, et al：JAMA Intern Med 2013；173：1429-1436.
10) Henderson VW, et al：Neurology 2016；87：699-708.
11) Hogervorst E, et al：Maturitas 2010；66：56-71.
12) Kantarci K, et al：J Alzheimers Dis 2016；53：547-556.

（寺内公一）

Q73 尿失禁に HRT は有効か？

閉経によるエストロゲン欠乏が尿失禁(UI)に与える影響は限定的である．全身的な閉経期ホルモン療法(MHT)は腹圧性尿失禁(SUI)のリスクを増加させるが，切迫性尿失禁(UUI)に対する影響は相対的に小さい．一方で腟への局所的なエストロゲン投与は，過活動膀胱(OAB)や UUI のリスクを低下させる．

●閉経と UI

　尿失禁(urinary incontinence：UI)の有病率は年齢とともに増加する．50 歳以前は腹圧性尿失禁(stress urinary incontinence：SUI)が大半を占めるが，50 歳以後は切迫性尿失禁(urge urinary incontinence)の併存する混合性尿失禁(mixed urinary incontinence：MUI)の比率が増加する[1]．エストロゲン受容体が三角部を含む膀胱，尿道，腟粘膜などの上皮組織以外にも仙骨子宮靱帯，肛門挙筋，恥骨頸部筋膜などの支持組織にも発現が認められることから[2]，UI を含む女性の下部尿路症状(female lower urinary tract syndrome：FLUTS)の原因としてエストロゲン欠乏が想定されてきた．実際にエストロゲンが，①膀胱・尿道・腟の上皮組織を増殖させること，②尿道周囲の血管網を増加させること，③最大尿道閉鎖圧を上昇させること，④尿道のαアドレナリン受容体の感受性を増加させること，などが観察されている[3]．しかしながらこれまでの疫学研究は，「閉経に伴って UI の有病率が増加する」という仮説を必ずしも支持しているわけではない．アメリカの多民族コホート研究として有名な SWAN(Study of Women's Health across the Nation)では，UI のない女性 1,529 人を 6 年間観察し，周閉経期前期にすべての UI を併せた新規発症リスクがオッズ比(OR) 1.52(95% 信頼区間 1.12-2.05)と上昇するが，閉経後には 0.88(0.63-1.23)と低下すること，この周閉経期前期の上昇が UUI に関しては有意だが SUI に関しては有意ではないことを報告している(図1)[4]．一方でオー

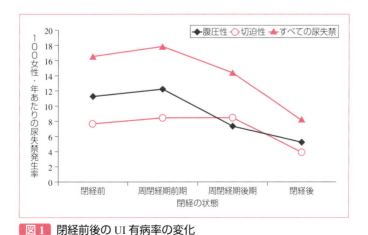

図1 閉経前後の UI 有病率の変化
〔Waetjen LE, et al；Obstet Gynecol 2009；114：989-998 より引用〕

ストラリア人女性 1,897 人に関する横断的・縦断的研究 MWMHP（Melbourne Women's Midlife Health Project）によれば，UI と閉経とのあいだには関連が認められなかった[5]．また SWAN からの別の報告によれば，閉経前後の血清エストラジオール濃度変化と UI の新規発症・増悪との間に関連はない[6]．その他の報告もあわせ，閉経によるエストロゲン欠乏が UI に与える影響は，たとえあったとしても限定的なものと現在では考えられている．

● MHT と UI

閉経期ホルモン療法（menopausal hormone therapy：MHT），またはホルモン補充療法（hormone replacement therapy：HRT）の過活動膀胱（overactive bladder：OAB）に対する効果に関して，11 のプラセボ対照ランダム化比較試験を対象とするメタアナリシスが行われ，MHT が頻尿・夜間頻尿・UUI などの症状を有意に軽減することが示されている[7]．ただしこの効果はエストロゲンの投与方法によって異なり，腟や膀胱内への局所的投与ではこれらすべての症状が改善したが，全身的投与では効果は限定的であった．別の総説においても，閉経後の FLUTS に対する局所的エストロゲン投与の有効性は，特に腟萎縮が存在する場合には確実とされている[3]．その一方で 22 の研究を対象とする別の総説では，MHT は SUI には有効ではないと結論づけられている[8]．

上述の解析はすべて FLUTS をおもな対象とする MHT に関するものであるが，別の目的で行われた MHT に関する二次的解析も数多く存在する．その中で最も有名なものは WHI（Women's Health Initiative）であり，MHT が 3 つのタイプの UI すべてのリスクを増加させると報告された[9]．研究開始時に UI のなかった女性における治療開始 1 年後の新規発症リスクは，エストロゲン・黄体ホルモン療法（estorogen-progestogen therapy：EPT）の場合に SUI 1.87（1.61-2.18），UUI 1.15（0.99-1.34），MUI 1.49（1.10-2.01），エストロゲン単独療法（estrogen therapy：ET）の場合に SUI 2.15（1.77-2.62），UUI 1.32（1.10-1.58），MUI 1.79（1.26-2.53）であった（図 2）．これらの結果をみると，MHT によるリスク増加は UUI よりも SUI において大きいことがわかる．WHI を含む 34 件の研究の結果は Cochrane Database のメタアナリシスにまとめられ，全身的な MHT によって UI 症状が増悪するリスクは 1.32（1.17-1.48）と報告されている[10]．一方で同メタアナリシスにより，経腟的なエストロゲン投与が UI のリスクを 0.74（0.64-0.86）と低下させることも明らかにされている．

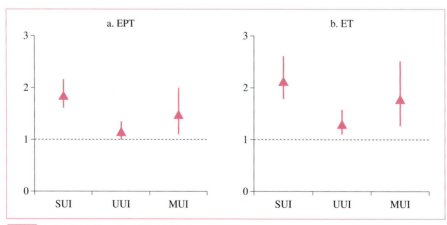

図2 MHT による UI 新規発症リスク
〔Hendrix SL, et al：JAMA 2005；293：935-948 より引用・作成〕

●エストロゲンの投与経路と UI

　全身的な MHT に関しては，経口投与と経皮投与との違いについても興味がもたれるところである．アメリカのコホート研究である NHS（Nurses' Health Study）によれば，MHT による UI リスクは経口 ET で 1.54（1.44-1.65），経皮 ET で 1.68（1.41-2.00），経口 EPT で 1.34（1.24-1.44），経皮 EPT で 1.46（1.16-1.84）と，投与経路による差を認めなかった[11]．

文献

1）Hannestad YS, et al：J Clin Epidemiol 2000；53：1150-1157.
2）Quinn SD, et al：Climacteric 2009；12：106-113.
3）Ewies AA, et al：Climacteric 2010；13：405-418.
4）Waetjen LE, et al：Obstet Gynecol 2009；114：989-998.
5）Sherburn M, et al：Obstet Gynecol 2001；98：628-633.
6）Waetjen LE, et al：Menopause 2011；18：1283-1290.
7）Cardozo L, et al：Acta Obstet Gynecol Scand 2004；83：892-897.
8）Sultana CJ, et al：Maturitas 1994；20：129-138.
9）Hendrix SL, et al：JAMA 2005；293：935-948.
10）Cody JD, et al：Cochrane Database Syst Rev 2012；10：CD001405.
11）Grodstein F, et al：Obstet Gynecol 2004；103：254-260.

（寺内公一）

Chapter 15　閉経後のヘルスケア

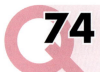

74 萎縮性腟炎はどのように治療する？

腟萎縮および性交痛に対しては，保湿剤・潤滑剤を用いた非薬物療法，およびエストリオール腟坐剤を用いた局所的ホルモン療法を行う．

● 腟萎縮の病態

　日本産科婦人科学会編「産科婦人科用語集・用語解説集」改訂第3版には「萎縮性腟炎 atrophic vaginitis」が記載され，また国際疾病分類第10版（ICD-10）には「N95.2　閉経後萎縮性腟炎 postmenopausal atrophic vaginitis」が記載されている．一方英語文献では vaginal atrophy, vulvovaginal atrophy, urogenital atrophy 等の用語もよく使われる．後者が加齢現象としての「萎縮」を重視するのに対し，前者はその結果としての「炎症」を重視している．最近では，国際女性性科学会（The International Society for the Study of Women's Sexual Health：ISSWSH）と北米閉経学会（North American Menopause Society：NAMS）が共同で，"genitourinary syndrome of menopause（GSM）"という語の導入を提唱している[1]．

　生殖期には，腟上皮細胞はエストロゲンの作用によってグリコーゲンを含有しており，同細胞の剥離によって腟腔に放出されたグリコーゲンは腟常在菌である Döderlein 乳酸桿菌によって乳酸へと代謝される．その結果として腟内は酸性（pH 3.5-5.0）に保たれ，常在菌以外の菌は成育しにくくなっている．一方閉経に伴って血中エストロゲンが低下すると（卵胞期前期の血清エストラジオール濃度平均約 60pg/mL から閉経後の平均約 20pg/mL へ[2]），腟上皮細胞の増殖が停止して腟粘膜は菲薄化し，腟乾燥感・性交痛・出血・下部尿路症状などを呈する原因となる．また腟上皮細胞内のグリコーゲン含有量が低下すると，腟常在菌である乳酸桿菌が減少して腟内の pH が上昇し，皮膚や直腸に由来するグラム陰性桿菌やグラム陽性球菌が増殖して細菌性腟症の状態となる．

　自然閉経以外にも，産褥期・授乳期の低エストロゲン状態，早発卵巣不全，手術療法・放射線療法・化学療法などに伴う卵巣機能の低下，抗エストロゲン作用をもつ薬剤の使用などによって，同様に腟萎縮の状態になる．また，低エストロゲン状態以外にも喫煙や性交渉の回避などは腟萎縮の増悪因子となる[3]．

● 腟萎縮の疫学

　438人のオーストラリア人女性（45～55歳）を対象とした7年間にわたる縦断的研究 MWMHP（Melbourne Women's Midlife Health Project）によると，腟乾燥の有症状率は閉経前の 3% から閉経後3年で 47% と，急激に上昇する（図1）[4]．

　アメリカ人閉経後女性の腟萎縮に関して2012年に行われた大規模な調査である REVIVE（REal Women's VIews of Treatment Options for Menopausal Vaginal ChangEs）によれば，3,046人の閉経後女性のうち性交痛を自覚していた女性は 44% と，外陰腟萎縮症状の中で腟乾燥感（55%）に次いで高率であった[5]．これらの外陰腟萎縮症状が「性の楽しみ」「性の自発性」「（パートナーと）親密でいられる能力」といった性機能を低下させていると感じる閉経後女

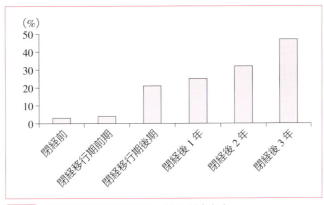

図1 膣乾燥症状を自覚する女性の割合(%)
〔Dennerstein L, et al：Obstet Gynecol 2000；96：351-358 より引用・作成〕

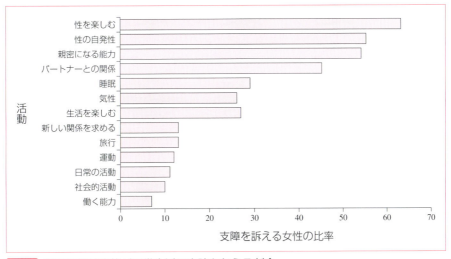

図2 外陰腟萎縮症状が日常生活に支障を与える割合
〔Kingsberg SA, et al：J Sex Med 2013；10：1790-1799 より引用〕

性は半数を超えており，中高年女性において外陰腟萎縮症状が生活の質に与える影響は大きい(図2)．一方で 55〜65 歳の欧米人女性の約 40% が腟萎縮症状を自覚しているが，そのうち 70% は医療者とその問題について話し合わない，という報告があり[6]，日本人女性ではこの割合はさらに高いと考えるべきである．腟萎縮症状を訴えない閉経後女性に対して，機会をとらえて医師側から問いかけてみることも必要である．

腟萎縮の治療

腟萎縮の治療法には，非薬物治療・全身的ホルモン療法・局所的ホルモン療法がある．

1. 非薬物治療

腟乾燥感を軽減するために保湿剤(moisturizer)を，性交渉時の疼痛を緩和するために潤滑剤(lubricants)を用いる．前者としてレプレンズ®，後者としてリューブゼリー®等の製品が知られている．エストロゲン製剤を使用できない乳癌患者において，保湿剤・潤滑剤と骨盤底筋群のリラクセーションを組み合わせた方法が性交痛を改善することが示されている[7]．

2. 全身的ホルモン療法

　エストロゲン欠乏に起因する腟萎縮に対してエストロゲンを補うことは合理的であり，閉経期ホルモン療法に用いられるエストロゲン製剤の効能・効果には「腟炎」「腟萎縮症状」「泌尿生殖器の萎縮症状」が含まれている．一方で，全身的ホルモン療法には考慮すべき副作用があるので，ホルモン療法を行う唯一の理由が腟萎縮である場合には，必ずしも全身的ホルモン療法が最適とはいえない．

3. 局所的ホルモン療法

　前述の全身的ホルモン療法に対し，腟内への局所的エストロゲン投与には，子宮内膜を含め全身的な影響を考慮せずに使用できる利点がある．外陰腟萎縮に対する10件のランダム化比較試験（RCT）のメタアナリシスを行った Cardozo らによると，性交痛に対するホルモン療法の効果を投与経路で比較した場合に，エフェクト・サイズは経口投与で1.20，腟内投与で1.05，と両者の間に有意な差はない[8]．また，子宮摘出後の閉経後女性に対する RCT を行った Long らによると，性交痛の改善率は，結合型エストロゲン0.625 mg を経口投与した場合に71%，クリームで経腟投与した場合に75%，と差がない[9]．

　海外では腟内に局所投与できるエストロゲンの種類として17β-エストラジオール，結合型エストロゲンなど，また剤型としてクリーム・リングなど，様々な選択肢があるが，日本ではエストリオール（estriol，E_3）腟坐剤（エストリール®腟錠0.5 mg，ホーリン®V腟用錠1 mg）のみが使用可能である．1日1回0.5～1.0 mg を腟内に挿入する．

　E_3腟坐剤1 mg（最初の2週間は1日1個，その後6か月間は1週2個挿入）の外陰腟萎縮症状に対する効果をプラセボ対照 RCT により評価した研究では，性交痛は対照群では改善がみられなかったのに対し，治療群の76%で改善した（表1）[10]．また，E_3腟坐剤0.5 mg と1.0 mg の作用を4週間の二重盲検 RCT により比較した研究では，性交痛を含む外陰腟萎縮症状に対する効果に関して両者に差を認めなかった[11]．以上より，E_3腟錠0.5～1.0 mg の局所投与は腟萎縮に対して有効であると考えられる．

　また，E_3 0.5 mg 含有クリームを最初の3週間は1日1回，その後は週に2回腟内投与して1年後の子宮内膜の状態を子宮鏡および組織学的に評価した研究では，子宮内膜は完全に萎縮したままであった[12]．このように，E_3腟坐剤の局所投与は子宮内膜に対して影響を与えないと考えられるが，不正出血が認められる場合に適宜子宮内膜の評価を行う必要がある

表1 E_3腟坐剤の外陰腟萎縮症状に対する効果

	治療群 (n = 44)		対照群 (n = 44)		
	治療前	治療後	治療前	治療後	p
腹圧性尿失禁	44/44	14/44	44/44	37/44	$< 0.01^a$
腟乾燥感	44/44	9/44	44/44	40/44	$< 0.001^a$
性交痛	38/44	9/44	37/44	38/44	$< 0.001^a$
泌尿生殖器の萎縮	44/44	12/44	44/44	41/44	$< 0.01^a$
細菌尿	17/44	6/44	16/44	20/44	$< 0.001^a$
腟の pH	5.65 ± 0.97	4.12 ± 0.96	5.47 ± 0.93	5.30 ± 0.75	$< 0.05^a$

SUI：stress urinary incontinence
$^a\chi^2$ test
^{b}Anova one-way
〔Dessole S，et al：Menopause 2004；11：49-56 より引用〕

ことは当然である.

● Ospemifene

性交痛を訴える女性を対象とする RCT において,SERM(Selective Estrogen Receptor Modulator)の一種である Ospemifene が,プラセボと比較して有意に,①腟細胞診における傍基底型細胞の比率を減少させ,②表層型細胞の比率を増加させ,③腟 pH を低下させ,④性交痛の重症度を改善することが最近示され[13],腟萎縮に起因する中等症～重症の性交痛に対する薬剤として,2013 年に米国食品医薬品局(FDA)によって認可されている.

文献

1) Portman DJ, et al:Menopause 2014;79;349-354.
2) Randolph JF, et al:J Clin Endocrinol Metab 2011;96;746-754.
3) Bachmann GA, et al:Am Fam Physician 2000;61;3090-3096.
4) Dennerstein L, et al:Obstet Gynecol 2000;96;351-358.
5) Kingsberg SA, et al:J Sex Med 2013;10;1790-1799.
6) Nappi RE, et al:Maturitas 2010;67;233-238.
7) Juraskova I, et al:J Sex Med 2013;10;2549-2558.
8) Cardozo L, et al:Obstet Gynecol 1998;92;722-727.
9) Long CY, et al:Menopause 2006;13;737-743.
10) Dessole S, et al:Menopause 2004;11;49-56.
11) Bottiglione F, et al:Maturitas 1995;22;227-232.
12) Gerbaldo D, et al:Maturitas 1991;13;269-274.
13) Portman DJ, et al:Menopause 2013;20;623-630.

(寺内公一)

15

閉経後のヘルスケア

Chapter 16 子宮内膜増殖症・子宮内膜癌

Q75 子宮内膜増殖症のホルモン療法の方法は？

A 治療を要する場合にはメドロキシプロゲステロン酢酸エステル（medroxyprogesterone acetate：MPA）の周期投与を行う．性成熟期ではエストロゲン・プロゲスチン配合薬投与を選択する．

　子宮内膜増殖症は子宮内膜腺の過剰増殖を特徴とし[1]，子宮内膜癌への進展や共存することがある．子宮内膜増殖症の多くは慢性的な内膜へのエストロゲン過剰曝露により引き起こされる．多くの症例では不正性器出血をきたすことが知られている．エストロゲン・プロゲステロンの拮抗バランスが崩れたエストロゲン過剰状態（unopposed estrogen）となる肥満や多嚢胞性卵巣症候群患者は本疾患のハイリスクである．本項目では異型のない内膜増殖症に対するホルモン療法について記載する．

　子宮内膜増殖症は自然退縮する場合が多く，子宮内膜癌への進展率も低い．癌への進行率は平均観察期間13〜14年にわたり自然観察した報告では，単純型増殖症で1％，複雑型増殖症で3％とされる．また単純型，複雑型ともに8割が自然退縮している[2]．同様の成績は日本人でも示されており，子宮内膜増殖症を6か月間自然経過観察した検討では，病変が存続したのは単純型増殖症の17％，複雑型増殖症の25％のみであった．このため，症状の乏しい内膜増殖症においては細胞診，組織診による経過観察を行うことも許容される．

　不正出血や過多月経などの症状を伴い，治療を要する症例に対しては，プロゲスチン投与を行う．プロゲスチンはプロゲステロンレセプターを介して子宮内膜間質細胞を脱落膜化させ，内膜の増殖を抑制する．またプロゲスチン投与は体内のエストロゲンレセプターを減少

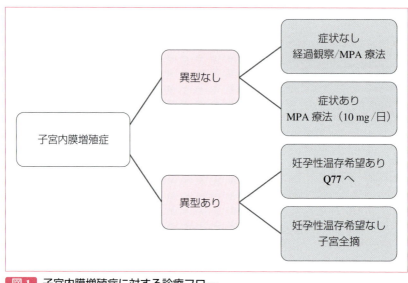

図1 子宮内膜増殖症に対する診療フロー

させ，水酸化酵素を活性化させることによりエストラジオールからより活性の低いエストロンの生成が促進され[3]，エストロゲン・プロゲステロンのバランスも改善が期待される．持続的あるいは周期的プロゲスチン投与のいずれも考慮されるが，閉経後では周期的な性器出血をきたさない持続的投与が患者としては好まれることがある．持続的プロゲスチン投与であればプロゲスチン（MPA 10 mg/日）を3〜6か月行うのが一般的である．治療中も適宜，細胞診あるいは組織診を行い，経過観察を行うことが必要である．周期的プロゲスチン投与ではMPA 10 mg/日を12〜14日，14日休薬を1周期として3〜6か月行う．これはプロゲスチン投与期間を7，10，13日間と3群に分けた報告において，増殖症病変の消失率がそれぞれ81，98，100%であったため，最も効果的な期間として最低12〜14日と考えられるためである[4]（図1）．

また黄体ホルモン放出子宮内システム（ミレーナ®52 mg）はメタアナリシスではMPA療法と比較し，より効果的であると報告されている[5]．内服が不要であり，治療後速やかな挙児を希望しない症例に対しては第一選択となるが，わが国では治療薬としては認可されていない．

性成熟期の女性では，多嚢胞性卵巣症候群などを伴い無排卵周期症となっている場合も多く，エストロゲン・プロゲステロン配合薬投与による治療も有効的である．

治療後に挙児希望がある場合には，排卵誘発を含む不妊治療を行うことも，子宮内膜増殖症の治療と予防の面で効果的である．肥満患者に対しては適切なダイエットを行うことも，肥満細胞から産生されるエストロゲン過多状況を改善させるため勧められる．

【処方例】
●下記のいずれかを用いる
・プロベラ®錠（2.5 mg）　1回2錠　1日2回　朝夕食後　14日間　14日休薬を1周期とする
・ヒスロン®錠（5 mg）　1回1錠　1日2回　朝夕食後　14日間　14日休薬を1周期とする
・ルナベル®LD/ULD配合錠　1回1錠　1日1回　21日間投与を1周期とする（保険適用外）

文献

1) 日本産科婦人科学会，他（編）：子宮体癌取り扱い規約改訂3版．金原出版，2012.
2) Kurman RJ, et al：Cancer 1985；56：403-413.
3) Casper RF：Int J Fertil Menopausal Stud 1996；41：16-21.
4) Gambrell RD Jr：Clin Obstet Gynecol 1995；38：890-901.
5) Abu Hashim H, et al：Am J Obstet Gynecol 2015；213：469-478.

（森　繭代，有本貴英）

Q76 子宮内膜癌の発生や進行にエストロゲンはどうかかわる？

子宮内膜癌にとってプロゲステロンの拮抗がない持続的なエストロゲン刺激（unopposed estrogen）が最も重要な危険因子である．ホルモン補充療法でエストロゲン製剤を黄体ホルモンと併用しない場合，発がんリスクが上昇する．妊孕性温存症例に対する排卵誘発においては，血中エストロゲン値が通常より高値となるため再発リスク要因となりうることに注意が必要である．

●子宮内膜癌の発生とエストロゲンのかかわり

エストロゲンはエストロゲン受容体（ER）に核内で結合し，その生理作用を発現する．エストロゲンが結合すると，ERは転写因子として様々な遺伝子の発現を誘導し，子宮内膜を増殖させる作用を示す．子宮内膜癌は代表的なエストロゲン依存性腫瘍と位置づけられる[1]．

子宮内膜癌は臨床病理学的に2つのタイプがある．エストロゲン依存性に発生するもの（Type1）とエストロゲン非依存性に発生するもの（Type2）に分類される．頻度はType1が圧倒的に多く約80％程度を占め，類内膜腺癌で分化度の高いものが多い．一方，エストロゲン非依存性に発生するType2は漿液性腺癌や明細胞腺癌があげられるが，その頻度は低い．したがって，子宮内膜癌の危険因子はおもにType1の発がんに関与しており，プロゲステロンの拮抗がない持続的なエストロゲン過剰状態（unopposed estrogen）が最も重要な危険因子である（図1）．①過度の肥満（体重が標準より10 kg多いと危険率が約10倍），②エストロゲン単独ホルモン補充療法，③耐糖能異常，④未産，⑤閉経遅延（53歳以降），⑥多嚢胞性卵巣症候群等があげられる．最近，日本人で子宮内膜癌の増加が指摘されているが，わが国での調査において欧米で指摘されている肥満，糖尿病等よりも，最大の因子は分娩回数の少ないことであるとの報告がある[2]．妊娠・分娩はプロゲステロン優位となることから，この報告においては最近の日本における子宮内膜癌増加の原因の1つは少産である可能性が指摘される．

Type1の発がんは多段階に起こると考えられる．上記の危険因子があると，子宮内膜癌の

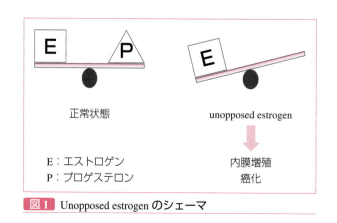

図1 Unopposed estrogen のシェーマ

	Type1	Type2
頻度	多い	少ない
出産歴	未経産婦	経産婦
肥満	あり	なし
エストロゲン依存性	あり	なし
遺伝子異常	*K-Ras*, *PTEN*	*p53*
発がん形式	多段階発がん	*de novo*
組織型	類内膜腺癌	漿液性, 明細胞
分化度	高い	低い
予後	比較的良好	不良

表1 子宮内膜癌の生物学的・病理学的特性に基づいた分類

前癌状態である子宮内膜増殖症を呈することが多く, このなかで発がん遺伝子*/*ゲノム異常が加わると, 子宮内膜癌へ進展しうる. すなわち持続的なエストロゲン刺激がベースにあり, そのなかで増殖能を獲得した細胞が一連の増殖症病変を経て癌になると考えられている. 発がんにかかわる遺伝子として, 癌遺伝子*K-Ras*や癌抑制遺伝子の*PTEN*変異, ミスマッチ修復の異常等が報告されている. Type2の子宮内膜癌では, *de novo*に発がんするといわれており, 癌抑制遺伝子*p53*変異が上皮内癌の時点で生じていることが多い(表1). また遺伝性としてはLynch症候群(遺伝性非ポリポーシス大腸癌, hereditary non-polyposis colorectal cancer:HNPCC)があげられ, 原因遺伝子はミスマッチ修復遺伝子(*MSH2*, *MLH1*等)といわれている. 原因遺伝子変異陽性例では20～60%は生涯に子宮内膜癌を発症するといわれている(大腸癌は生涯に80%発症する).

●一般的なホルモン補充療法, 経口避妊薬における子宮内膜癌のリスク

エストロゲン単独療法(estrogen therapy:ET)では長期投与により子宮内膜癌のリスクは有意に2～8倍に上昇する. このリスクは28日間に10日以上黄体ホルモンを投与することにより有意に低下する. つまりエストロゲンと黄体ホルモンの併用療法では子宮内膜癌のリスクは単独療法に比べて有意に減少すると考えられる[3].

さらにエストロゲン・黄体ホルモン同時使用例はホルモン非使用者と比較し子宮内膜癌発生リスクを減少する可能性も指摘されている. Collaborative Group on Epidemiological Studies on Endometrial Cancerという英国のグループが大規模な疫学試験を2015年報告している. 36報の疫学試験を統合し, 子宮内膜癌に罹患した27,276人(症例群)と罹患していない115,743人(対照群)のデータを集積し, 経口避妊薬(EP剤)の服用と子宮内膜癌の発症との間に統計的に有意な関連がみられるかどうかを調査し, 経口避妊薬を使用していた期間の長い症例ほど, 子宮内膜癌のリスクが統計学的に有意に減少していることが示された. さらにこのリスク低減効果は経口避妊薬の服用を中止してからも30年以上持続していた[4]. ただし脳梗塞, 静脈血栓症等の他のリスクを増加させる可能性もあるので, 経口避妊薬の長期投与の是非は今後議論する必要があると考える.

以上より, 少なくとも子宮内膜癌の発生リスクに関しては黄体ホルモン剤を併用すれば上昇しないとの意見が一般的である.

●子宮内膜癌患者におけるHRTまたは不妊治療のリスク

Surgical menopauseによる更年期障害は自然閉経よりも症状が重いことが知られており,

子宮内膜癌術後患者に対してホルモン補充療法（hormone replacement therapy：HRT）が治療の選択肢の1つとなる．子宮内膜癌進行期Ⅰ・Ⅱ期の術後におけるETの安全性を検討したランダム化比較試験では，ET群の618例中再発は14例（2.3%），未施行群では618例中再発は12例（1.9%）であり，ETは少なくとも再発率を増加させないことが示唆された．その他の報告でもET施行群は未施行群に比べて再発のリスクを増加させなかった．ただし，Ⅳ期の症例についての報告がないこと，治療後の現病の状況についての詳細が明らかでないことからHRT施行の際は患者に十分メリットとデメリットを説明してから開始することが重要である．

また近年，oncofertility の分野が注目されるなか，子宮内膜癌に対するホルモン療法後の妊孕性温存例（日本での保険収載は高用量プロゲスチン療法のみ）に対する不妊治療も増加してきている．不妊患者に排卵誘発を行った場合，クロミフェンやhMG-hCG療法による排卵誘発時の血中エストロゲン値は，正常排卵周期の約2〜5倍と高値になることが知られている．また排卵誘発剤として広く用いられているクロミフェンは，構造的にタモキシフェンと類似しており，子宮内膜癌細胞株の増殖を促進することが知られている．クロミフェンを含む排卵誘発と子宮内膜癌発症リスクの関連についてはいくつか報告があるが，一定の見解が得られていない[5]．

以上のことから，子宮内膜癌で妊孕性温存治療が選択されている場合，子宮内膜癌のエストロゲン依存性の側面に留意し，再発のリスクも含めた適切な管理のもとで不妊治療や排卵誘発を行うことが望ましい．不妊治療のみを重視し，癌の再発を見逃すことのないよう心がける必要がある．

文献

1) Shang Y：Nature Review Cancer 2006；6：360-368.
2) Hachisuga T, et al：Gynecol Oncology 2001；82：122-126.
3) 日本産科婦人科学会, 他（編）：産婦人科診療ガイドライン―婦人科外来編 2014. 2014.
4) Collaborative Group on Epidemiological Studies on Endometrial Cancer：Lancet Oncology 2015；16：1061-1070.
5) 日本婦人科腫瘍学会（編）：子宮体癌治療ガイドライン 2013 年度版. 2013.

（曽根献文，織田克利）

Q77 妊孕性温存希望の子宮内膜異型増殖症・子宮体癌のホルモン療法の方法は？

高用量メドロキシプロゲステロン酢酸エステル（MPA，ヒスロン®H）600 mg/日を，低用量アスピリン 81 mg/日併用下に 26 週間連日投与する．ただし子宮体癌については，適応は子宮内膜に限局している Grade1 相当の類内膜腺癌に限られる．

　子宮内膜異型増殖症や子宮体癌の治療は子宮摘出が原則であり，妊孕性温存療法が考慮されるのは，おおよそ 40 歳前後までの若年患者で挙児希望・妊孕性温存希望があり，子宮内膜異型増殖症または子宮内膜に限局する類内膜腺癌（Grade1 相当）の場合に限られる[1]．

　2004 ～ 2011 年の間に報告された 45 件，391 症例の子宮内膜異型増殖症または子宮内膜に限局した類内膜腺癌（Grade1 相当）を対象としたホルモン療法に関する報告のレビュー[2]によると，使用されたおもな薬剤はメドロキシプロゲステロン酢酸エステル（medroxyprogesterone acetate：MPA）（49％），megestrol acetate（MA）（25％），レボノルゲストレル放出子宮内システム（LNG-IUD）（19％）であった．結果を**表 1** に示すが，子宮内膜異型増殖症のほうが子宮体癌より奏効率が高かった．

　経口プロゲスチン間では，MPA が MA に比べより効果的という報告が散見される．たとえば，子宮内膜に限局する Grade1 相当の類内膜腺癌症例 148 例を対象とした後方視的研究[3]にて，MPA 療法は MA 療法と比較し 5 年無再発生存率が有意に高かった（76％ vs 54％，オッズ比 0.44，95％ 信頼区間 0.22-0.88，$p = 0.021$）と報告されている．

　LNG-IUD は，単独あるいは GnRH アナログ，MPA といった他の薬剤との組み合わせでの有効性が報告されているが，経口プロゲスチンと比較してデータは少ない．LNG-IUD の有効性を検証する臨床試験が 2008 年に米国で始まっており，将来的に治療の選択肢が増える可能性がある．

　MPA 投与量について比較を行ったデータは少ないが，高用量 MPA 600 mg/日投与の報告が大半を占めている．わが国の多施設共同前方視的第 2 相試験[4]の結果は以下のとおりである．

　39 歳以下の妊孕性温存希望のある子宮内膜に限局した類内膜腺癌（Grade1 相当）28 例，子宮内膜異型増殖症 17 例に対し，子宮内膜全面掻爬術による診断確定の下 MPA 600 mg/日と低用量アスピリン 81mg/日を 26 週間連日経口投与を行った．治療期間中，治療開始後 8

表 1 2004 ～ 2011 年の 45 報告のレビュー結果

	奏効率	完全奏効率	完全奏効後の再発率	残存／増悪率	妊娠率	出産例
子宮内膜異型増殖症（$n=111$）	85.6％	65.8％	23.2％	14.4％	28/111（41％）	28
子宮体癌（$n=280$）	74.6％	48.2％	35.4％	25.4％	86/280（34.8％）	89

〔Gunderson CC，et al：Gynecol Oncol 2012；125：477-482 より引用〕

週と 16 週で子宮内膜全面掻爬術を行い，治療効果を確認した．その結果，治療を完遂できた子宮内膜癌症例の 55%（12/22），子宮内膜異型増殖症症例の 82%（14/17）で病変の完全消失が認められ（CR），部分奏効（PR）は子宮内膜癌で 32%，子宮内膜異型増殖症で 18% であった．CR 症例のうち，子宮内膜癌で 50%，子宮内膜異型増殖症で 64% の症例は治療開始後 8 週で，また子宮内膜癌で 92%，子宮内膜異型増殖症で 86% の症例は治療開始後 16 週で CR に至っていた．また，26 週時に PR であり，MPA 治療継続を希望した子宮内膜癌症例 3 例中 2 例で，3〜6 か月の追加投与により CR が得られている．中央値 48 か月の観察期間における再発率は子宮内膜癌で 57%，子宮内膜異型増殖症で 38% であり，無増悪期間の中央値は子宮内膜癌で 35 か月，子宮内膜異型増殖症で 44 か月であった．1 例で子宮内膜癌と腹膜癌が同時に発生したと考えられ，初回 MPA 投与から 2 年 4 か月後に原病死している．妊娠予後に関しては，3 年間の観察期間中に挙児希望のあった 20 例中 11 例（55%）に 12 妊娠が成立し，7 例（うち子宮内膜癌症例 4 例）に生児が得られている．

　MPA 療法のリスクとして，脳梗塞，心筋梗塞，肺塞栓といった重篤な血栓症が出現することがある．そのため，血栓症を起こす可能性が高い以下の患者に対しては投与禁忌となっている．

　①手術後 1 週間以内の患者
　②脳梗塞，心筋梗塞，血栓静脈炎等の血栓性疾患またはその既往歴のある患者
　③動脈硬化症の患者
　④心臓弁膜症，心房細動，心内膜炎，重篤な心不全等の心疾患のある患者
　⑤ホルモン剤（黄体ホルモン，卵胞ホルモン，副腎皮質ホルモン等）を投与されている患者
　また，重篤な肝障害のある患者，高カルシウム血症の患者も投与禁忌である．

　先に示したわが国の第 2 相試験[4]では，低用量（81 mg/日）アスピリンを併用し，血栓症は認められておらず，またそれに起因すると考えられる Grade 1 の凝固異常が 1 例に認められた．また，他の有害事象としては，45 例中体重増加が 4 例（Grade 3：2 例，Grade 2：2 例）に，肝機能障害が 5 例（うち Grade 3：1 例，Grade 2：3 例）に認められたが，認容可能と報告されている．安全性の観点から，MPA 療法には低用量アスピリンの併用が勧められる．また投与前や投与中は定期的に FDP，α_2 プラスミンインヒビター・プラスミン複合体等の検査を行い，異常が認められた場合には投与を中止するといった，厳重なモニタリングが必要である．

【処方例】
●下記を併用する
①ヒスロン®H 錠（200 mg）　1 回 1 錠　1 日 3 回　毎食後　26 週間
②バファリン®配合錠 A81（81 mg）　1 回 1 錠　1 日 1 回　朝食後　26 週間

文献

1) 日本婦人科腫瘍学会（編）：子宮体がん治療ガイドライン 2013 年版．金原出版，2013．
2) Gunderson CC, et al：Gynecol Oncol 2012；125：477-482．
3) Park JY, et al：Eur J Cancer 2013；49：868-874．
4) Ushijima K, et al：J Clin Oncol 2007；25：2798-2803．

（有本貴英，織田克利）

Q78 乳癌のホルモン療法の使い分けは？

乳癌のホルモン療法には抗エストロゲン薬，LH-RH アゴニスト，アロマターゼ阻害薬などがあり，病態や，患者が閉経前または閉経後により使い分ける．

●乳癌に対するホルモン療法はどのような状況において用いられるか？

ホルモン療法（内分泌療法）はホルモン依存性の乳癌の増殖を促すエストロゲンが働かないようにする治療法であり，乳癌の標準的治療の一つである．本来であれば「抗ホルモン療法」というのが正しいといえるが，従来より「ホルモン療法」，または「内分泌療法」という名称が一般的に用いられている．

乳癌に対するホルモン療法は，術後の薬物療法（術後補助療法またはアジュバント療法：postoperative adjuvant treatment：PAT）や再発時に使用されるが，本項では乳腺専門医以外が臨床上関与する可能性が高い，PAT としての乳癌のホルモン療法について記載する．乳癌には女性ホルモン依存性と非依存性の腫瘍があり，各がん細胞のエストロゲン受容体（ER）発現，プロゲステロン受容体（PR）発現，HER2（ヒト上皮細胞増殖因子 2 型）の遺伝子増幅や発現などの特性を調べることにより，化学療法，ホルモン療法，または HER2 陽性に対するトラスツズマブなどの分子標的治療薬を PAT として投与することを決定する．

●乳癌ホルモン療法に用いられるおもなホルモン療法薬

本項では臨床上投与される頻度が高い，抗エストロゲン薬，LH-RH アゴニスト，アロマターゼ阻害薬について述べる．乳癌ホルモン療法の作用と使い分けについて図 1 に示す[1]．

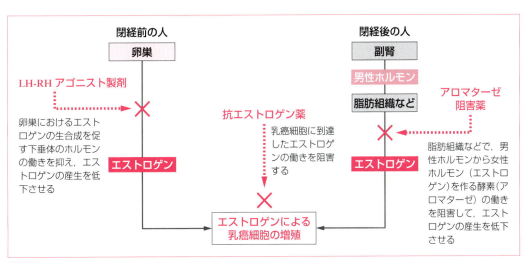

図1 おもなホルモン療法の作用と使い分け

抗エストロゲン薬はホルモン依存性の乳癌の増殖を抑える作用をもち，閉経状況を問わず効果を示す．また，閉経状況別に用いる薬剤としては，閉経前の人に LH-RH アゴニスト製剤，閉経後の人にアロマターゼ阻害薬が用いられる．
〔アストラゼネカ：乳癌 nyugan.jp http://www.nyugan.jp/after/drug/hormone.html より引用〕

1. 抗エストロゲン薬

選択的エストロゲン受容体修飾薬(selective estrogen receptor modulator：SERM)とも称され，乳癌細胞内に存在する ER とエスロトゲンとの結合を競合的に阻害し(アゴニスト/アンタゴニスト作用)，エストロゲン依存性遺伝子の転写を阻害する．わが国では 1981 年タモキシフェン(TAM，ノルバデックス®)が承認され，臨床上最も多く用いられている．TAMは，閉経前・閉経後ともに有効であるが，閉経前より閉経後のほうが効果に優れる．これは閉経後では内因性エストロゲンレベルが低いためであると考えられている．副作用として月経不順，無月経，嘔気があげられる．また子宮内膜に対しては増殖の方向で働くとされ，不正性器出血，子宮内膜ポリープ，子宮筋腫・子宮内膜症，子宮内膜癌，子宮内膜増殖症および子宮肉腫が発生しやすくなる(**Q79** 参照)

【処方例】
・ノルバデックス®錠(20 mg)　1 回 1 錠　1 日 1 回　連日

2. LH-RH アゴニスト

LH-RH アゴニストは下垂体細胞の LH-RH 受容体を連続的に刺激することによって，その受容体数を減少させ，下垂体細胞の反応性を低下させる(down regulation)．閉経前乳癌例に有効であり，理論的には卵巣摘出と同等の効果を示す．一方で副作用も閉経前に卵巣摘出を施行したのと同様の更年期症状を惹起する．また脂質異常症や骨粗鬆症の高危険群になるため，産婦人科内分泌学的には長期的な観察も必要となる．

【処方例】
●下記のいずれかを用いる
・リュープリン®注(3.75 mg)　1 回 3.75 mg　1 か月に 1 回　皮下注
・ゾラデックス®デポ(3.6 mg)　1 回 3.6 mg　1 か月に 1 回　皮下注
・リュープリン®注(11.25 mg)　1 回 11.25 mg　3 か月に 1 回　皮下注
・ゾラデックス®デポ(LA 10.8 mg)　1 回 10.8 mg　3 か月に 1 回　皮下注

3. アロマターゼ阻害薬

閉経前女性では，エストロゲンはおもに卵巣で合成されるが，閉経後は副腎由来のアンドロゲンからエストロゲンに変換されることにより合成される．このエストロゲン合成の際に作用する酵素がアロマターゼである．アロマターゼ阻害薬は，このアロマターゼの働きを抑えることでエストロゲンの合成を阻害するため，閉経後乳癌例において，血漿中および乳癌組織中のエストロゲンレベルを低下させるために投与される．

アロマターゼ阻害薬の種類としては，ステロイド性のアナストロゾール(アリミデックス®)，レトロゾール(フェマーラ®)と，非ステロイド性のエキセメスタン(アロマシン®)などがあり，ともに適応は閉経後乳癌となっている．

副作用は低エストロゲン状態に起因するものが多く，更年期症状，嘔気・嘔吐，食欲不振，疲労感，骨量低下，関節痛等がある．

【処方例】

● 下記のいずれかを用いる

・アリミデックス®錠（1 mg）1回1錠　1日1回

・フェマーラ®錠（2.5 mg）1回1錠　1日1回

・アロマシン®錠（25 mg）1回1錠　1日1回

●ホルモン療法の個別化

乳癌に対するホルモン療法の効果はホルモン受容体の発現状況に依存しており，治療の個別化が検討されている．さらに近年は遺伝子多型によっても個別化が検討されている．

タモキシフェンによる内分泌療法の効果は ER に依存しており，ER 発現量が高いほど奏効率が高く，予後良好であることが明らかとなっている[2)-6)]．そのため，「乳癌診療ガイドライン」（日本乳癌学会）においても，内分泌療法の適応を決定するためにホルモン受容体の発現状況を検索することが強く勧めている[7)]．

さらに TAM は活性代謝物であるエンドキシフェンへの代謝にかかわる *CYP2D6* の遺伝子多型が薬効と関連することが知られている．日本人を含む東アジア人には低活性型の *CYP2D6*10* が多く，同アレルをもつ場合は CYP2D6 の酵素活性が低くなることから，活性本体であるエンドキシフェンの濃度が低くなり，タモキシフェン治療を受けた乳癌症例の検討では，*CYP2D6＊10／＊10* 遺伝子多型をもった例では有意に予後が不良であることが報告されている[8)]．

今後は分子標的治療の選択も含めた個別化治療が進むことが予測される．

文献

1) アストラゼネカ：乳癌 nyugan.jp. http://www.nyugan.jp

2) Early Breast Cancer Trialists' Collaborative Group：Lancet 1998；351：1451-1467.

3) Yamashita H, et al：Ann Oncol 2011；22：1318-1325.

4) Davies C, et al；Early Breast Cancer Trialists' Collaborative Group（EBCTCG）：Lancet 2011；378：771-784.

5) Fisher B, et al：J Clin Oncol 2001；19：931-942.

6) Early Breast Cancer Trialists' Collaborative Group（EBCTCG）：Lancet 2005；365：1687-16717.

7) 日本乳癌学会（編）：乳癌診療ガイドライン 2 疫学・診断編 2015 年版 第 3 版. 金原出版，2015.

8) Kiyotani K, et al：J Clin Oncol 2010；28：1287-1293.

（平沢　晃，青木大輔）

Chapter 17　乳癌

79　タモキシフェンの子宮内膜に対する副作用とその対策は？

タモキシフェンには子宮内膜に対する副作用があるため，乳腺外科医と産婦人科医で連携した対応が必要である．

●タモキシフェンと選択的エストロゲン受容体修飾薬について

タモキシフェン（tamoxifen：TAM）は選択的エストロゲン受容体修飾薬（selective estrogen receptor modulator：SERM）に分類され，エストロゲン受容体（estrogen receptor：ER）に対してアゴニスト/アンタゴニスト作用を示す．わが国の添付文書上は，乳癌に対する効能・効果を有する．

●タモキシフェンの子宮内膜に対する影響

TAM は女性内分泌学的観点から，そのエストロゲンのアゴニスト作用が問題となる．特に子宮内膜は TAM の影響を受けやすい組織であるため，子宮内膜に対する副作用として現われる．TAM の子宮内膜に対する機序についての詳細はいまだ完全には解明されていないが，その有害事象として不正性器出血，子宮内膜ポリープ，子宮筋腫・子宮内膜症，子宮内膜癌，子宮内膜増殖症および子宮肉腫などがあげられる．

1. 子宮内膜ポリープ

TAM 内服後の内膜ポリープ発症については，比較的早期から指摘されてきた．2005 年に National Surgical Adjuvant Breast and Bowel Project（NSABP）の Breast Cancer Prevention Trial では，プラセボ群と比較したランダム化比較試験において，TAM 内服による子宮内膜ポリープ発症の相対危険率（RR）は，閉経前で 1.9（95% CI 1.55-2.41），閉経後で RR 2.4（95% CI 1.76-3.24）と，閉経の有無にかかわらず有意に上昇すると報告されている[1]．

2. 子宮筋腫・子宮内膜症

NSABP は，TAM 内服例では子宮筋腫，子宮内膜症および卵巣囊腫のリスクが上昇すると報告している．TAM 内服例の各病態の発症リスクはプラセボ群と比較して，閉経前女性では子宮筋腫 RR 1.3（95% CI 1.14-1.55），子宮内膜症 RR 1.9（95% CI 1.35-2.70），卵巣囊腫 RR 1.5（95% CI 1.20-1.78）であり，閉経後では子宮筋腫 RR 1.4（95% CI 1.04-1.80），子宮内膜症 RR 1.9（95% CI 1.29-5.58）である[1]．

3. 子宮内膜癌，子宮内膜増殖症および子宮肉腫

TAM は子宮内膜に対して増殖に作用することから，子宮体癌，子宮内膜増殖症を発症することが知られている．50 歳以上の TAM 内服女性ではプラセボと比べて，タモキシフェンの服用期間中に子宮内膜癌を発症するリスクが増加した（RR 4.01，95%CI 1.70-10.90）[2,3]．一方 49 歳以下の TAM 投与例においては子宮内膜癌のリスク増加は認められなかった（RR 1.21，95%CI 0.41-3.60）[2,3]．また NSABP の報告では子宮内膜増殖症発症も RR 2.06（95% CI 1.64-2.60）と有意な上昇を認めた[1]．

さらに TAM 投与と子宮肉腫発生の関連についても指摘されており，NSABP は，TAM 投

与例ではプラセボ群と比較して子宮内膜癌および子宮肉腫の発生率がともに高くなると報告している[4].

タモキシフェン投与中の子宮内膜のフォローアップ

現時点で，タモキシフェン投与中の子宮内膜フォローアップについては適切なスクリーニング法は存在しない．実臨床では経腟超音波検査または子宮内膜組織診が現実的なスクリーニング法とされているが，推奨できるだけの十分なエビデンスはない[5]~[7]．米国産婦人科学会(The American College of Obstetricians and Gynecologists：ACOG)は，タモキシフェン投与開始前に婦人科的な評価を行い，さらに毎回の受診時にフォローアップにおいても婦人科的な評価を行うべきであるとしている[8]．このように TAM 投与女性に対するスクリーニング法について一定の見解は得られていないものの，子宮内膜癌や子宮肉腫を発症した女性の初期症状の多くは不正性器出血であり，担当医は TAM 内服歴を確認して，精査を行うなどの対応が不可欠である．

TAM による乳癌予防と合併症対策

TAM は遺伝性乳癌卵巣癌症候群(hereditary breast and ovarian cancer syndrome：HBOC)の原因遺伝子である *BRCA1* または *BRCA2* の遺伝子変異保持者に対して，乳癌未発症者に対する乳癌のリスク低減を目的として投与される場合もある．

NSABP は *BRCA1/2* 変異陽性で乳癌未発症の女性に対する乳癌発症予防効果について報告している．同報告よると TAM は *BRCA2* 遺伝子変異保持者の乳癌発症リスクを 62% 減少させるものの，*BRCA1* 遺伝子変異保持者においては乳癌発症リスクを低減しないとされる[9]．これは *BRCA1* 変異陽性乳癌乳癌の多くがトリプルネガティブであるのに対し *BRCA2* 変異陽性乳癌ではホルモン受容体陽性乳癌が多くを占めることによると考えられる．しかし，本解析中の 288 名の乳癌発症者のうち，*BRCA1* 遺伝子変異保持者は 8 名，*BRCA2* 遺伝子変異保持者は 11 名と，*BRCA1/2* 変異陽性例が少数であったことに留意すべきである．

以上のように TAM は乳癌発症者のみならず，乳癌未発症者に対しても投与されていることがあり，このような例では乳癌の早期発見と子宮に対する合併症の双方に留意する必要があるが，乳癌高危険群の女性集団に対する TAM 投与例における乳癌イベント発生数の減少幅は，子宮体癌イベント発生数の増加幅を上回っているとされている．

TAM 以外の SERM の子宮内膜に対する作用

TAM 以外の SERM としてはラロキシフェン(raloxifene：RLX)やバゼドキシフェン(bazedoxifene：BZA)などがあり，わが国でこれらは閉経後骨粗鬆症治療薬として使用されている．RLX は，MORE(Multiple Outcome of Raloxifene Evaluation) 試験において子宮内膜癌発生率増加との関連は示されなかった[10]．また STAR(Study of Tamoxifen and Raloxifene)試験によると，RLX 群では TAM 群と比べて浸潤子宮内膜癌の発生率が有意に低かった(RR 0.55，95% CI 0.36-0.83)[11]．

文献

1) Chalas E, et al：Am J Obstet Gynecol 2005；192：1230-1237.
2) Fisher B, et al：J Natl Cancer Inst 1998；90：1371-1388.
3) Fisher B, et al：J Natl Cancer Inst 2005；97：1652-1662.
4) Wickerham DL, et al：J Clin Oncol 2002；20：2758-2760.
5) Barakat RR, et al：J Clin Oncol 2000；18：3459-3463.
6) Fung MF, et al：Gynecol Oncol 2003；91：154-159.

7) Gerber B, et al：J Clin Oncol 2000；18：3464-3470.

8) ACOG committee opinion. No. 336：Obstet Gynecol 2006；107：1475-1478.

9) King MC, et al：JAMA 2001；286：2251-2256.

10) Cummings SR, et al：JAMA 1999；281：2189-2197.

11) Vogel VG, et al：Cancer Prev Res（Phila）2010；3：696-706.

（平沢　晃，青木大輔）

Q80 *BRCA1*または*BRCA2*遺伝子変異保持者女性に対するリスク低減卵管卵巣摘出術(RRSO)の効果は？

*BRCA1*または*BRCA2*遺伝子変異保持者女性に対するRRSOは，卵巣癌，卵管癌および腹膜癌，乳癌などの発生リスク低減効果，およびがん死低減効果がある．

　*BRCA1/2*変異を保持する女性では，乳癌と卵巣癌，卵管癌および腹膜癌の発症リスクが高い．*BRCA1/2*変異保持者に対するリスク低減卵巣卵管摘出術(risk reducing salpingo-oophorectomy：RRSO)は，卵巣癌，卵管癌および腹膜癌，乳癌などの発生リスク低減効果，およびがん死低減効果がある．*BRCA1/2*変異保持者を対象とした10試験のメタアナリシスでは，RRSO後は，卵巣癌・卵管癌の発症リスクは約80％低減する[1]．*BRCA1/2*の病的変異を保持する女性を対象とした前向き研究(*n*＝1,079)では，3年間のフォローアップ期間中に，RRSO施行例ではRRSOを施行せずサーベイランスを施行した例と比較して，卵巣癌，卵管癌および腹膜癌の発症が85％減少した(HR＝0.15，95％CI 0.04-0.56，*p*＝0.005)[2]．また*BRCA1/2*変異を有する5,783人の女性を対象とした観察研究では，RRSOは卵巣癌，卵管癌および腹膜癌のリスクを80％(HR＝0.20，95％CI 0.13-0.30)，全死亡を77％(HR＝0.23，95％CI 0.13-0.39)低下させることが示された[3]．*BRCA1*変異保持者はRRSO施行により全年齢で死亡率低下につながるが，*BRCA2*変異保持者におけるRRSOには41～60歳での死亡率低下との関連のみが認めるという報告がされた[3]．

　一方でRRSO後にも1～4.3％の原発性腹膜癌の発生リスクがあることが報告されているのでRRSO後のフォローアップも必要である[1,4-7]．

　RRSO施行時の病理検査ではがんが見つかることがある(オカルト癌の)．966件のRRSOの解析では，*BRCA1*変異保持者の4.6％と*BRCA2*変異保持者の3.5％でオカルト癌が発見された[8]．

　ではRRSOを施行する適切な時期はどのように考えられているだろうか？ Rebbeckらは，*BRCA1/2*保持者の卵巣癌診断時の平均年齢が50.8歳であったことを報告している[5]．そのためRRSOはそれ以前に行うことが有効であり，*BRCA1/2*変異を保持する女性では生殖希望年齢の終了後のRRSOを施行することが支持される．最近はRRSO施行時期の個別化を図る動きもある．*BRCA1/2*の変異を有する5,783人の女性を対象とした前向き観察研究では，卵巣癌は*BRCA2*変異例(0.6％)よりも*BRCA1*変異例(4.2％)で多くみられることが示された[3]．*BRCA1*変異保持者では，リスク低減手術中に発見された卵巣癌，卵管癌および腹膜癌の有病率が40歳未満では1.5％，40～49歳では3.8％であった[3]．また発生率が最も高かった年齢層は，*BRCA1*変異の保持者で50～59歳(年間リスク1.7％)，*BRCA2*変異の保持者で60～69歳(年間リスク0.6％)であった．これらの結果を合わせてRRSOの推奨年齢は，*BRCA1*変異を有する女性のほうが*BRCA2*変異を有する女性より低く設定できる可能性がある．

　RRSOは卵巣癌，卵管癌および腹膜癌のみならず，乳癌予防効果も提唱されている．

RRSO は *BRCA1/2* 変異保持者における乳癌リスクを約 50% 軽減すると報告されている[1)5)7)9)]．Eisen らは，*BRCA1* 変異保持者と *BRCA2* 変異保持者で RRSO 後の乳癌リスクが，それぞれ 56%（OR = 0.44，95%CI 0.29-0.66，*p* < 0.001）と 43%（OR = 0.57，95%CI 0.28-1.15，*p* = 0.11）減少すると報告した[9)]．最近のメタアナリシスでは，*BRCA1/2* 変異保持者において RRSO 後の乳癌リスクは約 50% 減少することが明らかになった[1)]．

RRSO 施行時には，RRSO を選択した際の，生殖に対する影響，骨粗鬆症，心血管疾患，認知機能の変化，血管運動症状の変化，性的課題などの女性ホルモン欠落に伴う症状など，女性 QOL の低下について情報を伝える必要がある．そのため女性医学に通暁したスタッフの関与も必要となる．

さらに近年は卵管が卵巣癌，卵管癌および腹膜癌の発生母地となると考えられていることから，リスク低減手術として卵巣の摘出を伴わずに卵管のみを摘出するリスク低減卵管摘出術（risk reducing salpingectomy：RRS）の施行が提唱されている．しかしながら卵巣癌のリスクを低下させるという点での有効性に関しては，さらなるデータが必要である[10)]．わが国でも RRSO 時に卵管に病変がなく卵巣のみにオカルト癌が同定された例もあり[11)]，RRS は現時点で臨床試験の枠内で検討すべきであると考える．

RRSO は妊孕性の希望がない時点でのみ考慮すべきであるが，最近は RRSO 施行年齢の個別化も提唱されている．*BRCA1* 変異保持者に対する RRSO は 35 〜 40 歳で施行，一方で *BRCA2* 変異保持者では卵巣癌の発症が遅い傾向があるため，40 〜 45 歳まで RRSO を延期することも提唱されている[3)]．

RRSO 時には病理診断部門に対して事前に連絡するなどの連携も肝要である．手術時には腹腔洗浄細胞診を施行すべきであり，病理学的評価には卵巣および卵管の 2 〜 3 mm おきの全割切片を作製する必要がある[12)~14)]．

文献

1) Rebbeck TR, et al：J Natl Cancer Inst 2009；101：80-87.
2) Kauff ND, et al：J Clin Oncol 2008；26：1331-1337.
3) Finch AP, et al：J Clin Oncol 2014；32：1547-1553.
4) Finch A, et al：Gynecol Oncol 2006；100：58-64.
5) Rebbeck TR, et al：N Engl J Med 2002；346：1616-1622.
6) Kauff ND, et al：N Engl J Med 2002；346：1609-1615.
7) Rebbeck TR, et al：J Natl Cancer Inst 1999；91：1475-1479.
8) Sherman ME, et al：J Clin Oncol 2014；32：3275-3283.
9) Eisen A, et al：J Clin Oncol 2005；23：7491-7496.
10) Daly MB, et al：Cancer Prev Res（Phila）2015；8：342-348.
11) Hirasawa A, et al：Jpn J Clin Oncol 2014；44：49-56.
12) Powell CB, et al：Int J Gynecol Cancer 2011；21：846-851.
13) Powell CB, et al：J Clin Oncol 2005；23：127-132.
14) College of American Pathologists（CAP）：2015. http://www.cap.org/ShowProperty?nodePath=/UCMCon/Contribution%20Folders/WebContent/pdf/ovary-15protocol-3201.pdf

（平沢　晃，青木大輔）

Q81 エストロゲン製剤の種類や投与経路の違いは？

エストロン(E_1)，エストラジオール(E_2)，エストリオール(E_3)系があり，経口，経皮，筋注，腟錠に分類される．用途に応じて使い分ける．

● エストロゲンとは

ヒトの生体内に存在するエストロゲンは，炭素が18個かつステロイド骨格のA環が芳香化されている．水酸基の数により順にエストロン(E_1)，エストラジオール(E_2)，エストリオール(E_3)があり，E_2が最も高いエストロゲン活性を呈する(図1)．

エストロゲンは，生体内では*cyp19*遺伝子の産物であるアロマターゼによってのみ生合成される．したがって，アロマターゼが最も多く発現する性成熟期女性の卵巣顆粒膜細胞において，エストロゲンが最も多く生合成される．妊娠中には胎盤において大量に産生される．これらのほかにはわずかながら脳，乳腺，脂肪，皮膚などでもエストロゲンが産生される．正常子宮内膜や筋層にはアロマターゼは発現しないことからエストロゲンは産生されない．

● エストロゲン製剤の種類

現在日本で発売されているエストロゲン単剤を表1に示す．

E_1，E_2，E_3系があり，経口，経皮，筋注，腟錠に分類される．用途に応じて使い分ける．

1. 結合型エストロゲン(CEE)

結合型エストロゲン(conjugated equine estrogens：CEE)は，経口のエストロゲン製剤として古くから使用されている．機能性子宮出血，卵巣機能不全に対するKaufmann療法，更年期におけるホルモン補充療法など幅広い用途に保険適用がある．

CEEは妊馬尿からの抽出物を精製したものであり，主成分はE_1-3-硫酸抱合であり約52%を占める．体内で脱抱合化され活性型となって作用を発揮する．しかし，E_1-3-硫酸抱合以外に10種類ものエストロゲン様物質が含まれており，成分の30〜40%を占めているエクイリンやエクイレニンは，ヒトでは産生されない化合物である(図2)．

一般的に，経口投与されたステロイド製剤は腸管より吸収され，門脈を介して肝で代謝される(初回肝通過効果)．このときエクイリンは肝に作用してSHBG(sex hormone-binding

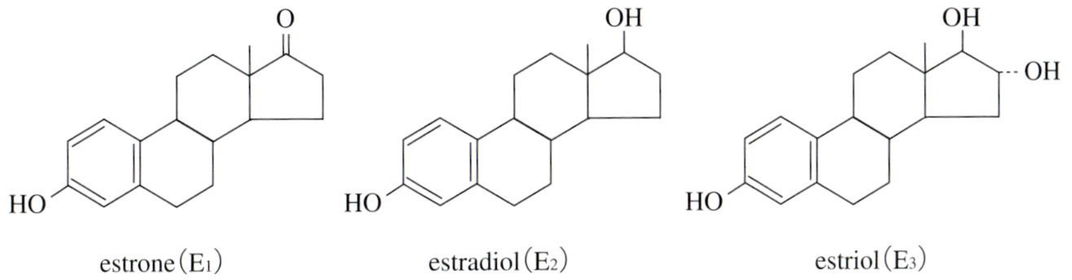

estrone(E_1)   estradiol(E_2)   estriol(E_3)

図1 エストロゲンの種類

表1 エストロゲン製剤

一般名	商品名	剤形(mg)
結合型エストロゲン(CEE)	プレマリン	錠(0.625)
エストラジオール(E$_2$)系 　エストラジオール	エストラーナ ル・エストロジェル ディビゲル ジュリナ	テープ(0.09, 0.18, 0.36, 0.72) ゲル(0.54/プッシュ) ゲル(1) 錠(0.5)
エストラジオールジプロピオン酸エステル	オバホルモンデポー	筋注(5)
エストラジオール吉草酸エステル	ペラニンデポー プロギノン・デポー	筋注(5, 10) 筋注(10)
エチニルエストラジオール	プロセキソール	錠(0.5)
エストリオール(E$_3$)系 　エストリオール	エストリール	錠(0.1, 0.5, 1) 腟錠(0.5)
	ホーリン	錠(1) 腟錠(1) 筋注(10)
エストリオールプロピオン酸エステル	エストリールデポー	注(10) 皮下もしくは筋注

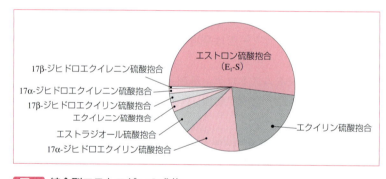

図2 結合型エストロゲンの成分

globulin), CBG(corticosteroid-binding globulin), angiotensinogen を E$_2$ に比べて 6〜7 倍多く産生する[1]. これに伴って血清脂質や凝固因子に影響を与えやすい. LDL を低下させ, HDL を上昇させることは好ましい作用であるが, 一方で VLDL や中性脂肪を上昇させ, 血液凝固因子や炎症マーカーを上昇させる. これらのエクイリンの好ましくない作用から, CEE による静脈血栓症や冠動脈疾患のリスク上昇が懸念されている.

2. エストラジオール(E$_2$)系

ヒトにとって天然型である E$_2$ そのものの製剤には, 経皮(テープおよびゲル)製剤, そして経口錠がある.

①経皮製剤

テープ製剤(0.72 mg)は, 更年期障害および卵巣欠落症状に伴う血管運動神経症状(ホットフラッシュおよび発汗), 泌尿生殖器の萎縮症状, 閉経後骨粗鬆症の適応をもち, ホルモン補充療法に使用される. さらに本剤に特徴的な適応症として, 性腺機能低下症, 性腺摘出または原発性卵巣不全による低エストロゲン症がある. この場合, 小児に使用する目的で 0.09 mg/0.18 mg/0.36 mg の剤形も存在する.

ゲル製剤は，更年期障害および卵巣欠落症状に伴う血管運動神経症状(ホットフラッシュおよび発汗)の適応をもち，ホルモン補充療法に使用される．

経皮(テープおよびゲル)製剤は，肝初回通過効果がみられないことから，肝における中性脂肪や血管炎症誘発因子の産生を促進しない利点がある．

②経口製剤

一方，経口製剤は，E_2を微粒子化することによって安定した血中濃度が得られるようにしたものである．更年期障害および卵巣欠落症状に伴う血管運動神経症状(ホットフラッシュおよび発汗)，腟萎縮症状，および閉経後骨粗鬆症の適応をもち，ホルモン補充療法に使用される．

3．エストリオール(E_3)系

E_3は胎盤から大量に産生されるエストロゲンであり，E_1，E_2，E_3のなかでE_3が最もエストロゲン作用が弱い．E_3腟錠は，腟炎(老人，小児および非特異性)，子宮頸管炎ならびに子宮腟部びらんに適応をもち，萎縮性腟炎に頻繁に用いられている．

文献

1）Kuhl H, et al：Climacteric 2005；8：3-63.

(北脇　城)

Chapter 18　ホルモン製剤

82 プロゲスチンの世代による違いは？

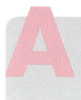

プロゲスチンは，主として黄体ホルモン作用を呈する物質の総称である．黄体ホルモン作用を維持しながら，アンドロゲン作用やエストロゲン作用が少ないプロゲスチンが開発されてきた歴史に伴って，第1世代から第4世代に分類されている．

● プロゲスチンの基本

　プロゲスチン（≒黄体ホルモン，≒プロゲストーゲン，≒プロゲスターゲン）は，主としてプロゲステロン受容体に結合して黄体ホルモン作用を発揮する物質の総称である．黄体ホルモンのうち生体内で産生される天然型のものがプロゲステロンである．

　プロゲスチンは，いずれも主としてプロゲステロン受容体に結合して作用を発揮するが，それ以外のステロイド受容体にも様々な親和性をもって交差反応することから，化合物によって多彩な特性を呈する（表1）[1]．合成プロゲスチンは，天然型プロゲステロンと異なり複数の受容体に親和性を有する．

● プロゲスチンの分類

1. 世代による分類

　開発された歴史的に順序にしたがって一般的に4つの世代に分けられる．

第1世代：ノルエチステロン，など．1960年代初期より臨床使用されてきたプロゲスチンで，アンドロゲン作用やエストロゲン作用も示す．

表1　各種黄体ホルモンの作用スペクトル

プロゲスチン	黄体ホルモン作用	抗ゴナドトロピン作用	抗エストロゲン作用	エストロゲン作用	アンドロゲン作用	抗アンドロゲン作用	グルココルチコイド作用	抗ミネラロコルチコイド作用
プロゲステロン	＋	＋	＋	－	－	±	＋	＋
ドロスピレノン	＋	＋	＋	－	－	＋	－	＋
ジドロゲステロン	＋	－	＋	－	－	±	－	±
酢酸クロルマジノン	＋	＋	＋	－	－	＋	＋	－
メドロキシプロゲステロン酢酸エステル	＋	＋	＋	－	±	－	＋	－
ノルエチステロン	＋	＋	＋	＋	＋	－	＋	－
レボノルゲストレル	＋	＋	＋	－	＋	－	－	－
3-ケトデソゲストレル	＋	＋	＋	－	＋	－	－	－
ジエノゲスト	＋	＋	±	±	－	＋	－	－

＋：作用あり，±：弱い作用あり，－：作用なし

〔Schindler AE, et al：Maturitas 2003；46：S7-S16より引用・改変〕

第2世代：レボノルゲストレル，など．黄体ホルモン作用を強めたが，同時にアンドロゲン作用も強められた．

第3世代：デソゲストレル，など．黄体ホルモン作用を強め，アンドロゲン作用を減弱させた．

第4世代：ジエノゲスト，ドロスピレノン，など．黄体ホルモン作用を維持しながら，アンドロゲン作用をなくしている．

2．構造による分類

①17α-ヒドロキシプロゲステロン誘導体：メドロキシプロゲステロン酢酸エステル（medroxyprogesterone acetate：MPA）など，②19-ノルテストステロン誘導体：ノルエチステロン，レボノルゲストレル，デソゲストレル，ジエノゲストなど，および③17α-スピノロラクトン誘導体：ドロスピレノンの3種類に大別される．

市販のプロゲステロン製剤

日本で医薬品として市販されている製剤には，プロゲスチン単剤（**表2**）とエストロゲン・プロゲスチン合剤とがある．内服の合剤には，エストロゲンの含有量が高・中用量のもの（**表3**）と低用量のものとがある．エストロゲン含有量が50 μg未満のものを低用量経口避妊薬（oral contraceptive：OC）とよぶ．このなかで，月経困難症を保険適応症とするOCを避妊目的の従来のOCと区別するために，組成そのままに低用量エストロゲン・プロゲスチン製剤（low dose estrogen-progestin：LEP）とよぶことが慣例となっている（別項参照）．

1．ノルエチステロン

無月経時のエストロゲン・プロゲスチン療法，機能性子宮出血の治療，そしてKaufmann療法などに対してエストロゲンとの合剤がしばしば用いられる．エストラジオールと酢酸ノ

表2 プロゲスチン製剤の種類

一般名	商品名	剤形（mg）
プロゲステロン	プロゲホルモン	筋注　10，25
	ルテウム	筋注　10，25 腟用坐剤　400
	ウトロゲスタン	腟用カプセル 200
	ルティナス	腟錠　100
ヒドロキシプロゲステロンカプロン酸エステル	オオホルミンルテウムデポー	筋注　125
	プロゲデポー	筋注　125
ジドロゲステロン	デュファストン	錠　5
酢酸クロルマジノン	ルトラール	錠　2
	プロスタール	錠　25
	プロスタット	
メドロキシプロゲステロン酢酸エステル（MPA）	プロベラ	錠　2.5
	ヒスロン	錠　5
	ヒスロン H	錠　200
ノルエチステロン（ノルエシンドロン）	ノアルテン	錠　5
レボノルゲストレル	ノルレボ	錠　1.5
	ミレーナ	子宮内システム　52
ジエノゲスト	ディナゲスト	錠　1

Chapter 18 ホルモン製剤

表3	エストロゲン・プロゲスチン合剤			
エストロゲン剤(mg)	プロゲスチン剤(mg)	商品名	剤形
エストラジオールプロピオン酸エステル 1	ヒドロキシプロゲステロンカプロン酸エステル 50	E.P. ホルモンデポー	筋注
エストラジオール安息香酸エステル 10	ヒドロキシプロゲステロンカプロン酸エステル 125	ルテスデポー	筋注
メストラノール 0.05	酢酸クロルマジノン 2	ルテジオン	錠
メストラノール 0.1	ノルエチステロン 2	ソフィア -C	錠
メストラノール 0.05	ノルエチステロン 1	ソフィア -A	錠
エチニルエストラジオール 0.05	ノルゲストレル 0.5	プラノバール	錠
エストラジオール 1	レボノルゲストレル 0.04	ウェールナラ	錠
エストラジオール 0.62	酢酸ノルエチステロン 2.7	メノエイドコンビパッチ	貼付剤

ルエチステロンを含有する経皮製剤はホルモン補充療法(hormone replacement therapy：HRT)に使用されている．さらに，低用量 OC あるいは LEP として使用されている．

2. レボノルゲストレル

単剤では，レボノルゲストレル放出型子宮内システム(levonorgestrel-releasing intrauterine system：LNG-IUS)が，避妊とともに過多月経と月経困難症に使用されている．また，緊急避妊用の内服薬がある．

エストロゲンとの合剤では，光学異性体であるノルゲストレルを含有した中用量エストロゲンとの合剤がしばしば用いられている．エストラジオールとの配合剤は，HRT および閉経後骨粗鬆症に使用されている．さらに，三相性の低用量 OC も汎用されている．

3. ジエノゲスト

黄体ホルモン活性と同時に，抗アンドロゲン作用を有する．子宮内膜症および子宮腺筋症に伴う疼痛に対して使用されている．

4. ドロスピレノン

黄体ホルモン作用と同時に，抗アンドロゲン，抗ミネラロコルチコイド作用を有する．LEP として使用されている．

5. ジドロゲステロン

ジドロゲステロンはプロゲステロンの立体異性体であり，アンドロゲン作用を有さない．プロゲスチン製剤の中で唯一基礎体温を上昇させないことが特徴である．黄体賦活作用，切迫流産，HRT の黄体ホルモン，子宮内膜症に使用されている．

6. その他

天然型のプロゲステロン，17α-ヒドロキシプロゲステロン，MPA，酢酸クロルマジノン，デソゲストレル，などが処方されている．

文献

1) Schindler AE, et al：Maturitas 2003；46：S7-S16.

(北脇　城)

Q83 OC・LEPによる動静脈血栓塞栓症の対策は？

①動脈血栓塞栓症(ATE)は発症時にすでに重篤であるので，投薬時に予防的見地から禁忌を厳守する．
②静脈血栓塞栓症(VTE)は早期診断により重篤化を回避しうる．深部静脈血栓症の早期発見が重要であり，ふくらはぎの痛み・腫れ・しびれ・発赤などの症状・所見に留意する．
③Dダイマーを含む凝固線溶系検査はルーチンのスクリーニングとして用いるべきでない．VTE症状(ACHES)があるときのみ有用である．

●予防

投与に際し，慎重投与例に相当しないか，あるいは禁忌となる疾患や病態を有していないかを十分に聴取する．経口避妊薬(oral contraceptive：OC)・低用量エストロゲン・プロゲスチン製剤(low dose estrogen-progestin：LEP)の重篤な副作用として，明らかな関連が認められるのは動静脈血栓塞栓症である．そのため，OC・LEPの慎重投与例や禁忌例に定められているのは，動静脈血栓塞栓症のハイリスク例といっても過言ではない．投与に際しては，「OC・LEPガイドライン2015年度版」に掲載されているOC服用の慎重投与と禁忌の表[1])の項目を遵守する．

動脈血栓塞栓症(arterial thromboembolism：ATE)の危険因子は高血圧，喫煙，片頭痛である．高血圧，喫煙女性の服用は心筋梗塞リスクを上昇させる．高血圧，片頭痛を有する女性の服用は脳卒中リスクを上昇させる．静脈血栓塞栓症(venous thromboembolism：VTE)の危険因子は肥満，喫煙，高齢，VTE家族歴，炎症性腸疾患(inflammatory bowel disease：IBD)，OC内服中の長期間の不動状態や手術である．日常診療において注意したい禁忌は，①50歳以上，②35歳以上で1日15本以上の喫煙，③重症の高血圧症(収縮期血圧160 mmHg以上または拡張期100 mmHg以上)，④術前4週以内，術後2週以内(30分以上の手術)および長期間安静状態，⑤前兆(閃輝暗点，星型閃光等)を伴う片頭痛である．BMI 30以上の肥満は慎重投与である．

●処方前の必須検査

OC・LEP処方前には，血圧と体重測定を必ず実施する．服用開始3か月間は1か月ごとに受診させ，問診と血圧測定を必ず行う．服用開始3か月以降は3〜6か月ごとに受診させ，問診と血圧測定を受診ごとに行い，1年ごとに体重測定をする．VTEの発症は服用開始後3か月以内が最も多く，その後減少すると考えられるためである．ただし4週間以上の休薬期間をおき再度服用を開始すると，初回投与と同様のVTE発症リスクを再びもたらすので，患者には自己判断で服用中止しないよう注意する．

●エストロゲン含有量，プロゲスチンの種類によるリスクの違い

エチニルエストラジオール(ethinylestradiol：EE)量が20 μg，30〜40 μg，50 μgの場合の

心筋梗塞リスクは，各々 1.40(1.07-1.81)，1.88(1.66-2.13)，3.73(2.78-5.00)であり，脳卒中リスクは，各々 1.60(1.37-1.86)，1.75(1.61-1.92)，1.97(1.45-2.66)と EE の用量依存的に上昇する[2].

プロゲスチン(P)の種類による ATE 発症頻度に関して，最近の LASS study の結果によるとドロスピレノンは他の P に比べてリスクが有意に低かった(0.4[0.2-0.9])[3]. OC に含まれる EE が 30〜40 μg の VTE リスクを 1.0 とした場合，20 μg の EE ではそのリスクが 0.8(0.5-1.2)と有意差はないが，50 μg の EE では 1.9(1.1-3.4)と有意に高値を示す[4]. P の種類による VTE 発症頻度に差があるか否かについては，一致した見解がない．EE が少ない OC・LEP から開始するほうが動静脈血栓塞栓症のリスクは低いと考えられるが，不正性器出血の増加や短時間で有効限界以下へ達するので飲み忘れに注意する．

● VTE を疑った場合の対処法

ATE は通常，その発症時にすでに重篤であるので，予防的見地から禁忌を厳守するしか対策はない．

一方 VTE は早期診断により重篤化を回避することが可能である．VTE を疑った場合の対処法は「OC・LEP ガイドライン 2015 年度版」[5]に示されている．その要点は次のとおりである．① VTE の発症は以下(ACHES)により疑い，ACHES の症状を認める場合には医療機関受診を勧める，② Wells スコアにより VTE の臨床確率を評価する，③ VTE の臨床確率が低ければ，D ダイマーを測定し，D ダイマー正常であれば VTE 除外できる．D ダイマー高値であれば OC・LEP を中止して画像検査する，④ VTE の臨床確率が高ければ，OC・LEP を即中止して直ちに圧迫超音波検査や肺動脈 CT などの画像検査を行う．ACHES とは A：Abdominal Pain，C：Chest Pain，H：Headache，E：Eye Disorders/Speech problems，S：Severe Leg Pain である．通常，深部静脈血栓症から肺塞栓症へと進展する．深部静脈血栓症の早期発見が重要であり，特にふくらはぎの痛み(深部静脈領域の限局的圧痛)・腫れ(患側肢で陥凹を認める浮腫)・しびれ・発赤などの症状・所見の有無に留意する．

● VTE 予知に D ダイマーなど凝固線溶系検査が有用か？

D ダイマーを含む凝固線溶系検査で VTE の予知はできない．したがって OC・LEP 投与前，服用中のルーチンのスクリーニングとして用いるべきでない．D ダイマーは高い陰性的中率を示すので正常値であれば VTE を否定できる．一方，非特異的で血栓が存在しなくても D ダイマーが正常域を超える症例が多数存在するので，VTE でない症例の多数が D ダイマー高値を理由に中止を余儀なくされる可能性がある．D ダイマー測定は VTE 症状(ACHES)があるときのみ有用である．

📑 文献

1) 日本産科婦人科学会(編・監)：低用量経口避妊薬，低用量エストロゲン・プロゲスチン配合薬ガイドライン 2015 年度版. 2015；p 94.
2) Dinger JC, et al：Pharmacoepidemiol Drug Saf 2010；19：214-215.
3) Lidegaard Ø, et al：N Engl J Med 2012；366：2257-2266.
4) Dinger J, et al：Contraception 2016；93：378-385.
5) 日本産科婦人科学会(編・監)：低用量経口避妊薬，低用量エストロゲン・プロゲスチン配合薬ガイドライン 2015 年度版. 2015；p 103.

（岩佐弘一，北脇　城）

84 OC・LEPは何歳から服用開始し，何歳まで服用可能か？

初経開始から服用開始し，50歳まで服用できる．50歳までに閉経が確認できれば服用中止する．

●何歳から服用開始できるか

　WHOMEC（World Health Organization Medical Eligibility Criteria）[1]によれば，経口避妊薬（oral contraceptive：OC）は初経開始から服用できるとされている一方，日本の添付文書上では「骨成長が終了していない可能性がある患者」に対してOC・低用量エストロゲン・プロゲスチン製剤（low dose estrogen-progestin：LEP）は禁忌とされている．女子の第2次性徴発来は，乳房発育，陰毛発生，身長スパート，初経，骨端線閉鎖の順に起こることから，両者の見解に乖離が生じている．

　骨端線閉鎖は，女性の場合，エストロゲン（E）の急速な分泌により惹起されるので，初経前にE製剤を投与することで，早期に骨端線閉鎖が起こることが知られている．初経前では低濃度のEが骨端線でのIGF（インスリン様成長因子）発現を促し，骨成長を助ける．最初の排卵のころに起こる急速なE上昇が骨端線閉鎖の引き金となる．骨端線閉鎖が始まっても，すぐに骨成長が止まるわけではなく，その後数年間身長は伸び続ける．思春期における女子の身長は，9～10歳で5.6 cm，10～11歳で7.3 cm，11～12歳で7.4 cm，12～13歳で4.2 cm，13～14歳で2.2 cm，成長し15歳前後で身長が固まる．通常，最も身長が伸びた翌年に初経を迎え，12.3歳が平均である．初経後の下肢の成長は，ある程度高濃度のE環境下において起こっていることから，初経開始後のOC・LEPが身長増加の障害になるとは考えづらい．「OC・LEPガイドライン2015年度版」[2]はWHOMECの見解を支持し初経開始後から投与可能としている．慎重を期すのであれば身長が固まる15歳ごろから服用開始すればよいと思われる．

●何歳まで服用可能か

　WHOMEC[1]によれば閉経まで服用できるが，「OC・LEPガイドライン2015年度版」では未閉経であっても50歳までを推奨している．ガイドラインのほうが厳しいが，50歳以上ではOC・LEP現使用者の静脈血栓塞栓症（venous thromboembolism：VTE）リスクは非使用者に比べ著明に高くなる（OR：6.3［4.6-9.8］）[3]ことに準拠している．わが国における最近の報告では，15～59歳OC・LEP非使用者の推定動脈血栓塞栓症（arterial thromboembolism：ATE）発症は1年間に1万人あたり0.63人，推定VTE発症は2.36人であるのに対して，OC・LEP現使用者の推定ATE発症は0.81人，推定VTE発症は3.26人と増加する．特に50～59歳に限れば，対照の推定ATE発症は1.96人，推定VTE発症は4.17人であるのに対して，OC・LEP現使用者の推定ATE発症は3.76人，推定VTE発症は8.46人と倍増する[4]．

　従来，ATEやVTEのリスクは加齢とともに上昇することが知られている．40歳以上は慎重投与とされ，さらに合併症にも注意する．"40歳以上，肥満（BMI 30以上），軽症の高血

圧症(妊娠中の高血圧の既往も含む),糖尿病および耐糖能異常,脂質異常症",これらはいずれも WHOMEC ではカテゴリー 2(慎重投与)である.40 歳以上でこのような合併症が重複しても禁忌にはならないが,OC・LEP 投薬および継続の可否をより慎重に決定する必要がある.喫煙は ATE,VTE 両者のリスクであり,習慣的喫煙者は 1 日 15 本未満であっても,WHOMEC ではカテゴリー 3(原則禁忌)なので OC・LEP を服用しないことを推奨する.1970 ～ 1980 年代には ATE,VTE など OC による有害事象の報告が多く,OC の有益性よりも有害事象に重点がおかれていた.近年,ATE,VTE のリスクがなく喫煙していなければ,40 歳代の女性においても OC 服用による重篤な有害事象は有意に増加しないと考えられるようになり,OC 服用の有益性にも着目されるようになった.

●閉経の診断

OC・LEP の服用を続けている間は,消退出血が起こるので無月経および閉経を診断することができない.日本女性の閉経年齢の正常範囲は 45 ～ 56 歳である.45 歳から閉経の可能性を考慮し,50 歳までには OC・LEP をいったん中止し閉経の是非を確認することが望ましい.OC・LEP 中止時および中止後数週間目に血清 FSH とエストラジオール(E_2)を測定する.閉経していれば,OC・LEP 中止後 2 週間で血中 FSH が閉経レベルに達する.またこの間に血中 E_2 の上昇がない.無月経となり 1 年未満でも,血清 FSH が 40 IU/L 以上,E_2 が 20 pg/mL 未満で閉経と診断される.閉経と診断されれば OC・LEP を中止する.50 歳を超える未閉経者で OC・LEP の代替療法を要する場合,その症状や病態によりレボノルゲストレル放出子宮内システム(levonorgestrel-releasing intrauterine system:LNG-IUS),プロゲスチン,GnRH アゴニスト,時に外科的治療を考慮する.

文献

1) Medical eligibility criteria for contraceptive use-4th ed.http://whqlibdoc.who.int/publications/2010/9789241563888_eng.pdf?ua=1
2) 日本産科婦人科学会(編・監):低用量経口避妊薬,低用量エストロゲン・プロゲスチン配合薬ガイドライン 2015 年度版.2015;pp26-27.
3) Roach RE, et al:J Thromb Haemost 2013;11:124-131.
4) Sugiura K, et al:Thromb Res 2016;137:11-16.

(岩佐弘一,北脇 城)

Q85 プロゲスチン療法に伴う異常子宮出血の対策は？

① 子宮出血が少量の場合は経過観察が可能であり，中等量以上では中用量エストロゲン・プロゲスチン合剤に切り替えて止血を図る．
② GnRH アゴニスト先行投与法により，プロゲスチン製剤投与初期の出血量を軽減できる．

● 少量の子宮出血の場合

プロゲスチンをエストロゲンと併用して服用すると，正常の分泌期を模倣して子宮内膜は脱落膜化をきたすが，プロゲスチン単剤を服用中には，子宮内膜が菲薄化し脱落しやすい状態になる．このことから，不正出血をきたしやすくなる．

子宮内膜症治療薬であるプロゲスチン単剤のジエノゲストの服用時には，服用初期には通常の月経程度以上の不正出血をきたす割合が高く，その日数も長くなるが，ジエノゲスト服用期間が長くなるにしたがって不正出血が減少する．ジエノゲスト 2 mg/日を 52 週間投与したときの性器出血の発現日数(平均値)は，投与 8 週では 18.7 日，24 週では 11.3 日，52 週では 6.4 日と漸減した．通常の月経程度以上の出血も，投与 8 週では 33.3%，24 週では 18.3%，52 週では 4.3% と漸減している[1]．

そのため，少量の子宮出血であれば，患者への十分な説明により不安を取り除くことによって経過観察可能である．

● 中等度以上の子宮出血の場合

プロゲスチン単剤では止血しにくいため，エストロゲンを追加することにより止血を図る．あるいは，プロゲスチン単剤をいったん中止し，通常の中用量エストロゲン・プロゲスチン合剤に切り替えて止血を図る．止血すれば 7 日程度で投与を止め，消退出血を起こさせたのちに再びプロゲスチン単剤に復帰する（図1）．

● GnRH アゴニスト先行投与法

子宮内膜症に対する内分泌療法のうち，病巣の縮小および疼痛の緩和の点からみれば，GnRH アゴニスト(GnRHa)が最も強い作用を有する．しかし，低エストロゲンに基づくホットフラッシュや骨塩量低下などのために，保険診療では最長 6 か月間の投与までしか認められていない．投与を中止すれば早晩再発することから，長期的に疼痛を抑制するためには，

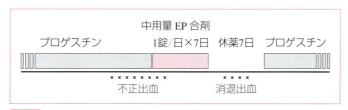

図1 プロゲスチンによる不正出血時の対応の1例

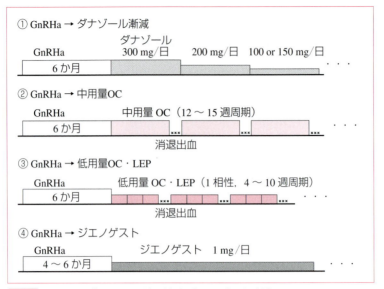

図2 GnRH アゴニストに引き続くジエノゲスト療法

〔Kitawaki J, et al：Fertil Steril 2008；89：1831-1835, Kitawaki J, et al：Eur J Obstet Gynecol Reprod Biol 2011；157：212-216 より引用・作図〕

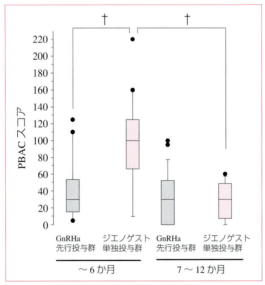

図3 GnRH アゴニスト・ジエノゲスト療法による不正出血の減少

* $p < 0.05$，† $p < 0.01$

〔Kitawaki J, et al：Eur J Obstet Gynecol Reprod Biol 2011；157：212-216 より引用〕

投薬を継続することが必要である．そこで，GnRHa 投与後に引き続き，低用量のダナゾール，中用量エストロゲン・プロゲスチン製剤，OC・LEP[2]，あるいはジエノゲストを長期間にわたって投与し続ける方法がある（図2）[3]．この4種類の維持療法を12か月間投与したのちに評価した場合，いずれも GnRHa によってもたらされた各種疼痛の抑制を再び悪化させることなく維持する．

1. GnRH アゴニスト・ジエノゲスト療法

　ジエノゲスト長期投与試験[1]において，骨塩量の低下は 6 か月で −1.5%，1 年で −1.7% と最小限に抑えていることから，ジエノゲストは長期投与が可能である．

　一方で，ジエノゲストは特にその投与初期に不正子宮出血をきたしやすい副作用がある．GnRHa の 4 〜 6 か月間投与に引き続きジエノゲスト 1 mg を投与した群と，最初からジエノゲスト 2 mg を単独投与した群とを比較した臨床試験では，ジエノゲストを投与してから 6 か月間の不正出血量は GnRHa 先行投与群のほうがジエノゲスト単独群に比して有意に少なかった．しかし，ジエノゲスト投与後 6 〜 12 か月では両群ともに同等に出血量が減少した．このことから，GnRHa の先行投与はジエノゲストの投与初期に生じやすい不正子宮出血量を減少させることが示されている（図 3）[3]．

文献

1）Momoeda M, et al：J Obstet Gynaecol Res 2009；35：1069-1076.
2）Kitawaki J, et al：Fertil Steril 2008；89：1831-1835.
3）Kitawaki J, et al：Eur J Obstet Gynecol Reprod Biol 2011；157：212-216.

（北脇　城）

Q86 LNG-IUS 装着のコツは？

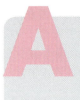

LNG-IUSはプロゲスチン製剤であるレボノルゲストレルの子宮内留置型のdrug delivery systemである．約20μg/日のレボノルゲストレルを子宮内に約5年間放出する．本剤の特徴は，①プロゲスチン単独の製剤であること，②局所療法であることである．本剤使用におけるコツは，適応の正確性・手技・装着後のケアである．本稿においては，LNG-IUSの使用適応および装着における注意点を述べる．

使用適応

　プロゲステロンは子宮内膜細胞の増殖を抑制し，①子宮体癌からの子宮内膜の保護，②月経血の減少による貧血の治療，③月経困難症(月経痛)の軽減に使用される．レボノルゲストレル放出子宮内システム(levonorgestrel-releasing intrauterine system：LNG-IUS，ミレーナ® 52 mg)はエストロゲンが配合されていないプロゲステロン単剤のため，血栓症リスクの上昇は懸念されない．加えて，局所療法であり，血中に移行するレボノルゲストレル量は236 pg/mLと軽微であるため[1]，乳癌術後や腎機能不全症例にも使用が可能である．現在，わが国では過多月経と月経困難症という症候に対して適応があるため，その具体的な適応疾患について表1に示す．ただし子宮筋腫症例の場合，粘膜下筋腫はLNG-IUSの使用は禁忌

表1　LNG-IUSの適応症候と適応疾患

適応症候	適応疾患	使用目的と機序
過多月経	多嚢胞性卵巣症候群(PCOS) 第一度無月経 　(エストロゲン値が20 pg/dL以上)	unopporsed estrogenによる子宮内膜の肥厚による過多月経がある場合．子宮体癌に対する子宮内膜の保護作用も期待できる
	子宮内膜ポリープ 子宮内膜増殖症	子宮内膜細胞の異常増殖を抑制し，月経量の減少による貧血のコントロール，子宮内膜の保護を目的とする[3]
	乳癌術後のタモキシフェン使用症例	タモキシフェン使用により子宮内膜が異常増殖をきたす場合，出血のコントロールおよび子宮体癌の予防を目的として使用する[4]
	子宮筋腫(漿膜下または筋層内)*	腫瘍または子宮筋のダメージによる機能不全，抗凝固療法によって経血の増加が見込まれる症例に対して，子宮内膜細胞の異常増殖を抑制し，月経量の減少による貧血のコントロールが期待できる．乳癌術後であっても使用可能であり，単剤のため，血栓症リスクの増加はない
	子宮手術後(帝王切開術など)の手術侵襲による子宮止血機能の低下例	
	抗凝固療法施行例 (人工透析・心臓弁膜疾患等)	
月経困難症	子宮腺筋症**[5]	正所性および異所性の子宮内膜細胞の増殖を抑制することで，子宮内膜の剥離に伴う炎症性サイトカインに起因する月経時の疼痛を軽減する
	子宮内膜症[6]	
	機能性月経困難症	

*：粘膜下筋腫は筋腫分娩・大量出血などの報告があり，禁忌である．
**：高度に肥大した子宮腺筋症は脱出率が高く，中等度以下の症例が適応である．

である．加えて高度に肥大した子宮腺筋症症例に対しては脱出率が高く，安定した効果が期待できない．また従来の子宮内避妊具（intrauterine device：IUD）とは異なり，LNG-IUS は子宮機能に関しては可逆性が担保されており，抜去後の妊孕性は十分に保たれる[2]．

● LNG-IUS の装着

　装着前に確認する事項を**表 2** に示す．未経産婦においても，月経中で月経開始後 3 日目以降であれば子宮頸管は十分拡張しており，拡張操作なしで挿入できることが多い．子宮頸管の把持をせずとも大半は挿入可能である．ただし，深部子宮内膜症（deep infiltrating endometriosis：DIE）などを伴い子宮が癒着によって狭角に変形している場合は把持するとよい．まず子宮消息子において子宮傾方向，子宮頸管の広さ，子宮の内腔長を測定し，その後 LNG-IUS を挿入し，子宮底より約 1 cm 引いて，T 字のウイングを開き，子宮内に留置する．抜去糸は外子宮口より約 2.5 cm で切断する．ここで注意するのは，LNG-IUS は子宮自身の蠕動運動によって，挿入後に位置が変わることである．たとえ浅めの Y 字挿入であっても，1 か月後には位置が自然に修正されることが多い．したがって，子宮筋腫や子宮腺筋症で子宮内腔長が長い場合は，さらに奥に LNG-IUS が移動する可能性を考慮し，抜去糸を長めに切断しておく．

　子宮頸部，または外子宮口が著しく狭小な場合は子宮頸管拡張操作が必要になる．この場合は当院ではラミケン R[®]3 mm をメスで削り，1 時間ほど拡張操作を行うことで挿入が可能である．

　挿入時の疼痛が著しく強い場合は，cervical block を行う．cervical block は 1% リドカインを 2 ～ 3 mL，6 時または 12 時方向に刺入約 2 cm で筋注する．子宮操作や挿入時の疼痛で，患者が迷走神経反射を起こす場合は，血圧を測定し，下肢挙上後安静で経過を観察すればよい．

　装着後は経腟超音波検査によって，LNG-IUS の穿孔がないこと，LNG-IUS が内子宮口を越えているか確認をする．

● LNG-IUS 装着後の指導

　LNG-IUS の使用において，装着後のインフォームドコンセントは最も重要である．LNG-IUS の月経血量や疼痛コントロール効果は約 6 か月で安定する．したがって装着 6 か月まで

表 2 LNG-IUS 装着前の確認事項とその理由

	確認事項	理由
1	骨盤内感染症の有無	骨盤内感染症症例への使用は禁忌である
2	子宮手術歴の有無	帝王切開術歴，シロッカー手術歴，子宮内膜焼灼術歴などの手術歴の有無を確認する 上記手術既往のある場合は，子宮頸管が狭小の可能性がある．子宮消息子で状態を確認し，ヘガール 3 号が通過しない場合は子宮頸管拡張を 1 時間ほど行ってから挿入を開始するとよい
3	月経周期月経 3 ～ 7 日目であること（妊娠をしていないことおよび子宮内膜が十分剥離していること）	妊娠中の LNG-IUS の使用は禁忌である．また出血により，子宮頸管が十分拡張され，子宮内膜が十分剥離している状態から挿入することが望ましい
4	子宮頸部・体部悪性腫瘍	少量でも 10 日以上の出血を繰り返す，子宮内膜に肥厚がある場合は，全面掻爬術もしくは部分組織診にて悪性腫瘍が疑われないことを確認する

妊娠については，妊娠 6 か月以内の人工・自然流産後はただちに挿入可能であり，産後は出産後 4 週間以降であれば挿入可能である[7]．

は外来で詳細な経過観察，サポートが必要である．

1. LNG-IUS 装着 1 か月後

装着 1 か月後はほぼ毎日出血が持続する．月経は自然周期で発来するので，1 か月目は月経発来がわかりにくい．この時期は，持続する出血に起因する外陰部瘙痒，無排卵に起因する乳房緊満があることをあらかじめ伝えておくとよい．ただし，低用量ピルやジエノゲスト治療からの切り替えの場合は，不正出血は大幅に頻度が低い．

2. LNG-IUS 装着 3 か月後

装着 3 か月後の月経血は大幅に減少するが，少量の月経が約 2 〜 3 週間持続する．この時点で出血がない日がない状態であれば，感染症の検査と子宮内膜細胞診または組織診によって，感染や悪性腫瘍の有無を再度確認する．また，貧血や疼痛の改善が得られているか，薬効の確認，そして穿孔の有無，抜去糸の長さが適正であるかの確認も重要である．

3. LNG-IUS 装着 6 か月目

LNG-IUS の効果が約 80% を超えるのが，6 か月以降である．この時点で，貧血や疼痛のコントロールが不良な場合は，他の療法も考慮するのが望ましい．その後の経過観察は約 6 か月ごとに施行し，①出血が少量でも 1 か月以上持続する場合，②以前（挿入前）のような大量の出血が出現した場合，③急な下腹部痛，④帯下異常が出現した場合は，ただちに受診するように伝える．

4. LNG-IUS 装着 4 年目

ミレーナ®52 mg の効果が担保されるのは 5 年であるが，LNG の放出量は徐々に低下し，4 年半を経過すると月経が再開したり，月経血量が増加する．4 年目に①出血が再開する可能性があること，②出血量の増加や疼痛の再発があれば，5 年を経過せずとも交換の時期であることを伝える．症状が軽微なうちに交換すれば，初期のような長い出血は回避できる．また，交換のタイミングは出血中が望ましいが，無月経中でも交換は可能である．

●トラブルシューティング

①出血が少量で 1 か月以上持続する（下腹部痛を伴う）

子宮内膜炎，子宮内膜増殖症，子宮体癌，粘膜下筋腫の発症などが考えられる．血液検査で貧血の有無，炎症反応を確認し，発熱，下腹部痛が伴っていないか確認する．念のため，子宮体部細胞診または組織診を LNG-IUS を装着下で施行し，骨盤部 MRI による精査も施行する．炎症反応，下腹部痛がなく画像上も異常がなければ，子宮内膜炎が疑われ，経口の抗菌薬を処方するとよい．また子宮内膜増殖症，子宮体癌，粘膜下筋腫の場合は LNG-IUS を抜去し，それぞれの疾患のガイドラインに準じた治療に当たる．

② LNG-IUS が下降し，位置がずれている

塚原鉗子などで子宮頸部を把持し，小の胎盤鉗子またはヘガール 4 号で正位に戻す．何度も下降する場合は他のプロゲスチン製剤の併用も検討する．

③ LNG-IUS が子宮内にない

脱出の可能性が高い．ただし LNG-IUS は経腟超音波検査で確認が困難なことがあり，本体が脱出したことを目視できない場合は，単純骨盤レントゲン検査で確実に脱出しているかを確認する（脱出していないときに，さらに再挿入すると 2 本 LNG-IUS が挿入され，不正出血の原因になることがある）．

④大量出血している

粘膜下筋腫の筋腫分娩や子宮体癌，粘膜下筋腫の発症，LNG-IUS の下降が考えられる．

粘膜下筋腫の筋腫分娩は経腟的に切除可能であるが，その他の疾患はガイドラインに準拠する．

　LNG-IUS は数あるプロゲスチン製剤の中で，高い局所性を誇る唯一の剤形である．しかし局所性が高いゆえに，作用範囲は狭く，適応を十分考慮する必要がある．一方で，安全性，アドヒアランスの安定性は著しく高く，様々な合併症が存在しても使用が可能である．

文献

1) I Järvelä, et al：Hum Reprod 1998；13：3379-3383.
2) National Institute for Health and Clinical Excellence Guidelines：Long acting reversible contraception 2005.
3) Varma R, et al：Eur J Obstet Gynecol Reprod Biol 2008：139：169-175.
4) Chan SS, et al：BJOG 2007；114：1510-1515.
5) Cho S, et al：Am J Obstet Gynecol 2008；198：373.
6) Petta CA, et al：Hum Reprod 2005；20：1993-1998.
7) El-Tagy A, et al：Contraception 2003；67：229-234.

（太田郁子）

Chapter 18　ホルモン製剤

Q87　GnRHアゴニスト療法に伴う低エストロゲン症状の対策は？

GnRH療法に伴う副作用の回避には，アドバック療法（少量エストロゲン製剤の投与），対症療法（鎮痛薬，睡眠薬，抗不安薬の投与），漢方療法を考慮する．

● GnRHアナログ製剤の特徴・作用機序

　GnRHは10アミノ酸のペプチドホルモンであり，思春期以降になると視床下部のGnRHニューロンより下垂体門脈内に分泌されるようになる．日本では，GnRHアゴニストとして，ブセレリン，ナファレリン，ゴセレリン，リュープロレリン，GnRHアンタゴニストとしてセトロレリクス，ガニレリクスが婦人科領域において使用されている[1]．
　GnRHアゴニストを投与すると，初期にはGnRH受容体は増加し，ゴナドトロピンと性ステロイドホルモンの一過性増加（flare up現象）がみられるが，その後，脳下垂体におけるGnRH受容体数のdown regulationが起こることにより，下垂体のGnRHに対する反応性が最終的には消失し，ゴナドトロピン分泌が抑制され，次いで性ステロイドホルモンの分泌低下に至る．

● GnRHアナログ製剤の適応

　GnRHアゴニストの継続的使用により，上述のような機序で脳下垂体のGnRH受容体の脱感作が起こり，安定したゴナドトロピン分泌抑制作用を得られることから，本製剤はホルモン依存性腫瘍の治療に用いられることが多い[2]．代表的な性ホルモン依存性疾患としては子宮筋腫，子宮腺筋症，子宮内膜症，（他科疾患としては前立腺癌，乳癌）などがあげられ，GnRHアゴニストを用いた治療は偽閉経療法として知られている．GnRHアゴニストの副作用として，持続的低エストロゲン状態に伴いのぼせ，発汗，肩こり，関節痛などの更年期障害様症状が起こることと，骨量減少が問題となる．骨量は投与期間に比例して減少することから，GnRHアゴニストの連続投与期間は6か月以内が原則である．投与終了後の骨量の回復に最低6か月を要することからこの期間に再発する疾患に対しては再投与が困難となる．

● GnRHアナログ製剤の具体的使用法

　生殖医療における適応と，ホルモン依存性腫瘍の治療における適応に区分される．

1. 生殖医療での使用

　予定採卵を可能にする調節卵巣刺激（controlled ovarian stimulation：COS），抗悪性腫瘍薬使用時の卵巣毒性の回避，特発性思春期早発症における治療などに使用される．

2. ホルモン依存性腫瘍

　子宮筋腫，子宮内膜症・子宮腺筋症において病変の縮小[3]，症状軽減作用に使用される．また，前立腺癌および乳癌の治療にも使用される．

● GnRHアナログ製剤の副作用

　GnRHアナログ製剤の使用により卵巣からのエストロゲンの分泌が低下することで更年期症状や骨量低下が起こる．6か月間の投与により3～6%程度の骨量低下が起こるとされ

る．また，更年期症状としてはホットフラッシュ，頭痛，発汗，抑うつ状態，睡眠障害，いらいらなどが生じる．副作用対策の観点から6か月以上の投与は推奨されない．

● GnRH アナログ製剤の副作用対策

骨量低下対策として治療前後に骨密度検査（DEXA）を実施する．骨量低下に対してはカルシウム製剤の投与や定期的な運動などの生活指導を行う．更年期症状による治療の中止は多くみられるため，積極的に副作用対策を行い回避することが重要である．ホットフラッシュ，頭痛，発汗，ほてり，抑うつ状態，睡眠障害，いらいらの対症療法として鎮痛薬，睡眠薬，抗うつ薬，抗不安薬などを積極的に使用する．これらが無効な場合，桂枝茯苓丸などの漢方療法がほてりや肩こりなどに有用であることがある．

上記でも改善しない場合はエストロゲン製剤の少量投与（アドバック療法）が有効である（図1）．偽閉経療法はエストロゲンレベルを下げることで治療効果を上げているためエストロゲンの不用意な投与は避けなければならないが，エストロゲン製剤の少量投与は更年期症状を改善する．

【処方例】
1. 対症療法
    ● 下記のいずれかを用いる
    ・ロキソニン®錠（60 mg）1回1錠　頓用
    ・マイスリー®錠（10 mg）1回1錠　1日1回　眠前
    ・ドグマチール®錠（50 mg）1回1錠　1日3回
    ・デパス®錠（1 mg）1回1錠　1日3回　毎食後
2. 漢方療法
    ・桂枝茯苓丸（2.5 g）1回1包　1日3回
3. アドバック療法
    ・プレマリン®錠（0.625 mg）1回1錠　2日に1回　朝食後

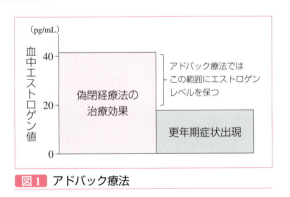

図1　アドバック療法

文献

1) 平池　修：産婦の実際 2010；59：35-43.
2) 武谷雄二，他：プリンシプル産科婦人科学1 第3版．メジカルビュー社，2014；p524.
3) 日本産科婦人科学会，他（編）：産婦人科ガイドライン―婦人科外来編 2014. 2014；pp77-79.

（秋野なな，平池　修）

Chapter 18　ホルモン製剤

Q88　SERM が有効な疾患は？

①クロミフェン，シクロフェニルは排卵促進剤として用いられる．
②ラロキシフェン，バゼドキシフェンは骨粗鬆症治療薬として用いられる．ホルモン依存性乳癌の予防目的で使われる可能性がある．後者は子宮内膜増殖抑制作用があり，結合型エストロゲンとの合剤が更年期障害と骨粗鬆症の適応で認可されている．
③タモキシフェン，フルベストラントは乳癌の治療に用いられる．

　　選択的エストロゲン受容体調節薬（selective estrogen receptor modulator：SERM）は核内受容体スーパーファミリーに属するエストロゲン受容体（ER）を介して生物活性を発揮し，組織特異的にエストロゲン作用・抗エストロゲン作用を示す化合物の総称で estrogen agonist antagonist（EAA）とよばれる．17β-エストラジオールを代表とするエストロゲンの作用は，ER によって発現され，ER の基本構造は他の核内受容体と同様に，アミノ酸末端にリガンド非依存的転写活性化領域である AF-1 ドメインとカルボキシ末端にリガンド依存的転写活性化領域である AF-2 ドメインが存在する．AF-2 ドメインはリガンドつまりエストロゲンと ER との結合に関与し，エストロゲン依存的な転写活性化能をもつ．ER には，ERα および ERβ の 2 種類のサブタイプが存在し，各々ホモ二量体で ER 応答領域に結合する．ERα と ERβ の DNA 結合領域は高い相同性を有するが，AF-1 領域と AF-2 領域は相同性が低いことと，ERα と ERβ は組織発現分布に特異性があることから，エストロゲンの作用は組織に応じて異なっている．SERM は，ER のサブタイプ別の活性化能があること，AF-1 および AF-2 のどの作用を促進または抑制するかという点で個々に特異性がある．これまでに多数の SERM が開発され，いずれも 17β-エストラジオールのもつ活性とは異なった作用をもつ．広義に解釈すれば植物エストロゲンや，環境撹乱物質も SERM と考えられ，ER の活性化の結果が生体にとって有害な物質の場合には，ホルモン依存性腫瘍の発症や，性分化異常などをもたらす可能性が生じる．

●クロミフェン（クロミッド®錠）

【適応症】第一度無月経，無排卵性月経，希発月経の排卵誘発

・クロミッド®錠（50 mg）1 回 1 錠　1 日 1～3 回　月経 5 日目より 5 日間内服

　　クロミフェンは経口避妊薬として開発された薬であり，エンクロミフェンとズクロミフェン（幾何異性体）が 3：2 の比率で混ざっている合剤である．エストロゲンの視床下部，下垂体への negative feedback を阻害するためゴナドトロピン分泌促進作用がある．下垂体にも直接作用があり GnRH に対するゴナドトロピンの反応を促進するという機序もある．クロミフェンは ER と結合可能であり，低濃度エストロゲンの存在下では ERα アゴニストとして作用し，高濃度エストロゲンの存在下では ERα アンタゴニストとして作用する．一方で，ERβ の活性化作用はない[1]．内服後にときどき霧視の訴えがあるが，シクロフェニルと同様

に非アレルギー性視神経炎を生じた症例報告が散見されるため注意が必要である.

　基本的に1錠（50 mg）/日の内服で半数以上の症例において排卵が惹起される. 多嚢胞性卵巣症候群の場合には最大3錠まで用いられ, インスリン抵抗性を合併している症例の場合にはメトホルミンを併用する場合がある.

●シクロフェニル（セキソビット®錠）

【適応症】第一度無月経, 無排卵性月経, 希発月経の排卵誘発

・セキソビット®錠（200 mg）1回2錠　1日2〜3回　月経5日目より5日間内服

　クロミフェンと同時期に開発された薬であり, 一般的にクロミフェンよりやや排卵誘発効果の弱いSERMとして用いられている. クロミフェンと比較して子宮内膜の菲薄化作用が若干弱いことから好んで用いられる場合もある. クロミフェンに準じた使い方が不妊治療において行われているが, 近年シクロフェニル使用に関連した報告は少ない.

●ラロキシフェン（エビスタ®錠）およびバゼドキシフェン（ビビアント®錠）

【適応症】閉経後骨粗鬆症

・エビスタ®錠（60 mg）1回1錠　1日1回 連日内服

・ビビアント®錠（20 mg）1回1錠　1日1回 連日内服

　ラロキシフェンおよびバゼドキシフェンはERαアンタゴニストであり, 乳腺, 子宮, 血管系にはアンタゴニスト作用をもたらすが, 骨においてはアゴニスト作用をもつ. ラロキシフェンは乳腺増殖抑制作用があるため, 乳癌のchemoprevention作用に関する報告がある. MORE試験は骨粗鬆症女性の新規椎体骨折がみられないかという事象と乳癌抑制効果について検討した臨床研究であるが, 腰椎, 大腿骨骨密度に有意な上昇効果が認められ, 新規椎体骨折発生も抑制した[2]. 骨密度の増加率はビスホスホネートや結合型エストロゲンと比べると低いが, 新規骨折抑制効果はビスホスホネートと同等の効果があると考えられている. ホルモン依存性（ER陽性）乳癌の発生率は72%に減少した. このchemoprevention作用はSTAR trialで確認され, タモキシフェンまたはラロキシフェンを服用した群ではコントロール群と比較してホルモン依存性乳癌発生率が約半減したが, タモキシフェン群とラロキシフェン群には差はなかったことから, 将来的な乳癌のchemopreventionが行われうる可能性が示唆された[3]. また心血管リスクが高い女性において心血管イベントの発生が有意に低下することも示されており, SERMが他の骨粗鬆症治療薬にみられない多面的効果をもつことが示されている. 後発のバゼドキシフェンにも同様な作用が期待されており, 海外の臨床試験では6か月後に有意な腰椎, 大腿骨骨密度も上昇を認めた. また新規椎体骨折発生率低下は5年間の継続投与において維持されていた. 深部静脈血栓塞栓症の発現率が1%であったが, わが国での3年間の製造発売後調査においては0.2%であった.

　STAR trialにおいて子宮関連疾患発生率がラロキシフェン群で低かったこと, バゼドキシフェンも子宮増殖作用が少ないことに着目し, ホルモン補充療法をSERM+エストロゲンで行う治療がTissue Specific Estrogen Complex（TSEC）として近年話題をよんでいる[4]. その代表がバゼドキシフェン+結合型エストロゲンの合剤であるDuaveeであり, 2013年に米国で認可された. ホルモン補充療法において比較的有用な作用が少ないとされているメドロキシプロゲステロン酢酸エステルの子宮内膜増殖抑制作用をSERMで代用しようという試みである. ラロキシフェンやバゼドキシフェンにはホットフラッシュ, 腟・外陰萎縮作用などの副作用があるが, TSECにはそのような作用がないことから今後注目されよう. Duavee錠は, 結合型エストロゲン0.45 mg/バゼドキシフェン20 mgの合剤であり, この含有量は臨

床試験においての成績を参考に決められた[5].

単剤での有用性の報告はないが，GnRHa とラロキシフェンの併用で GnRHa による骨密度の減少を予防でき，筋腫の縮小割合も大きかったとする報告もある.

●タモキシフェン（ノルバデックス®錠）およびフルベストラント（フェソロデックス®筋注）

・ノルバデックス®錠（20 mg）　1 回 1 錠　1 日 1 回　連日内服
・フェソロデックス®筋注（250 mg）　初回・2 週後・4 週後 2 筒，その後 4 週ごとに 1 筒筋注

タモキシフェンはホルモン依存性乳癌，つまり ER 陽性乳癌において使用される典型的な非ステロイド系 SERM であり，1963 年に開発された古い薬である．タモキシフェンは AF-2 アンタゴニスト作用をもつが，AF-1 アゴニスト作用があり，全体としてはアンタゴニスト作用がある．乳腺に対しては増殖抑制的に作用するが，子宮内膜に対しては増殖促進的に作用することから長期にタモキシフェンを使用すると子宮内膜にポリープが発生することが知られている．タモキシフェンは悪性腫瘍，特に卵巣癌に対しての抗腫瘍効果が報告されている．再発卵巣癌に対し第 2 相試験では，プラチナ感受性，抵抗性を含んだ卵巣癌にタモキシフェンを 1 日 20 mg 経口投与した場合の奏効率は 17%，不変（SD）を含めた病変制御率（DCR）は 55% という報告がある．近年では遺伝性乳癌卵巣癌原因遺伝子 *BRCA1/2* 変異保持者への SERM の効果が注目されている．STAR trial に参加した女性の 288 人中，19 人が *BRCA1/2* 変異保持者であり，*BRCA1* 変異保持者へのリスク縮小へのエビデンスは得られなかったが，*BRCA2* 変異保持者ではタモキシフェン内服によるリスク縮小率は 62% であることが判明した．*BRCA1* 乳癌の 83% が ER 陰性であり，*BRCA2* 乳癌の 76% が ER 陽性であることがわかっている．一方で *BRCA1/2* 変異保持者の両側乳癌および片側乳癌患者のタモキシフェン治療歴のデーターをとった対照研究で，タモキシフェンが *BRCA1/2* 変異乳癌患者の対側乳癌リスクを下げるという報告もあり，*BRCA1* 変異保持者の乳癌発症リスクを下げるか否かは疑問が残るところである．しかしながら，今後増加してくることが予想される *BRCA1/2* 変異保持者の予防的卵巣卵管切除後の外科的閉経患者に SERM の使用は十分検討してよいものと考えられる．

フルベストラントはステロイド系 SERM であり，タモキシフェンより強いエストロゲン拮抗作用を示す．2011 年 11 月に日本でも承認され，閉経後の再発乳癌，もしくは進行乳癌治療として適応となっている．フルベストラントはタモキシフェンと同様に ER に結合してエストロゲンの活性を阻害するが，同時に腫瘍内の ER を down regulate する効果をもちエストロゲンのシグナル伝達を阻害することから SERD（selective estrogen receptor downregulator）に分類される．腫瘍の成長・転移を阻害するだけでなく，薬剤耐性を減らす可能性がある．フルベストラントを再発卵巣癌に対して用いた第 2 相試験があり，奏効率は 8%，SD を含めた DCR は 50% という報告がある．フルベストラントは消化管吸収率が低く，静脈内投与をした場合，半減期が短く月 1 回の筋注投与製剤となっている．副作用として注射部位の疼痛・硬結，更年期障害がある．

文献

1) Kurosawa T, et al：Endocr J 2010；57：517-521.
2) Ettinger B, et al：JAMA 1999；282：637-645.
3) Vogel VG, et al：JAMA 2006；295：2727-2741.
4) Mirkin S, et al：Maturitas 2013；76：213-220.
5) Kagan, et al：Menopause 2010；17：281-289.

（谷川道洋，平池　修）

Q89 SPRM が有効な疾患は？

A SPRM はプロゲステロンアゴニスト様作用とアンタゴニスト作用を併せもつ製剤であり，海外では経口中絶薬，緊急避妊薬，子宮筋腫治療に用いられているが，日本では臨床試験段階であり，まだ認可されていない．

選択的プロゲステロン受容体調節薬（selective progesterone receptor modulator：SPRM）はプロゲステロン受容体に結合する薬剤であるが，発現制御が臓器ごとに異なるという特徴をもつ．すなわちある臓器ではプロゲステロンアゴニスト様作用として働き，別な臓器ではアンタゴニスト作用として働く薬剤である．プロゲステロン受容体（PR）はエストロゲン受容体（ER）と同じく核内受容体スーパーファミリーに属し，2 つのサブタイプ PRA，PRB が存在する．PRA，PRB は翻訳開始点こそ異なるが同一の遺伝子から産生されるスプライシング産物である．PRB にはアミノ酸末端に 164 アミノ酸が付加されている．PR の基本構造は，他の核内受容体と同様に，アミノ酸末端側に AF-1 ドメインとカルボキシ末端側に AF-2 ドメインが存在し，AF-2 ドメインはリガンドつまりプロゲステロンと PR との結合に関与し，プロゲステロン依存的な転写活性制御能をもつ．しかし PRB には前述のように 164 アミノ酸が付加されており AF-3 とよばれる転写活性化領域をもつ．中央に DNA 結合領域があり，PR と DNA の特定領域（PR 応答領域）との結合を担う．ホモ二量体で PR 応答領域に結合し，概して PRB は活性化機能を担い，PRA は抑制的機能を担うものとされている．

プロゲステロンは子宮内膜の脱落膜化，着床制御，乳管上皮の発育や GnRH ホルモンパルス分泌の制御などといった生殖機能を司り，排卵後の卵巣顆粒膜細胞およびその周囲の莢膜細胞から構成される黄体や，胎盤から分泌される．PR と結合して作用するものは黄体ホルモンとよばれ，そのうちの生体内で産生される天然型のものがプロゲステロンであり，プロゲスチン（またはプロゲストーゲン，プロゲスターゲン）製剤がこれまでに開発されており，子宮内膜症治療薬，避妊薬，ホルモン補充療法などに活用されている．近年になりSPRM（図 1）が開発され，海外では経口中絶薬・緊急避妊・子宮筋腫の治療に用いられている．特に臨床応用が進んでいるのが，mifepristone（ミフェプリストン）と ulipristal acetate（ウリプリスタル）である．

● ミフェプリストン

1. 経口中絶薬

投薬後の予想される経過について十分に説明したのち患者の同意を得て，子宮内の 7 週未満での妊娠であることを確認する．ミフェプリストン 600 mg 分 3 を内服し，48 時間後にミソプロストール 400 μg を内服する．前者により受精卵の活性が低下するのと，後者により頸管熟化，子宮内容物排出能が促される．約 2 週間後に医療機関を受診し中絶の完了を確認する，というのが，中絶を目的としたミフェプリストン内服の基本スケジュールである[1]．その一方，行為後 120 時間以内に 25〜50 mg の単回投与で緊急避妊として使用するという

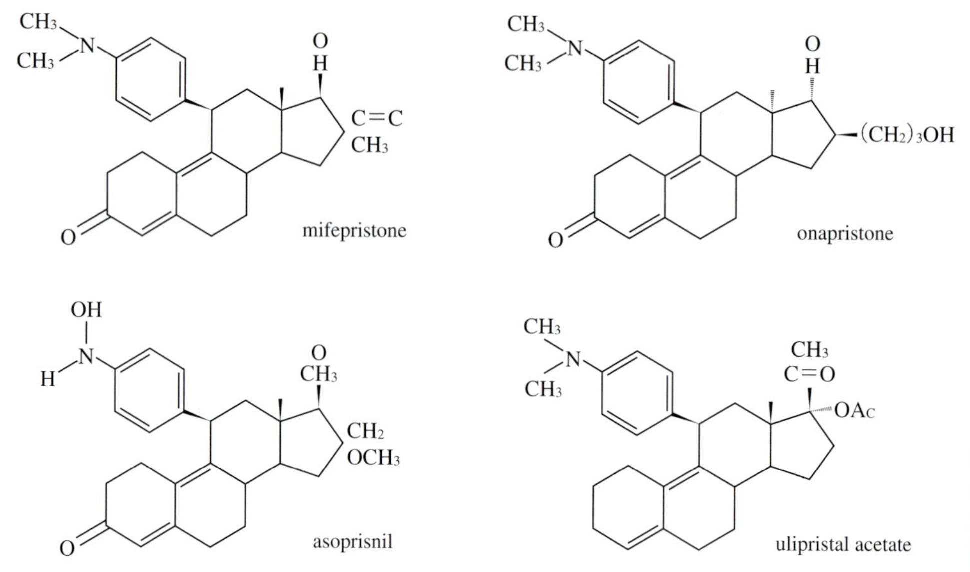

Chapter 18 ホルモン製剤

図1 代表的 SPRM の構造図

〔Chabbert-Buffet N, et al：Hum Reprod Update 2005；11：293-307 より引用・改変〕

やり方もあるようだが，ロシア，中国など限定された国でのみ認可されている．

●ウリプリスタル

1. 緊急避妊

　ヨーロッパにおいて 2009 年，2010 年に米国において緊急避妊薬として認可された．排卵前であると最低 5 日は排卵を遅延させる効果があることが知られており，LH サージの最中であれば，排卵を約 80% の確率で遅延させることができるが，着床を阻害するという明白なデータはないようである．行為後 120 時間以内における緊急避妊の使用としては，単回 30 mg 内服である．レボノルゲストレル 1.5 mg 単回投与と比較しても非劣性である[2]．ウリプリスタルにはミフェプリストンと同様に卵管内の繊毛運動に大きな抑制的影響を与えることが知られており，両者ともに卵管内 PR，着床因子グリコデリンの発現を上昇させる一方，PR 応答因子アドレノメデュリンの発現を抑制することが知られており，着床抑制機序として注目される．

2. 子宮筋腫治療

　PGL4001 Efficacy Assesment in Reduction of Symptoms Due to Uterine Leiomyomata（PEARL I）study[3]によると，投与開始から 13 週時点で 70 ～ 80% の女性が無月経になり，子宮筋腫の量は対照群（＋3%）と比較して−12 ～−21% になったと報告された．二重盲検法にて 307 例を GnRH アゴニストとウリプリスタルで割り振った PEARL II study[4]によると，ウリプリスタルの子宮筋腫縮小効果は−20 ～−21% であり，GnRH アゴニストの縮小効果（−47%）と比べやや低いものの，無月経に至ったのは内服開始後 5 ～ 7 日であり，子宮出血コントロールに関して非劣性であっただけでなく，更年期症状も出にくいことから今後世界的な普及が見込まれる．またウリプリスタルの顕著な特性として，投与終了後も子宮筋腫縮小効果が持続するというものがあり，従来薬である GnRH アゴニスト製剤と性質が大きく異なる．組織学的な検索によると，この縮小効果の持続は，①細胞増殖能の抑制効果が持続しやすい，

224

②細胞死を強力に誘導しているわけではない，③細胞外マトリックスの再構成が起こって，マトリックスメタロプロテイナーゼ 2（MMP-2）の発現上昇が持続しているという点などがあげられている．この結果をもとにして，術前の患者に 1 日あたり 5 mg 内服治療がヨーロッパにおいて認可されている．子宮内膜の保護という観点から，PR アンタゴニストを有月経女性に長期にわたり使用し続けることに関してはある程度の注意が必要であると考えられていた．PR 調節薬（PRM）に由来する子宮内膜の変化は PRM-associated endometrial changes（PAEM）といわれ，組織診上悪性的変化も含むものとされていることから，長期使用が念頭におかれているウリプリスタルの投与は 3 か月までと決められていたが，3 か月投与 4 コースという PEARL III study および 3 か月投与 2 コースという PEARL IV study を経て，ウリプリスタルによる子宮内膜変化は投与終了から最長 6 か月以内に消失するものとされており，年単位ではない短期間の使用に関してはあまり問題がないものと考えられている．したがって PAEM に関しては，さらなる長期的使用に関する問題が残るものの，短期的には問題がないものと考えられる．またグルココルチコイド受容体抑制作用があることから喘息患者における投与には慎重であるべきである．

文献

1）久慈直昭，他：HORM FRONT GYNECOL 2001；8：379-386.
2）Glasier A，et al：Gynecol Endocrinol 2014；30：688-690.
3）Donnez J，et al：N Engl J Med 2012；366：409-420.
4）Donnez J，et al：N Engl J Med 2012；366：421-432.
5）Chabbert-Buffet N，et al：Hum Reprod Update 2005；11：293-307.

（平野茉来，平池　修）

Chapter 18　ホルモン製剤

Q90 アロマターゼ阻害薬が有効な疾患，病態は？現在開発中の適応も含めて教えてください

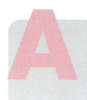

- アロマターゼ阻害薬はホルモン依存性乳癌治療薬として保険適用があるが，クロミフェン抵抗性の排卵障害に対し排卵誘発の選択肢となりうる．
- エストロゲン依存性良性婦人科腫瘍(子宮内膜症や子宮筋腫など)に有効な可能性がある．
- ホルモン受容体陽性子宮体癌，子宮肉腫にも有用性が期待される．

アロマターゼはエストロゲン生合成の最終段階を担う rate limiting enzyme である．アロマターゼ阻害薬はアロマターゼ活性を阻害することによりエストロゲン生合成を抑制するため，エストロゲン依存性の病態に有効とされる．保険適用としては閉経後乳癌治療において重要な地位を占めており，現在ではホルモン依存性乳癌の一次治療，二次治療のみならず，chemoprevention としても使用されている．

アロマターゼ阻害薬は，本来婦人科領域においての適応はないが，より強い活性と高い選択性をもつ新しいアロマターゼ阻害薬が現れ，エストロゲン依存性の病態において臨床応用する試みがなされている．副作用としてはホットフラッシュや筋・関節痛などがあり，長期間投与では骨粗鬆症，脂質代謝異常や心血管系への影響が指摘されている[1]．

●排卵誘発

アロマターゼ阻害薬はアロマターゼ活性を阻害することから，内在性エストロゲン産生が一時的に低下するリバウンド現象として下垂体からのゴナドトロピン分泌を促進させるものと考えられている(中枢性作用)．一方，初期卵胞発育はアンドロゲンにより促進されることが知られているため，アロマターゼ阻害薬により卵胞におけるテストステロンが一時的に増加することから卵胞発育が促進されるという可能性も指摘されている(末梢性作用)．

多嚢胞性卵巣症候群に対する第一選択の治療はクロミフェンであるが，クロミフェンは排卵誘発率こそ高い(60〜90％)ものの妊娠率は比較的低い(10〜40％)．その理由として，子宮頸管粘液の減少，子宮内膜厚の菲薄化などの抗エストロゲン作用があり，また体内での半減期が長いことがあげられる．アロマターゼ阻害薬はクロミフェンに比べ，子宮での抗エストロゲン作用が少なく子宮内膜菲薄化作用も弱いことから，2000年ころより不妊治療に用いた報告がある．クロミフェン抵抗性多嚢胞性卵巣症候群に対するアロマターゼ阻害薬の効果は，海外において報告例が数多く，効果の検証が継続的に行われている[2]．

●子宮内膜症

子宮内膜症は代表的なエストロゲン依存性疾患であり，アロマターゼ阻害薬が子宮内膜症に関連した骨盤内疼痛に効果があるという報告がみられる．子宮内膜症性卵巣嚢胞の径を縮小させることができ，直腸腟内膜症に由来する疼痛の緩和にも効果がある報告があり，アナストロゾール1mg，レトロゾール2.5mgで効果があるとされている．しかし卵胞発育を促進させる可能性があること，長期使用で骨量喪失の可能性があることから，長期間の使用に

関しては検討の余地があることと，ランダム化比較試験（RCT）が存在しないことが問題であり，今後の症例の積み重ねが期待される[3]．

子宮筋腫

子宮筋腫はエストロゲン依存性に増殖し，子宮筋腫細胞におけるアロマターゼ活性は正常子宮筋層よりも高く，アロマターゼ阻害薬による活性阻害は子宮筋腫細胞の増殖を抑制する．アロマターゼ阻害薬が子宮筋腫の治療に用いられたという報告は多く，GnRH アナログよりホットフラッシュの頻度が少なく，flare up 作用も少なく，筋腫径縮小効果は GnRH アナログとほぼ同様である[4]．

婦人科悪性疾患

Unopposed estrogen が Type I 子宮体癌の発癌に関連していることは古くから知られており，ホルモンレセプター陽性の症例には黄体ホルモン療法が行われてきた．ホルモンレセプター陽性の症例では黄体ホルモン療法の奏功は良好で 75% 程度という報告もあるが[5]，黄体ホルモン療法には血栓塞栓症などの副作用も報告されている．このため，アロマターゼ阻害薬も黄体ホルモン療法の代わりとして有用性が期待され，海外では使用の報告もされ，31% 程度の奏功が報告されているが[6]，有効性・副作用など今後の検討が待たれる．

子宮平滑筋肉腫は比較的まれで予後不良な疾患であるが，約 6 割がホルモン受容体陽性と報告されている[7]．早期の手術による完全切除が有効な治療とされ，完全切除例では術後化学療法の有効性は証明されていないが，現在 I・II 期の平滑筋肉腫完全切除例に後療法としてアロマターゼ阻害薬を用いる第 2 相試験が行われている[8]．進行症例や完全切除不能例では手術・化学療法などの集学的治療が症例ごとに工夫され，ホルモン療法の有効性は示されていない．

子宮内膜間質肉腫は低悪性度間質肉腫と未分化子宮内膜肉腫に分類されるが，低悪性度間質肉腫ではホルモンレセプター陽性の症例も多く，ホルモン療法が選択されることも多い．I・II 期症例の完全切除では追加治療は推奨されていないが，ホルモンレセプター陽性の進行・再発例では，MPA（メドロキシプロゲステロン酢酸エステル）療法やアロマターゼ阻害薬（レトロゾール）が良好な効果を示した報告もあり[9]，アロマターゼ阻害薬が治療の選択肢となる可能性がある．一方で，未分化子宮内膜間質肉腫はホルモンレセプターの発現が低いため，ホルモン療法は選択されない．低悪性度間質肉腫のホルモン療法無効例や未分化子宮内膜間質肉腫に関しては，化学療法もしくは放射線治療を検討すべきとされる[10]．

文献

1) フェマーラ錠 医薬品インタビューフォーム，http://www.info.pmda.go.jp/go/pack/4291015F1026_1_05/
2) Legro RS, et al：N Engl J Med 2014；371：119-129.
3) Mousa NA, et al：Obstet Gynecol 2007；109：1421-1423.
4) Song H, et al：Cochrane Database Syst Rev 2013；10：CD009505.
5) Kauppila A, et al：Acta Oncol 1989；28：561-566.
6) McMeekin DS, et al：Gynecol Oncol 2003；90：64-69.
7) Ioffe YJ, et al：Gynecol Oncol 2009；115：466-471.
8) Uterine Neoplasms（Version 2. 2012）NCCN Clinical Practice Guidelines in Oncology．http://www.nccn.org/professionals/physician_gls/f_guidelines.asp
9) Mansi J, et al：Gynecol Oncol 1990；36：113-118.
10) Krauss K, et al：Anticancer Res 2007；27：3477-3480.

（宮本 雄一郎，平池 修）

索　引

和文

あ
アドナ®　98
アドバック療法　219
アポプロン®　42
アポリポプロテインEε4　178
アマージ®　108
アミロイドβ　178
アリミデックス®　194, 195
アルダクトン®A　104
アルツハイマー病（AD）　175
アルドメット®　42
アロマシン®　194, 195
アロマターゼ阻害薬　226
アンジュ®　137
アンドロゲン不応症　20

い
萎縮性腟炎　182
異常子宮出血　96
遺伝子組換えFSH（rFSH）　72, 75
遺伝性乳癌卵巣癌症候群（HBOC）　197
イフェクサー®SR　158
イミグラン®　108
インスリン抵抗性　5, 46, 58
インデラル®　108

う
ウェールナラ®　95, 153, 206
ウトロゲスタン®　89
ウリプリスタル　150, 224

え
エクイリン　201
エクエル®　158
エクオール　158
エストラーナ®テープ　10, 23, 26, 89, 95, 153, 202
エストラジオール　201
エストリール®　184, 202
エストリールデポー®　202
エストリオール　184, 201

エストロゲン
エストロゲン　162, 165, 169, 201, 211
——過剰状態（unopposed estrogen）　188
——欠乏症状　94
——受容体（ER）　188, 220
——少量漸増療法　23, 24
エストロン　201
エチニルエストラジオール・ドロスピレノン　104
エネルギー不足　34
エビスタ®　221

お
黄体機能不全　127
黄体ホルモン　204
——補充療法（luteal support）　84, 87
——療法　49
オーソ®　137
オオホルミンルテウムデポー®　83, 86, 132, 205
オキシトシン　132
オバホルモンデポー®　99, 202

か
カウンセリング　111
過活動膀胱（OAB）　180
下垂体腺腫　14, 40
下垂体卒中　15
ガスター®　42
仮性半陰陽　16
過多月経　100
ガニレスト®　79
カバサール®　38, 39, 85, 135
加味逍遙散　104, 157
完全型（純型）性腺形成異常症（CGD）　24
完全型アンドロゲン不応症（CAIS）　20
漢方療法　157

き
稀少部位子宮内膜症　120
基礎体温　82
機能性異常子宮出血　98, 100
機能性月経困難症　109
機能性高PRL血症　37
機能性出血　98
希発月経　60, 61
局所的ホルモン療法　184
緊急避妊法（EC）　144

く
空腹時インスリン（FI）　173
空腹時血糖値（FPG）　172
グルココルチコイド　68
クロミッド®　53, 85, 220
クロミフェン　31, 52, 53, 67, 81, 220

け
頸管熟化　132
経口避妊薬（OC）　49, 113, 136, 140, 144, 207, 209
桂枝茯苓丸　157, 219
経蝶形骨洞的下垂体腺腫摘除術　40
軽度認知障害　176
月経異常　44
月経移動　113
月経前気分不快障害　102
月経前症候群　102
結合型エストロゲン　201
原因不明不妊　70
原発性無月経　11

こ
抗うつ薬　43
甲状腺機能亢進症　45
甲状腺機能低下症　44
合成黄体ホルモン　29
抗ドパミン薬　43
更年期　100
——症状　219

高プロラクチン血症　37，85
抗ミュラー管ホルモン（AMH）
　55，62，63，64，76，80
コートリル®　36
骨粗鬆症　34
骨端線の閉鎖　9
骨量　162
ゴナールエフ®　72，75，78，
　79，81
ゴナドトロピン（Gn）　53，74
　――療法　70，72
ゴナトロピン®　78，79，81
ゴナピュール®　53，72，75
混合性尿失禁（MUI）　179
コントミン®　42

し

ジェイゾロフト®　158
ジエノゲスト　125，205，211
子宮筋腫　122，124
　――核出術　122，124
子宮腺筋症　125，126
　――切除術　125，126
子宮体癌　191
子宮動脈塞栓術（UAE）　101
子宮内人工授精（IUI）　70
子宮内避妊具（IUD）　144
子宮内膜異型増殖症　191
子宮内膜癌　9，58，59，196
子宮内膜間質肉腫　227
子宮内膜症　114
子宮内膜焼灼術（EA）　101
子宮内膜増殖症　186，196
子宮内膜脱落膜化　127
子宮平滑筋肉腫　227
脂質　165
　――異常　58
思春期　98
視床下部性無月経　12，26，33
ジドロゲステロン　154
自閉症　133
周期的エストロゲン・プロゲス
　チン療法　24
ジュリナ®　10，23，26，95，
　153，202
潤滑剤　183
静脈血栓塞栓症（VTE）　207
女性アスリートの3主徴　34

女性の下部尿路症状（FLUTS）
　179
神経性食欲不振症　12，32
心血管疾患　168
心血管障害　58
新生児マス・スクリーニング
　19
真性半陰陽　16
シンフェーズ®　137
深部子宮内膜症　118

す

スプレキュア®　7，78，101

せ

性交痛　182
生殖補助医療（ART）　53
精製 FSH 製剤（FSH-HP）　72
性腺芽腫　24
精巣性（睾丸）女性化症候群　20
性分化疾患　16，18，24
セキソビット®　221
切迫性尿失禁（UUI）　179
切迫早産　129
セトロタイド®　79，81
セレネース®　42
セロトニン・ノルアドレナリン
　再取り込み阻害薬（SNRI）
　43，157
全身的ホルモン療法　184
選択的エストロゲン受容体修飾
　薬（SERM）　154，185，220，
　223
選択的セロトニン再取り込み阻
　害薬（SSRI）　43，157
選択的プロゲステロン受容体修
　飾薬（SPRM）　150，223
先天性副腎皮質過形成　18

そ

早発卵巣不全（POI）　60，76，
　90，92
ソフィア®　23，99，206
ゾラデックス®　101，194

た

体外受精胚移植（IVF-ET）　126
体重減少性無月経　12，31

タイミング仮説　177
タガメット®　42
多胎妊娠　70，75
ダナゾール　212
多嚢胞性卵巣症候群（PCOS）　5，
　27，46，49，52，55，58，60，
　73，74，76
タモキシフェン　196，222
単純体重減少性無月経　12
断乳　135

ち

腟萎縮　182
腟リング　149
遅発思春期　8
恥毛の発育　2
調節卵巣刺激法（COS）　76，80，
　218
チラーヂン®S　36

て

低 Na 血症　36
低血糖　36
低ゴナドトロピン性性腺機能低
　下症　12
低ゴナドトロピン性性腺機能不
　全　12
ディナゲスト®　205
ディビゲル®　95，153，202
低用量漸増法　53
低卵巣刺激法（MOS）　80
デソゲストレル　205
デパケン®R　108
デパス®　158，219
デュファストン®　7，9，10，
　29，83，86，112，154，205
テルロン®　38，39，135

と

頭蓋咽頭腫　14
当帰芍薬散　157
動脈血栓塞栓症（ATE）　207
ドグマチール®　42，219
トフラニール®　42
トランサミン®　98，100
トリキュラー®　137
トリプタン　107
トリラホン®　42

索　引

ドロスピレノン　205

な
ナウゼリン®　108

に
乳癌　193
乳汁分泌　134
乳房発育　2
尿失禁(UI)　179
尿中 LH　65，66
尿由来 hMG(uhMG)　72
認知症　175，176

の
ノアルテン®　113，205
囊胞摘出術　116
ノルエチステロン　204
ノルバデックス®　194，222
ノルレボ®　145，205

は
パーロデル®　38，39
排卵　65
　——障害　67
　——障害の分類　26，29
パキシル®　158
バゼドキシフェン　154，197，221
バファリン®　107，192
半陰陽　16

ひ
ヒスロン®　29，187
ヒスロン®H　192，205
ヒト成長ホルモン治療　22
避妊　136
ビビアント®　154，221
肥満　49，52
頻発月経　82

ふ
ファボワール®　137
フェソロデックス®　222
フェマーラ®　194，195
フェリング®　72
フォリスチム®　72，75
フォリルモン®P　72

負荷試験　27
腹圧性尿失禁(SUI)　179
腹腔鏡下卵巣多孔術(LOD)　75
副腎性アンドロゲンの産生　2
副腎性器症候群　18
服用可能年齢　209
ブスコパン®　111
不妊治療の原則　70
部分型アンドロゲン不応症　20
部分型性腺形成異常症　24
プラノバール®　10，23，83，99，206
プリンペラン®　42
フルベストラント　222
プレマリン®　23，26，51，83，95，98，153，202，219
プロギノン・デポー　83，202
プロゲスチン　29，129，204，211
プロゲステロン　127，129，204
　——受容体　223
プロゲデポー®　99，205
プロゲホルモン®　83，86，88，205
プロスタール®　205
プロスタット®　205
プロセキソール®　202
プロベラ®　29，51，100，187，205
プロラクチノーマ　60
プロラクチン　42
分娩促進　132
分娩誘発　132

へ
閉経関連性器尿路症候群(GSM)　182
閉経後萎縮性腟炎　182
ペラニンデポー®　202
片頭痛　106

ほ
ホーリン®　184，202
保湿剤　183
補中益気湯　157
ホルモン基礎値　26
ホルモン補充療法　31，94，152，160，161

ホルモン療法　122，125，193

ま
マーベロン®　137
マイクロ波子宮内膜焼灼術(MEA)　101
マイスリー®　219
マクロアデノーマ　40

み
ミグシス®　108
ミクロアデノーマ　40
ミフェプリストン　150，223
ミレーナ®52mg　29，101，111，125，154，187，205，214，216

む
無月経　34
無痛分娩　132

め
メタボリックシンドローム　58
メトグルコ®　51，53
メトホルミン　5，50，52，59，68
メドロキシプロゲステロン酢酸エステル(MPA)　154，191
メノエイド®コンビパッチ　153，206

や
ヤーズ®　26，51，99，102，110
薬剤性高 PRL 血症　42

ら
ラトケ囊胞　14
ラベルフィーユ®　137
ラロキシフェン　197，221
卵巣過剰刺激症候群(OHSS)　52，53，55，70，72，74，80
卵巣多孔術(LOD)　53，55
卵巣チョコレート囊胞　116
卵巣予備能　62，63，64
卵胞活性化療法(IVA)　93
卵膜剝離　132

230

り

リコンビナント FSH 製剤　72，75

リスク低減卵巣卵管摘出術（RRSO）　199

流産　127

リューブゼリー®　183

リュープリン®　7，101，194

る

ル・エストロジェル®　95，153，202

ルティナス®　88，205

ルテウム®　88，205

ルテジオン　206

ルテスデポー　206

ルトラール®　83，86，205

ルナベル®　26，99，110，187

れ

レクサプロ®　158

レプレンズ®　183

レボノルゲストレル　205，224

——放出子宮内システム（LNG-IUS）　29，101，111，125，154，187，205，214，216

ろ

ロキソニン®　104，107，219

わ

ワソラン®　42

欧文・数字

A

AD（Alzheimer's disease）　175

adrenogenital syndrome　18

AMH（anti-müllerian hormone）　55，62，63，64，76，80

androgen insensitivity syndrome　20

anorexia nervosa　12，32

Argonz-del Castillo 症候群　38

ART（assisted reproductive technology）　53

ATE（arterial thromboembolism）　207

AUB-O（abnormal uterine bleeding caused by ovulation disorder）　28

B

Bardet-Biedl 症候群　12

BRCA1　199

BRCA2　199

C

CAIS（complete androgen insensitivity syndrome）　20

CGD（complete〔pure〕gonadal dysgenesis）　24

CHARGE 症候群　13

Chiari-Frommel 症候群　38

chronic low-dose step up 法　75

complete androgen insensitivity syndrome　20

congenital adrenal hyperplasia　18

COS（controlled ovarian stimulation）　76，80，218

Cushing 症候群（病）　14

D

DSM-5　102

E

EA（endometrial ablation）　101

EC（emergency contraceptive）　144

ELITE（Early vs Late Intervention Trial with Estradiol）　177

E.P. ホルモンデポー　206

F

FPG（fasting plasma glucose）　172

FI（fasting insulin）　173

FIGO 分類　96

FLUTS（female lower urinary tract syndrome）　179

Forbes-Albright 症候群　40

FSH（follicle stimulating hormone）　62，63，64

FSH-HP（FSH-highly purified）　72

G

GnRH（gonadotropin releasing hormone）　2

GnRH アゴニスト先行投与法　211

GnRH アナログ　7，218

GnRH アンタゴニスト　80

GnRH 単独欠損症（IGD）　12，13

GSM（genitourinary syndrome of menopause）　182

H

Hardy 手術　40

HbA1c　172

HBOC（hereditary breast and ovarian cancer syndrome）　197

hCG（human chorionic gonadotropin）　127

HCG モチダ®　86

Holmstrom 療法　30，49，83

HOMA-IR（homeostasis model assessment as an index of insulin resistance）　47，173

HRT 問診票　160

I

iCOS（individualized COS）　80

IGD（isolated GnRH deficiency）　12，13

IUD（intrauterine device）　144

IUI（intrauterine insemination）　70

IVA（*in vitro* activation）　93

IVF-ET（*in vitro* fertilization embryo transfer）　126

K

Kallmann 症候群　12

Kaufmann 療法　23，24，29，49，83

KEEPS（Kronos Early Estrogen

231

Prevention Study） 177
kisspeptin 2，10

L

Laurence-Moon-Bardet-Biedl 症候群 12
LEP（low dose estrogen progestin） 110，207，209
LNG-IUS（levonorgestrel-releasing intrauterine system） 29，101，111，125，154，187，205，214，216
LOD（laparoscopic ovarian drilling） 53，55，75
Lynch 症候群 189

M

McCune-Albright 症候群 4
MEA（microwave endometrial ablation） 101
menarche 2
MOS（mild ovarian stimulation） 80
MRD（minimum residual disease） 91
MUI（mixed urinary incontinence） 179
MWMHP（Melbourne Women's Midlife Health Project） 180，182

N

NHS（Nurses' Health Study） 181
NSAIDs 109，114，118

O

OAB（overactive bladder） 180
OC（oral contraceptive） 49，113，136，140，144，207，209

OHSS（ovarian hyperstimulation syndrome） 52，53，55，70，72，74，80
oncofertility 190
ospemifene 185

P

PAIS（partial androgen insensitivity syndrome） 20
PALM-COEIN 分類 96
PCOS（polycystic ovary syndrome） 5，27，46，49，52，55，58，60，73，74，76
PGD（partial gonadal dysgenesis） 24
PGE 徐放製剤 132
POI（primary ovarian insufficiency） 60，76，90，92
Prader-Labhart-Willi 症候群 12

R

REVIVE（REal Women's VIews of Treatment Options for Menopausal Vaginal ChangEs） 182
rFSH-CTP 製剤 73
rFSH（recombinant FSH） 72，75
RRSO（risk reducing salpingo-oophorectomy） 199

S

SERM（selective estrogen receptor modulator） 154，185，220，223
Sheehan 症候群 36
SNRI（serotonin noradrenaline reuptake inhibitor） 43，157
SPRM（selective progesterone receptor modulator） 150，223
SSRI（selective serotonin reuptake

inhibitor） 43，157
SUI（stress urinary incontinence） 179
surgical menopause 189
SWAN（Study of Women's Health across the Nation） 179
Swyer 症候群 24

T

Turner 症候群 9，22

U

UAE（uterine artery embolization） 101
uhMG（urinary hMG） 72
UI（urinary incontinence） 179
UUI（urge urinary incontinence） 179

V

VTE（venous thromboembolism） 207
vulvovaginal atrophy 182

W

WHIMS（Women's Health Initiative Memory Study） 176
WHIMSY（Women's Health Initiative Memory Study of Younger Women） 177

X

XY 女性 24，98

数字

2 型糖尿病 46，49，58，172
17OHP（17α-hydroxyprogesterone） 18，129
21-水酸化酵素欠損症 18

- **JCOPY** 〈㈳出版者著作権管理機構 委託出版物〉
  本書の無断複写は著作権法上での例外を除き禁じられています.
  複写される場合は,そのつど事前に,㈳出版者著作権管理機構
  (電話 03-5244-5088,FAX03-5244-5089,e-mail:info@jcopy.or.jp)
  の許諾を得てください.
- 本書を無断で複製(複写・スキャン・デジタルデータ化を含みます)
  する行為は,著作権法上での限られた例外(「私的使用のための複
  製」など)を除き禁じられています.大学・病院・企業などにおい
  て内部的に業務上使用する目的で上記行為を行うことも,私的
  使用には該当せず違法です.また,私的使用のためであっても,
  代行業者等の第三者に依頼して上記行為を行うことは違法です.

女性内分泌クリニカルクエスチョン 90

ISBN978-4-7878-2283-3

2017 年 4 月 20 日　初版第 1 刷発行
2019 年 9 月 13 日　初版第 2 刷発行

編　　　集	百枝幹雄
発　行　者	藤実彰一
発　行　所	株式会社 診断と治療社
	〒 100-0014　東京都千代田区永田町 2-14-2　山王グランドビル 4 階
	TEL:03-3580-2750(編集)　03-3580-2770(営業)
	FAX:03-3580-2776
	E-mail:hen@shindan.co.jp(編集)
	eigyobu@shindan.co.jp(営業)
	URL:http://www.shindan.co.jp/
表紙デザイン	株式会社 クリエイティブセンター広研
本文イラスト	松永えりか
印刷・製本	広研印刷 株式会社

©Mikio MOMOEDA, 2017. Printed in Japan.　　　　　　　　　　　　　　　　[検印省略]
乱丁・落丁の場合はお取り替えいたします.
『クリニカルクエスチョン』は,株式会社 診断と治療社の登録商標です.